Do que estamos falando quando falamos de

ANSIEDADE, DEPRESSÃO

e outros problemas emocionais

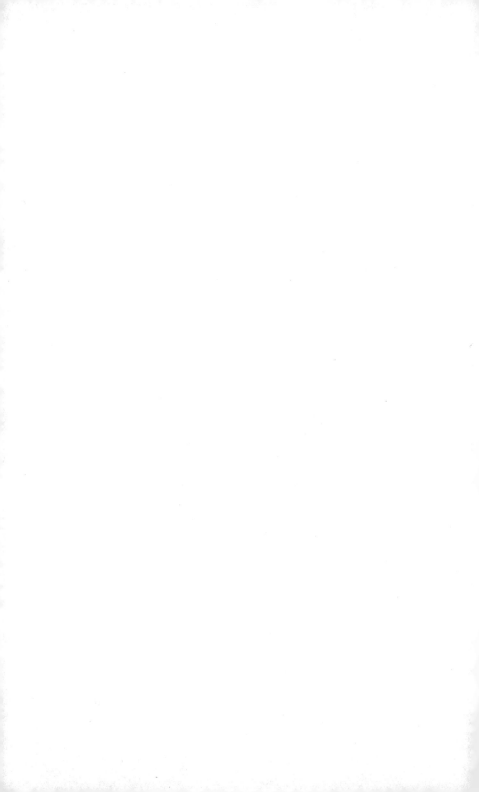

José Alberto de Camargo | Naiara Magalhães

Do que estamos falando quando falamos de ANSIEDADE, DEPRESSÃO

e outros problemas emocionais

3ª edição, revista e ampliada
2ª reimpressão

VESTÍGIO

Copyright © 2020 José Alberto de Camargo e Naiara Magalhães

Publicado anteriormente no Brasil pela Editora Gutenberg com o título *Não é coisa da sua cabeça.*

Todos os direitos reservados pela Editora Vestígio. Nenhuma parte desta publicação poderá ser reproduzida, seja por meios mecânicos, eletrônicos, seja via cópia xerográfica, sem a autorização prévia da Editora.

EDITOR RESPONSÁVEL
Arnaud Vin

CAPA
Diogo Droschi

EDITOR ASSISTENTE
Eduardo Soares

DIAGRAMAÇÃO
Waldênia Alvarenga

APOIO DE REPORTAGEM (GLOSSÁRIO)
Sílvia Amélia de Araújo

PREPARAÇÃO E REVISÃO DE TEXTO
Camila Reis
Lilian de Oliveira
Mariana Faria

Dados Internacionais de Catalogação na Publicação (CIP)
Câmara Brasileira do Livro, SP, Brasil

Camargo, José Alberto de
  Do que estamos falando quando falamos de ansiedade, depressão e outros problemas emocionais / José Alberto de Camargo, Naiara Magalhães. -- 3. ed. -- rev. amp.; 2. reimp. -- São Paulo : Vestígio, 2022.

  ISBN 978-85-54126-71-1

  1. Ansiedade 2. Comportamento (Psicologia) 3. Cuidados médicos 4. Depressão - Tratamento 5. Doenças mentais 6. Psiquiatria I. Magalhães, Naiara. II. Título.

20-33008   CDD-616.89

Índices para catálogo sistemático:
1. Transtornos emocionais : Doenças mentais : Psiquiatria 616.89

Maria Alice Ferreira - Bibliotecária - CRB-8/7964

A **VESTÍGIO** É UMA EDITORA DO **GRUPO AUTÊNTICA**

São Paulo
Av. Paulista, 2.073 . Conjunto Nacional
Horsa I . Sala 309 . Cerqueira César
01311-940 . São Paulo . SP
Tel.: (55 11) 3034 4468

Belo Horizonte
Rua Carlos Turner, 420
Silveira . 31140-520
Belo Horizonte . MG
Tel.: (55 31) 3465 4500

www.editoravestigio.com.br
SAC: atendimentoleitor@grupoautentica.com.br

Sumário

Prefácio à nova edição	7
Apresentação	13
Para começo de conversa	17
Um mapa dos transtornos mentais	30
Depressão: quando se está à deriva, numa vida que perdeu a graça	47
Ansiedade exagerada: e se o melhor da festa não for esperar por ela?	75
TOC: muito além de manias e superstições	101
O problema do álcool e das outras drogas	113
Transtorno bipolar: a vida a bordo de uma montanha-russa emocional	148
Esquizofrenia: o mundo pelas lentes de um caleidoscópio	175
Doença de Alzheimer: quando, ao fim da vida, não se pode mais contar a própria história	203

Como a família pode ajudar

no tratamento 224

Melhor prevenir que remediar 238

Glossário 282

Referências 297

Lista de consultores e revisores de conteúdo 312

Agradecimentos 317

Prefácio à nova edição

Euripedes Constantino Miguel*

NO PREFÁCIO à primeira edição deste livro, em 2012, escrevi sobre a satisfação de contribuir para um trabalho que toca em um ponto crucial quando o assunto é saúde mental: a informação. Somente uma sociedade com acesso à informação de qualidade sobre saúde emocional e psíquica pode fazer ceder as barreiras do estigma que levam à exclusão das pessoas que sofrem de alguma doença desse tipo. A informação é a chave para que possamos, de fato, oferecer cuidados de saúde mental para toda a população, fazendo chegar os recursos que já temos e também os avanços que vêm sendo produzidos com as pesquisas recentes. Por isso, reafirmo: é muito importante um livro como este, feito com profundidade, embasamento científico e uma linguagem acessível.

Sob novo título, *Do que estamos falando quando falamos de ansiedade, depressão e outros problemas emocionais* chega num momento de crise, em que pode ser especialmente útil. A pandemia mundial do novo coronavírus, que atingiu o Brasil no final de fevereiro, vem demandando cuidados diários de saúde física e mental de toda a população. Até a primeira semana de maio, quando este prefácio foi escrito, pelo menos 150 mil pessoas já haviam sido acometidas pelo vírus e cerca de 10 mil mortes foram oficialmente registradas no país.

Por sua dimensão e seus efeitos, a situação pode ser comparada à de um grande desastre natural. Angústia, ansiedade, sensação de sobrecarga, humor instável, irritabilidade, aumento no consumo de bebidas alcoólicas, comportamento violento, confusão mental e dificuldade de tomar decisões são reações comuns em situações de catástrofe. No caso da pandemia, são respostas ao alto nível

---

* Médico psiquiatra, professor titular e chefe do Departamento de Psiquiatria da Faculdade de Medicina da Universidade de São Paulo (USP).

de estresse gerado pelo medo do contágio, pelo distanciamento social, pelas mudanças na organização da rotina profissional e doméstica, assim como pela preocupação com a saúde de familiares e amigos, pelas dificuldades financeiras e pela incerteza geral quanto ao futuro, além de outros fatores.

Essas reações, embora comuns, inspiram cuidados para que não se transformem em quadros de sofrimento mental mais complicados. Por isso, temos orientado a população a tomar algumas medidas preventivas. Para aqueles que estão cumprindo o distanciamento social em casa, é importante buscar manter uma rotina. Ter horários mais ou menos fixos para acordar, dormir, fazer as refeições, trabalhar, cuidar da casa e de si ajuda a manter uma certa organização mental. Compartilhar as tarefas domésticas (inclusive com aqueles considerados mais vulneráveis psicologicamente) também é recomendável – faz bem a qualquer um de nós se sentir útil, especialmente num momento como esse.

Além disso, é interessante reservar um momento específico do dia para ver as notícias – manter-se informado é importante, mas o excesso de informação, sobretudo em tom mais dramático, pode contribuir para o mal-estar psicológico. Temos também orientado a escolha de uma fonte de informação de qualidade para consultar sempre que for necessário. Abrir conteúdos divulgados nas redes sociais o dia todo, durante o trabalho, no momento das refeições ou perto da hora de dormir, por exemplo, não ajuda a saúde mental. No capítulo "Melhor prevenir que remediar", você pode conhecer um pouco mais sobre os efeitos negativos do excesso de estímulos.

Reservar um tempo para praticar técnicas de meditação e relaxamento é outra ótima estratégia para manter a mente equilibrada. Há hoje vários aplicativos gratuitos que ensinam e guiam essas práticas. Esse é, aliás, um bom hábito a ser cultivado na vida, especialmente para quem vive sob o estresse das grandes cidades, conforme também se discute nesse capítulo. Nessa parte do livro, pode-se aprender ainda como adotar medidas que contribuem para termos um bom sono, outro fator de proteção para a saúde da mente.

Se você precisa sair de casa para trabalhar diariamente, mesmo em períodos de distanciamento social adotado, recomendamos que aproveite o percurso para ouvir músicas de seu agrado, como estratégia de relaxamento.

É necessário lembrar que distanciamento social não significa isolamento. É muito importante, especialmente para as pessoas que estão em confinamento sozinhas, manter contato pelo telefone e pela internet com amigos e familiares para não agravar o sentimento de solidão e os sintomas depressivos. No quarto capítulo deste livro, há uma explicação interessante sobre como o processo de evolução humana favoreceu o senso de cooperação entre as pessoas, o que ajuda a explicar por que o afrouxamento de vínculos sociais está associado ao sentimento de insegurança e também a sintomas de ansiedade. Ter bons vínculos familiares, comunitários, profissionais ou religiosos funciona como fator de proteção contra o suicídio, inclusive.

Para além das medidas de prevenção em saúde mental, que podem ajudar nos quadros mais simples como os citados acima, pode ser preciso procurar assistência para quadros de transtorno mental que se agravam ou são desencadeados durante a pandemia. Episódios de ansiedade e depressão, problemas com álcool e outras drogas (seja por aumento do consumo, seja por abstinência) e surtos psicóticos tendem a crescer nesse período. Os cuidados de higiene necessários para evitar o contágio também podem ser um prato cheio para agravar sintomas do transtorno obsessivo-compulsivo (TOC). Crises de pânico, que dão sensação de falta de ar, também têm levado muitas pessoas ao pronto-atendimento de hospitais, com medo de estarem infectadas pelo novo vírus, expondo-as ao risco de uma real infecção. Por isso, estar bem-informado e orientado é tão importante.

Este livro apresenta informações muito úteis sobre os sintomas, os fatores de risco e os tratamentos disponíveis para cada um desses transtornos. Relatos de quem já vivenciou esses quadros também podem ajudar as pessoas a distinguir se estão passando por uma reação normal de adaptação às circunstâncias ou se, de fato, precisam ser atendidas por um profissional de saúde. Um capítulo inteiro se dedica a orientar como familiares de pessoas com transtornos mentais graves podem agir no sentido de ter uma convivência mais harmoniosa em casa, o que pode ser bastante útil para as famílias que estão em isolamento social com pessoas portadoras de esquizofrenia ou idosos com demência, por exemplo. Não deixe de buscar auxílio. Mesmo a distância, por telefone ou por chamada de vídeo, um profissional pode escutá-lo e orientá-lo – novas regulações governamentais agora permitem a teleconsulta. Os transtornos mentais estão ligados a pelo menos 90% dos casos de suicídio – especialmente depressão, transtorno bipolar, esquizofrenia, abuso e dependência de álcool, transtornos ansiosos e de personalidade *borderline*. Os homens respondem pela maior parte dos suicídios, embora as mulheres façam a maior parte das tentativas. Pessoas que já tentaram suicídio anteriormente também são consideradas mais vulneráveis. Os idosos são outro grupo especialmente suscetível e sua saúde mental merece especial atenção nesse momento. Em geral, pessoas de faixa etária mais avançada têm maior dificuldade de distinguir *fake news*, e o excesso de informações contraditórias podem deixá-las muito ansiosas.

Os profissionais da saúde que estão na linha de frente ao combate à pandemia também são considerados um grupo com maior risco de sofrimento psíquico. Além de terem de lidar com as situações estressantes que todos estão vivendo, precisam dar conta da sobrecarga de trabalho, do maior risco de infecção e do aumento do contato com o sofrimento e a morte. A preocupação em infectar os familiares também tem levado muitos a deixarem suas casas temporariamente, aumentando o impacto em seu bem-estar psicológico. Estudos já têm mostrado que a maioria dos profissionais de saúde têm apresentado sintomas de ansiedade, humor deprimido, distúrbios do sono e estresse emocional, sendo que 50%

deles preencheriam critérios para um transtorno mental. Dados preliminares sugerem que as enfermeiras seriam as mais afetadas, especialmente aquelas com mais tempo em serviço, com história prévia de transtornos mentais e com pessoas infectadas na família. Por isso, os profissionais do Departamento de Psiquiatria, junto de profissionais da psicologia, da terapia ocupacional, da humanização e de outras áreas da Faculdade de Medicina USP e Complexo do Hospital das Clínicas, estão, nesse momento, atuando na retaguarda de aproximadamente 20 mil profissionais de saúde de nosso Hospital das Clínicas, oferecendo-lhes suporte psicológico e tratamento psiquiátrico, além de realizar orientações e assistência à população.*

Diante de tudo que estamos vivendo – e do que ainda iremos viver – vamos todos precisar desenvolver ou aprimorar o que se chama de *resiliência*, um conceito tomado emprestado da física e que indica a capacidade de uma pessoa passar por situações estressantes sem acumular sequelas emocionais – e, talvez, até sair fortalecida desse processo. Especialistas projetam um cenário de pandemia que deve se manifestar em ondas, e suas cicatrizes devem ser sentidas ainda por um bom tempo. Segundo a norte-americana Laurie Garrett, pesquisadora na Escola de Saúde Pública de Harvard e vencedora do Prêmio Pulitzer de Jornalismo, que previu o impacto do HIV e também o surgimento e a propagação de patógenos mais contagiosos globalmente, devemos ter ainda 36 meses de crise pela frente.

Tudo isso afetará a maneira de as pessoas refletirem sobre todo tipo de coisas – reavaliar a importância das viagens, o uso dos transportes de massa, a necessidade de encontros pessoais de negócios e a escolha de ir estudar em outros estados e países, por exemplo. "Essa é a história se desenrolando bem na nossa frente. Acaso 'voltamos ao normal' depois do 11 de Setembro?

---

* Profissionais de saúde e a população em geral podem encontrar vídeos com material educativo para a promoção de saúde mental no site: <https://bit.ly/2MqTml4>.

Não. Criamos um normal totalmente novo", disse Laurie, em entrevista recente. Segundo a jornalista e pesquisadora, no lugar dos detectores de metais instalados nos edifícios, como foi feito após o 11 de Setembro, nos Estados Unidos, a pandemia do novo coronavírus irá trazer uma mudança sísmica em relação às nossas expectativas, ao que suportamos e à maneira como nos adaptamos. Podemos tentar utilizar já agora experiências que trazem lições importantes. Um estudo realizado em Hong Kong durante a epidemia de Síndrome Respiratória Aguda Grave (SARS), que atingiu a Ásia em 2003, exigindo a tomada de medidas drásticas como as que adotamos agora (limitação do trânsito de pessoas, interrupção de aulas nas escolas e paralisação do comércio), mostrou que as estratégias de adaptação mais bem sucedidas incluíam a aceitação da realidade e a tomada de medidas para contornar os efeitos estressores, além de ver o cenário de uma maneira mais positiva e tentar crescer a partir da situação.

De fato, precisaremos todos desenvolver ou aprimorar nossa habilidade de sermos, ao mesmo tempo, firmes e flexíveis, "assim como uma vara de salto em altura, que enverga até o limite sem quebrar e ainda é capaz de acumular energia suficiente para impulsionar uma pessoa para o alto, seis metros além do chão", para usar uma analogia trazida pelos autores.

Contemos uns com os outros.

São Paulo, maio de 2020

Referências

BRUNI, Frank. Ela previu o coronavírus; o que ela tem a dizer sobre o pós-pandemia? *Terra*, São Paulo, 7 maio 2020. Disponível em: <https://bit.ly/3gSU9sT>. Acesso em: 10 maio 2020.

WONG, Tai W. *et al.* The Psychological Impact of Severe Acute Respiratory Syndrome Outbreak on Healthcare Workers in Emergency Departments and How They Cope. *European Journal Emergency Medicine*, v. 12, n. 1, p. 13-18, fev. 2005.

Apresentação

QUANDO LANÇAMOS *Não é coisa da sua cabeça*, em 2012, falar de depressão, síndrome do pânico ou bipolaridade era um grande tabu. Não que seja fácil hoje expor nossas fragilidades psíquicas e emocionais na mesa de jantar, mas o assunto vem ganhando cada vez mais espaço nas conversas sociais. A ponto de acreditarmos que, agora, é possível ter um título e uma capa que vão direto ao ponto.

Do que estamos falando quando falamos de ansiedade, depressão e outros problemas emocionais traz o conteúdo original, elaborado com o cuidado de quem pesquisou o tema por quase um ano e entrevistou cerca de trinta dos maiores especialistas em saúde mental do Brasil, com informações atualizadas.

Apresentamos estatísticas de estudos mais recentes, revimos previsões sobre tratamentos e outros temas que haviam sido feitas quase uma década atrás e modernizamos alguns conceitos e explicações. Ajustes no texto foram realizados em benefício da clareza. O teor dos depoimentos apresentados, ao longo dos capítulos, permanece o mesmo.

Em termos de estatísticas, podemos dizer que a depressão continua sendo um dos problemas que mais impacta a saúde das populações, ocupando o terceiro lugar entre as doenças que mais tiram anos de vida saudável das pessoas, em todo o mundo. Os transtornos da mente, em geral, são hoje responsáveis por 1 de cada 5 anos vividos com incapacidades.

Os estudos mostram que, em geral, a prevalência dos transtornos mentais é relativamente estável, ao longo do tempo. Mas algumas variações aqui e ali podem indicar tendências de mudanças. Os especialistas em epidemiologia, que se dedicam à produção e análise desses dados, vêm constatando, por exemplo, que a depressão está surgindo mais cedo nas novas gerações. Uma possível explicação para essa tendência seria o estilo de vida contemporâneo, marcado pela exposição excessiva a estímulos visuais e sonoros, por meio da tecnologia e do ambiente das grandes cidades, que perturbam a qualidade do sono, desequilibram os hormônios e alteram o metabolismo dos neurônios. Alimentação com muitos componentes artificiais, sedentarismo, falta de exposição à luz solar e consumo excessivo de álcool também podem ter influência.

Em relação à estrutura do livro, foram feitas duas alterações principais. O tema do transtorno obsessivo-compulsivo (TOC) saiu do capítulo dedicado aos transtornos de ansiedade e ganhou um capítulo à parte. Isso, porque, em 2013, a mais recente edição da classificação americana de transtornos mentais (DSM-5), adotada internacionalmente, reviu esse diagnóstico, por considerar que ele envolve, além da ansiedade, um quadro mais complexo de sintomas.

Optamos também por excluir o capítulo que fazia uma análise sobre a cobertura de atendimento à saúde mental no SUS, uma vez que essas informações requerem atualização constante, ficando datadas com maior facilidade. Dados menos suscetíveis a mudanças, apresentados nesse capítulo, foram incorporados a outras partes do livro.

No segundo capítulo, que se dedica a traçar um mapa dos transtornos mentais, indicando os grupos em que esse tipo de problema é mais frequente, dois tópicos foram adicionados. Um deles trata das minorias étnico-raciais, incluindo a questão da saúde mental entre os negros e também entre os refugiados e migrantes recentes que vêm se avolumando em algumas cidades brasileiras. O outro tópico se refere às populações que vivem em situação de vulnerabilidade social, incluindo habitantes de áreas periféricas, moradores de rua e população prisional.

As mudanças na classificação internacional dos transtornos mentais trouxeram também outras novidades, algumas delas incorporadas nesta nova edição.

Os problemas relacionados ao uso de álcool e outras drogas, por exemplo, foram reunidos sob um guarda-chuva único, chamado "transtorno por uso de substâncias". Além de incluir os antigos diagnósticos de "abuso" e "dependência", a categoria agora inclui também o comportamento chamado de *binge drinking* (em bom português, "tomar um porre"), que preocupa muito os especialistas, pois tem grande impacto nos índices de acidentes e violências.

E a tensão pré-menstrual (TPM) grave, que atinge cerca de 5% das mulheres, foi oficializada como um tipo de quadro depressivo breve. É o chamado "transtorno disfórico pré-menstrual".

Nesta nova edição, tivemos também a alegria de contar os desdobramentos de pesquisas brasileiras que estavam em estágio inicial, quando o livro foi publicado pela primeira vez. Uma delas, realizada pelo Departamento de Psiquiatria da USP, em conjunto com pesquisadores da Universidade da Califórnia, nos Estados Unidos, mostrou que técnicas da meditação Kundalini Yoga podem ser usadas como tratamento de primeira linha para o TOC. Os efeitos da meditação se mostraram compatíveis com a eficácia de remédios ou terapia. Uma bela notícia para o tratamento de um problema ainda difícil de controlar.

Outro estudo, batizado de "Primeiros Laços", testou a eficácia de se oferecer visitas domiciliares de enfermeiras a adolescentes grávidas de baixa renda, desde a gestação até os dois anos de vida dos bebês. Coordenado pelo Instituto Nacional de Psiquiatria do Desenvolvimento para a Infância e Adolescência (INPD), na cidade de São Paulo, o estudo tem por objetivo verificar os efeitos dessa intervenção no desenvolvimento infantil e também na relação entre mães e filhos.

A metodologia criada, implementada e avaliada por pesquisadores brasileiros, sob a inspiração de programas internacionais, mostrou que houve maior envolvimento positivo (chamado "apego seguro") dos bebês com suas mães, além de um melhor desenvolvimento cerebral das crianças, em relação a mecanismos envolvidos na comunicação social, entre outros desdobramentos positivos. A pesquisa segue em nova fase, com um número maior de mulheres e crianças. Uma vez comprovado o impacto do programa nessa população mais ampla, o protocolo terá lastro para ser implementado como política pública em outros municípios.

Os desafios da saúde mental são enormes, sobretudo num país desigual como o Brasil, onde o acesso a tratamentos e a prevenção não é o mesmo para todos. Mas notícias como essas nutrem nossas esperanças de uma situação melhor.

Decidimos realizar esta nova edição do livro em novembro de 2019, quando as palavras "coronavírus", "pandemia" e "quarentena" ainda não faziam parte de nosso vocabulário. Com a chegada da Covid-19 ao Brasil, e todos os medos, ansiedades e angústias que trouxe junto, demo-nos conta que o livro poderia ter ganhado um papel social ainda mais importante nesse momento.

Esperamos poder dar nossa contribuição, juntando-nos aos esforços de tantos profissionais – psicólogos, professores de ioga, instrutores de meditação e psiquiatras, entre outros – que têm colocado seus conhecimentos à disposição para nos ajudar a manter a sanidade num momento de crise como esse. E que possamos ganhar recursos para manter a saúde de nossa mente vida afora.

Para começo de conversa

NUMA DAS AVENIDAS mais movimentadas da cidade de São Paulo, uma moça é atropelada por uma moto. A ambulância do serviço médico de urgência, o SAMU, logo chega para atendê-la. Paramédicos prestam socorro imediato, com todo o aparato necessário, fechando metade da pista. O trânsito congestiona. Mas ninguém buzina. Motoristas passam devagar, colaborativos. Muitos inclinam a cabeça para fora do veículo, curiosos para ver o local do acidente. Uma cena comum na maior cidade do país. Logo adiante, em outra grande avenida da capital, um jovem com aparência de 20 e poucos anos está sentado em uma ilha do canteiro central. Enrolado em seu cobertor, num dia quente, ele cata a grama, olha para as próprias mãos e come um bocado de terra. Está nitidamente fora do ar. Perdeu o contato com a realidade. Mas ninguém ao redor lhe oferece ajuda. Sequer o olham. O rapaz se tornou parte da paisagem. Outra cena comum na maior cidade do país.

O contraste das duas situações foi observado pelo médico Valentim Gentil Filho, professor da Universidade de São Paulo (USP) e um dos grandes nomes da psiquiatria no Brasil, enquanto dirigia para o dentista, num dia qualquer. As imagens formam um retrato emblemático de como os transtornos mentais ainda são tratados diferentemente dos demais problemas de saúde. Uma amostra do quanto são ignorados pela sociedade, apesar do incômodo que provocam.

O exemplo do rapaz na sarjeta pode fazer o problema parecer distante da nossa realidade, por envolver um sujeito marginalizado e se tratar de um caso extremo de alteração mental – um quadro grave de "loucura", como se diz na linguagem direta das ruas. Mas existem muitos outros tipos e subtipos de transtornos da mente – há cerca de 300 catalogados nos manuais de psiquiatria adotados no mundo inteiro[1,2] – e eles são mais comuns e estão mais próximos de todos do que se imagina.

Quando estiver caminhando pelas ruas da sua cidade, circulando pelos corredores da empresa onde trabalha ou confraternizando em uma festa de família, experimente observar as pessoas ao seu redor. Você seria capaz de imaginar que uma em cada cinco dessas pessoas está sofrendo, neste momento, ou sofreu, no último ano, de um transtorno mental? E mais: poderia supor que, ao longo da vida, uma em cada três terá um problema desse tipo? Pois sim. É o que apontam pesquisas realizadas no mundo inteiro.[3,4,5,6]

A depressão, por exemplo, atinge cerca de 15% das pessoas, ao longo da vida, nos países ricos, e 11% da população nos países de renda baixa e média.[7] As doenças da ansiedade, como a síndrome do pânico e as fobias, afetam, em média, 15% da população mundial.[8] Já o consumo abusivo de álcool, associado a acidentes de trânsito e situações de violência, representa o maior fator de risco de mortalidade para os homens na faixa dos 15 a 59 anos de idade, em todo o mundo.[9] Há também alterações mentais menos frequentes, porém graves, como o transtorno bipolar, a esquizofrenia e os transtornos de personalidade, como a psicopatia e o distúrbio *borderline*.

O que reúne todas essas questões num mesmo grupo é o fato de serem alterações no comportamento, no estado emocional e na visão de mundo das pessoas, comprometendo seu bem-estar e sua saúde. Além disso, prejudicam o desempenho no trabalho e nos estudos, afetam relacionamentos e interferem na vida dos que estão em volta. No Brasil, pelo menos 21% da população sofre de problemas desse tipo, necessitando de algum cuidado de saúde mental, segundo estimativa do Ministério da Saúde[*].[10]

---

[*] Até o momento, não foi realizado um estudo nacional para verificar as taxas reais de transtornos mentais na população brasileira. A estimativa do Ministério da Saúde é uma projeção feita a partir de diversos dados locais, que, agregados,

Não só a dimensão, mas também o enorme impacto dessas doenças mostra que, de fato, elas se tornaram uma questão de saúde pública. Segundo a Organização Mundial da Saúde (OMS), os problemas de saúde mental já são responsáveis por 1 de cada 5 anos vividos com incapacidades.[11] A depressão por exemplo, ocupa o terceiro lugar entre as doenças que mais tiram anos de vida saudável das pessoas em todo o mundo, ficando atrás apenas da dor lombar e das dores de cabeça (cefaleias[12]). Além de todo o custo humano, as perturbações da mente trazem também um alto custo econômico. Entre 2011 e 2030, a perda cumulativa de rendimentos associada à saúde mental está projetada para 16,3 trilhões de dólares, no mundo todo, algo comparável às perdas causadas pelas doenças cardiovasculares e ainda maior do que as perdas decorrentes do câncer, das doenças respiratórias crônicas e do diabetes.[13] O cálculo do "custo da saúde mental" leva em conta os gastos com a saúde, em si, e também prejuízos na força de trabalho causados por incapacidades e mortes.

No Brasil, os transtornos mentais e de comportamento representam a quarta causa de afastamento do trabalho. Em 2018, quase 220 mil pessoas receberam da Previdência Social o auxílio-doença devido a problemas como depressão, ansiedade exagerada, esquizofrenia e problemas decorrentes do uso de álcool e drogas.[14] O benefício é concedido para quem precisa se afastar do trabalho por mais de 15 dias, devido a motivos de saúde.

Apesar do tamanho do problema, o investimento para responder a ele tem sido historicamente deficiente. Segundo dados do Atlas de Saúde Mental 2017, publicado pela OMS, os gastos

---

resultam numa taxa aproximada para o país. Dados de padrão internacional existem em um estudo realizado na região metropolitana de São Paulo (São Paulo Megacity), que indicam prevalência de 45% de transtornos mentais na população, ao longo da vida, e 30% no ano anterior à pesquisa. Mas os números não podem ser projetados para outras regiões do Brasil.

dos governos com os transtornos da mente correspondem, em média, a 2% do orçamento total da saúde.[15] No Brasil, apenas 1%.[16] A OMS recomenda que o orçamento da saúde, em cada país, seja distribuído de maneira proporcional à carga imposta pelas doenças, em termos de incapacidades e mortes. Seguindo essa lógica, o orçamento brasileiro destinado aos transtornos mentais precisaria ser ajustado, pois a carga provocada por doenças dessa natureza é sete vezes o valor do orçamento dedicado a elas.[17]

O impacto desse tipo de problema – crônico, incapacitante e dispendioso – torna as redes de saúde públicas cada vez mais sobrecarregadas. Nos países pobres e em desenvolvimento, a parcela de pacientes com transtornos mentais graves desassistidos é de 70% a 80%, segundo apontou a pesquisa internacional "World Mental Health Survey", coordenada pela OMS e realizada em 24 países de todas as regiões do mundo. Mesmo nos países desenvolvidos, 40% dos casos graves não recebem tratamento.[18]

Um estudo feito na região metropolitana de São Paulo, onde vivem aproximadamente 10% da população brasileira, mostrou que as pessoas podem levar décadas, a partir da primeira manifestação desse tipo de doença, até procurarem tratamento. Os dados da pesquisa "São Paulo Megacity", realizada por pesquisadores da Universidade de São Paulo (USP), mostram, por exemplo, que aqueles que têm algum tipo de fobia – o medo doentio de altura, agulha, sangue, elevador, avião, entre outros – demoram, em média, 36 anos para buscar a ajuda de um profissional. "Nesses casos, é comum a pessoa evitar o máximo possível a situação que lhe causa medo patológico e ir carregando o problema para o resto da vida", comenta o psiquiatra Valentim Gentil.

As pessoas com depressão convivem com o problema, sem se tratar, durante treze anos, em média, e as que sofrem com o alcoolismo postergam a busca por auxílio durante oito anos. Os que pedem ajuda mais rápido são os indivíduos que sofrem do transtorno de pânico: 43% vão ao médico no ano da primeira crise.[19] Pudera – as sensações de sufocamento, pressão no peito e morte iminente que experimentam as pessoas num pico de ansiedade característico do pânico não dão muitas brechas para empurrar o problema com a barriga.

Tendo em vista o número de pessoas afetadas diretamente pelas doenças da mente e o fato de que esses problemas inevitavelmente atingem quem está ao redor, fica claro que grande parte da população sofre o impacto dos transtornos mentais. Mas, se assim é, por que esse problema não recebe ainda a devida atenção? Por que, tantas vezes, é deliberadamente jogado para debaixo do tapete? Falta de conhecimento? Medo? Estigma? De tudo isso um pouco.

Embora, há milênios, as sociedades estejam tentando entender e controlar os transtornos mentais, a compreensão de que essa é uma questão de saúde, digna de receber ajuda médica e psicológica, é recente. Até o século XVII, a falta de conhecimento científico sobre o assunto era gigantesca, e os transtornos mentais acabavam sendo colocados no pacote de "problemas morais". Assírios, babilônios e gregos achavam que as doenças da mente eram punições enviadas por um deus irado. Na Idade Média, acreditava-se que a "loucura" vinha à tona quando os instintos do corpo superavam a força do espírito divino de que eram dotados os indivíduos. Estava, portanto, ligada à ideia de pecado. Explica a psiquiatra e psicoterapeuta Fernanda Martins Sassi, do Instituto de Psiquiatria do Hospital das Clínicas da USP: "Durante muito tempo, a doença mental foi considerada um castigo divino, algo vergonhoso, que desmerecia o doente e a família dele – assim como eram vistas todas as doenças graves e incuráveis, como a hanseníase ou a peste negra".

Além disso, como até então não havia sido descoberto nenhum tratamento eficiente e as sociedades não sabiam como lidar com a questão, o destino mais comum dos sujeitos com comportamento alterado era o isolamento social, em asilos e manicômios. O encarceramento dos doentes mentais reforçava a ideia de que eles estavam sendo punidos. De certa maneira, igualava essas pessoas a criminosos, contribuindo para revestir os problemas psíquicos de uma conotação moral.

Dentro dos manicômios, as tentativas de tratar os transtornos mentais resultavam em métodos sem aparato científico, reforçando a aura de bizarrice que existia em torno do assunto. Ao longo da história, buracos no crânio já foram feitos para expulsar os demônios causadores da "loucura" e sangrias tentavam regularizar o fluxo sanguíneo no cérebro dos "loucos", que, segundo se pensava, estava alterado pelo excesso de imaginação. Além disso, "técnicas de afogamento" eram utilizadas para suspender momentaneamente as funções vitais dos pacientes, na crença de que eles voltariam à vida com maneiras mais apropriadas de pensar. A sociedade dita "normal" preferia ficar alheia a tudo isso.

Somente no século XVIII começou a ganhar força a ideia de que a "insanidade" não era um problema moral, e sim de saúde. Influenciado pelas ideias libertárias do Iluminismo, o médico francês Philippe Pinel, considerado o pai da psiquiatria moderna, aboliu o uso de correntes e algemas nos hospitais de Bicêtre e Salpêtrière, na França. Os "métodos de recuperação" que incluíam sofrimento físico foram, então, substituídos por atividades laborativas e exercícios mentais. Mas os tratamentos só se tornaram verdadeiramente eficazes, a ponto de libertar os "loucos" dos hospícios e possibilitar a volta deles ao convívio social, no século passado. Na década de 1950, surgiu a clorpromazina, primeiro remédio psiquiátrico capaz de "dominar a loucura". Ou seja, pela primeira vez, foi possível controlar os chamados surtos psicóticos, momentos de crise em que as pessoas com transtornos mentais graves, como esquizofrenia, depressão severa, transtorno bipolar, alcoolismo e dependência de drogas, perdem contato com a realidade, tendo delírios e alucinações.

Criaram-se, assim, as bases para uma grande mudança no modelo de assistência psiquiátrica. A partir da década de

1960, países da Europa e os Estados Unidos passaram a fechar os manicômios e a criar mecanismos para tratar as pessoas fora do ambiente hospitalar. No Brasil, esse processo de desospitalização dos doentes mentais vem ocorrendo desde os anos 1980.

Portanto, a história dos transtornos mentais – o modo como a humanidade compreendeu e lidou com esse problema durante milênios – colocou sobre o assunto uma carga pesada de estigma e preconceito. E, hoje, embora a ciência tenha superado a ideia de que a "loucura" seria um castigo divino, a própria natureza das afecções mentais – doenças que alteram o comportamento e provocam problemas de convivência – continua a reforçar a conotação moral que elas sempre tiveram. Constantemente, pessoas acometidas pelo transtorno bipolar, por exemplo, são consideradas temperamentais, mimadas e manipuladoras, em função das frequentes oscilações de humor típicas do transtorno. Alcoolismo e dependência de drogas são interpretados simplesmente como resultado de falhas na educação e no caráter. E gente com depressão, muitas vezes, é vista como preguiçosa ou fraca.

Conta o psiquiatra Valentim Gentil Filho: "Todos os dias, no meu consultório, eu vejo pelo menos um caso de paciente que está com depressão grave e a família tenta fazê-lo 'pegar no tranco': 'alegre-se!', 'vamos passear', 'vamos viajar!', os familiares dizem, com a melhor das intenções. Mas não dá, a pessoa está seriamente doente". No fundo, os transtornos mentais ainda são vistos por muitos como "coisa da nossa cabeça", como se essa expressão remetesse a algo que não existe de verdade e que poderia ser revertido apenas com pensamento positivo, racionalidade e força de vontade. Mas o problema não é tão simples assim.

Como bem explica o psiquiatra e psicanalista israelense Yoram Yovell, em seu livro *O inimigo no meu quarto e outras histórias da psicanálise* (2008), os transtornos mentais estão num terreno em que alma e corpo se inter-relacionam. O cérebro é a base material do nosso mundo mental, de nossa alma – é nele que se formam os sentimentos, a visão de mundo de cada um, os estados de espírito das pessoas e tudo o que elas percebem de forma subjetiva.* Aquilo que acontece na alma tem um correspondente biológico no cérebro, e muitos dos processos químicos que ocorrem no cérebro têm um parâmetro na alma.

O cérebro, esse órgão tão complexo composto por cerca de 86 bilhões de neurônios, está envolvido tanto nas nossas emoções, pensamentos e comportamentos ditos "normais" quanto nas perturbações deles. "Qualquer distúrbio emocional, mesmo que não seja tratado por meio de remédios, consiste necessariamente num 'desequilíbrio bioquímico do cérebro'. Biologia e psicologia, cérebro e psiquismo são apenas duas faces da mesma moeda",[20] diz Yovell.

Portanto, haverá mais chances de o cérebro dar lugar a esse tipo de problema se for um "terreno fértil" para eles, ou seja, se apresentar uma configuração química e biológica favorável ao desenvolvimento de depressões, ansiedades exageradas, euforias sem controle, etc. Além disso, será um "solo" ainda mais "produtivo" se for "semeado" com certos fatos difíceis da vida e "adubado" com determinadas maneiras de encará-los – a depender não só da vontade da pessoa, mas também do que ela aprendeu em termos de preparo emocional para lidar com problemas, frustrações, desafios, mudanças, riscos e tristezas, desde a primeira infância.

Tendo isso em mente, fica mais fácil entender, por exemplo, que uma pessoa que se deprime, num período de luto, não adoece simplesmente por "pensar negativo" ou porque "se deixou abater", em vez de "se esforçar para superar a dor". Essa é, naquele momento, a condição que ela tem de lidar

---

* Profissionais de saúde e a população em geral podem encontrar vídeos com material educativo para a promoção de saúde mental no site: <https://bit. ly/2MqTml4>.

com a perda. Tal condição poderá ser modificada ao longo da vida, a partir dessa e de outras experiências pessoais, dos aprendizados obtidos em relacionamentos, assim como da ajuda com tratamentos.

Curiosamente, parte da dificuldade em compreender as alterações mentais e do comportamento como problemas de saúde está relacionada justamente à parte mais concreta da história: o componente biológico dos transtornos. Afinal, se a mente (e, consequentemente, o cérebro) de uma pessoa está mesmo doente e tudo o que ela diz sentir não são apenas "caraminholas da sua cabeça", por que não é feito um exame de imagem cerebral que possa comprovar de modo definitivo a existência de um transtorno psíquico? Se, para diagnosticar o diabetes, mede-se o nível de glicose no sangue e, para investigar problemas no coração, realiza-se um eletrocardiograma, por que não procurar uma prova material da doença mental no organismo?

Na verdade, já existem exames de imagem modernos utilizados em psiquiatria. Alguns, como a ressonância magnética e a tomografia computadorizada, registram a estrutura do cérebro numa imagem estática como um retrato. Outros mais complexos, como as tomografias PET e SPECT, captam o órgão em pleno funcionamento, identificando, por um sistema de cores, as áreas cerebrais mais e menos ativas, em situações específicas. No entanto, até o momento, esses exames são utilizados quase exclusivamente para descartar a possibilidade de que tumores e lesões cerebrais possam estar causando alterações do comportamento e, assim, diferenciar esses problemas essencialmente neurológicos dos transtornos da mente, que resultam da interação entre fatores biológicos, psicológicos e ambientais.

Na rotina dos consultórios de psiquiatria, esses exames não são utilizados porque não é possível afirmar categoricamente, olhando para uma ressonância magnética ou um SPECT, que uma pessoa tem depressão, síndrome do pânico ou esquizofrenia, por exemplo. Os conhecimentos a respeito do funcionamento do cérebro ainda não são refinados o bastante para permitir que sejam criados marcadores cerebrais superprecisos para cada tipo de transtorno.

Ou seja, embora seja fato comprovado pela ciência que os transtornos mentais são associados a componentes biológicos, é perfeitamente possível, por exemplo, que o exame de tomografia computadorizada de uma pessoa deprimida, em intenso sofrimento, não detecte nenhuma anormalidade em seu cérebro. A psiquiatra Fernanda Martins Sassi explica: "É possível que uma pessoa deprimida tenha alterações cerebrais sutis, não perceptíveis aos exames de imagem disponíveis hoje, mas já suficientes para lhe causar intenso sofrimento e muitos prejuízos na vida. Esse sofrimento e esses prejuízos já indicam que ela precisa ser tratada. Essa pessoa não pode esperar que o conhecimento científico avance na área dos diagnósticos por imagem para receber ajuda", diz a médica.

Quando se trata de questões mentais e de comportamento humano, a normalidade não segue parâmetros objetivos estritos. Embora a palavra "normal" remeta a "norma", ou seja, o que é estatisticamente mais comum, ou o que está na média, não se pode dizer que são normais apenas os indivíduos que pensam, sentem e agem como a maioria das pessoas. Ser diferente da maioria pode até ser "anormal" no sentido estatístico, ou seja, incomum. Mas isso não representa, necessariamente, um problema a ser tratado. Pode ser uma simples individualidade, excentricidade, e até uma qualidade – a modernidade não valoriza tanto as pessoas consideradas "únicas"?

Portanto, em matéria de psiquiatria, a linha que separa a normalidade da patologia é a seguinte: tem saúde mental a pessoa que se sente confortável consigo e com as pessoas à sua volta, consegue cumprir suas responsabilidades e fazer o que tem vontade. As doenças da alma surgem quando o jeito de ser, o modo de ver o mundo e a maneira de se comportar trazem vulnerável a doenças – surgem aí desde resfriados, alergias e crises de gastrite até infartos e quadros de depressão e ansiedade. A psiquiatra Laura de Andrade pondera: "A exigência excessiva pesa. As pessoas ficam com a sensação de estar sempre devendo, sentem-se insatisfeitas, frustradas. E isso as deixa ansiosas e deprimidas".

Do ponto de vista biológico, as alterações produzidas pelo estresse no organismo – o aumento dos níveis de hormônios como o cortisol e a noradrenalina, por exemplo – podem interferir na regulação dos mensageiros químicos cerebrais ligados à depressão e à ansiedade. Do ponto de vista psicológico, os fatores estressantes deixam as pessoas inseguras e ansiosas, fragilizando-as emocionalmente. Por isso é tão comum ouvir relatos de gente que ficou deprimida ou teve crises de ansiedade em períodos de grande estresse no trabalho, ao perder o emprego, depois de sofrer um assalto violento ou devido ao envolvimento dos filhos com drogas.

A migração, outro fenômeno comum nas grandes cidades, também tem relação com a maior incidência de transtornos mentais no ambiente urbano. Desligar-se da família e dos amigos e ir viver longe, muitas vezes nas áreas periféricas de uma grande metrópole, com más condições de moradia, transporte, educação e segurança, pode contribuir para o surgimento de problemas como depressão e abuso de álcool e outras substâncias (mais detalhes no tópico "Minorias étnico-raciais", neste mesmo capítulo).

O papel do ambiente urbano no desencadeamento de transtornos psíquicos vem se tornando cada vez mais relevante nas últimas décadas à medida que a população mundial se concentra nas cidades. Na década de 1950, 30% das pessoas viviam nos centros urbanos; hoje, mais da metade delas está nas cidades[30] e, em 2050, essa proporção deve chegar a quase 70% de toda a população mundial.[31]

Um estudo publicado na prestigiosa revista científica *Nature*, em 2011, mostrou, pela primeira vez, por meio de exames de imagem, que morar em regiões urbanas pode levar a alterações sofrimento, tiram a liberdade de escolha e causam prejuízos para a própria pessoa e para os que estão à sua volta.

São os problemas da alma o assunto deste livro. Esteja certo: qualquer sofrimento dessa natureza não é coisa da sua cabeça. Ou melhor: são "coisas da sua cabeça", sim, porque envolvem o seu mundo mental e o cérebro que o abriga, mas não são "invenções da sua cabeça", como se costuma sugerir por aí. No capítulo a seguir, é feito um breve mapeamento dos transtornos mentais na população, mostrando os grupos em que eles são mais comuns. Depois, cada um dos capítulos seguintes é dedicado a um tipo de transtorno específico.

São abordadas as perturbações mentais mais comuns na população – a depressão, os transtornos de ansiedade e os problemas com álcool e outras drogas. Também é nosso tema a doença de Alzheimer, que tende a atingir um número cada vez maior de pessoas, à medida que a população ganha anos de vida. Além desses, dois dos transtornos mais graves e incapacitantes entre todos os problemas mentais existentes – o transtorno bipolar e a esquizofrenia – serão apresentados e destrinchados nas páginas que se seguem.

Consideramos importante reunir todos esses problemas num mesmo livro, pois é relativamente comum que dois ou mais transtornos mentais acometam uma mesma pessoa. Em média, um terço dos indivíduos que têm algum problema psiquiátrico, ao longo da vida, acaba tendo também outro transtorno da mente.[21] A co-ocorrência (ou comorbidade, como se diz, tecnicamente) entre ansiedade e depressão, por exemplo, é a regra, não a exceção, acontecendo em 60% dos casos.[22] O abuso de álcool e drogas é bastante frequente entre pessoas com transtorno bipolar e esquizofrenia.*

---

* Um esclarecimento importante: a terminologia empregada nos diagnósticos médicos é adotada neste livro como um meio de facilitar a identificação de cada um desses problemas, mas os nomes dos transtornos não devem ser tomados

Ao longo desses capítulos, são trazidos relatos de pessoas que têm ou tiveram suas vidas marcadas por um desses problemas.* E, a partir dessas histórias, apresentamos explicações médicas e psicológicas sobre a origem das perturbações mentais, os sintomas através dos quais elas se manifestam, a forma como evoluem, os tratamentos disponíveis e as perspectivas de cura e controle.

Para cada um dos transtornos abordados, é discutido: quando um comportamento "estranho" deve servir de sinal da alerta? Qual o limite entre o normal e o patológico? Qual a hora de procurar ajuda especializada? Muita calma na hora dessa leitura, sim? Identificar em si um ou outro sintoma de qualquer transtorno não quer dizer que você tenha um problema psiquiátrico. É preciso um conjunto de sintomas, num período contínuo e prolongado de tempo, causando incômodo e problemas na vida da pessoa para se caracterizar a presença de uma doença de ordem mental.

Estão também disponíveis testes de autoaplicação que ajudam a identificar sinais de depressão, transtorno bipolar, algum tipo de ansiedade exagerada ou problemas com o uso de álcool e outras drogas. Esses testes não fornecem diagnósticos, pois só um especialista é capaz de fazê-los. Mas eles sinalizam se há necessidade de procurar ajuda para esclarecimento sobre o assunto.

Na reta final, apresentamos ainda dicas de como a família pode ajudar no tratamento dos problemas psiquiátricos graves, que alteram completamente a vida doméstica e as relações mais íntimas. O último capítulo é dedicado às possibilidades de prevenção dos transtornos mentais – já diziam nossas avós, prevenir

---

como rótulos estigmatizantes. Há toda a individualidade de uma pessoa para além do diagnóstico.

* Os nomes das pessoas que partilharam suas histórias neste livro foram alterados para preservar a intimidade delas. Apenas um dos entrevistados, o engenheiro Valério Moruzzi, fez questão de ter seu nome e sobrenome publicados.

é melhor que remediar. Um glossário apresentado ao final desta obra ajuda a entender alguns termos técnicos utilizados ao longo dos capítulos, com definições que vão além da noção intuitiva e, às vezes, pouco precisa do senso comum.

Esperamos que, ao final da leitura, os caminhos tortuosos da mente pareçam menos obscuros e que um passo seja dado na direção de uma convivência mais pacífica com as doenças da alma.

Agradecemos a você por nos acompanhar nesta jornada.

Um mapa dos transtornos mentais

O DADO DE QUE uma a cada três pessoas desenvolve um transtorno mental ao longo da vida ajuda a nos dar um panorama do problema, mostra o quanto ele é comum. Mas há nuances por trás dessa estatística geral. É é interessante conhecê-las. As alterações da mente e do comportamento estão presentes em todas as etnias, culturas e classes sociais. No entanto, determinadas pessoas são mais vulneráveis a elas. Isso ocorre por diversos motivos, entre eles os genes que se herda, o ambiente e as condições em que se vive, e a fase de vida em que se encontra. A seguir, apresentamos um "mapa" dos transtornos mentais na população. Nele, serão identificados os grupos em que os problemas da mente são mais frequentes e as explicações que a ciência tem a esse respeito.

Mulheres

As mulheres são especialmente vulneráveis aos transtornos mentais mais comuns na população – a depressão e a ansiedade.[23] Para cada homem deprimido, há pelo menos duas mulheres com o mesmo problema. No caso dos transtornos de ansiedade, que incluem síndrome do pânico, fobias e ansiedade generalizada, a proporção pode chegar a um homem para cada três mulheres. Isso se deve, em parte, aos hormônios.

A ciência sabe há algum tempo que o estrógeno, hormônio sexual feminino, interfere em diversas funções cerebrais. Essa substância, que inclusive já foi chamada de "tônico mental", ajuda a regular a ação de certas substâncias responsáveis pela comunicação entre os neurônios, os chamados neurotransmissores. Em especial dois deles, que são envolvidos nos mecanismos da depressão e da ansiedade – a noradrenalina e a serotonina. Por isso, grandes oscilações hormonais, típicas de algumas fases da vida da mulher, como o período pré-menstrual, o pós-parto e a pré-menopausa (ou perimenopausa), podem interferir no funcionamento saudável desses neurotransmissores e favorecer o aparecimento de desequilíbrios psíquicos. E, aqui, é importante destacar o *podem*. Não são todas as mulheres que se deprimem ou têm problemas de ansiedade nessas fases, apenas aquelas que são mais sensíveis às variações hormonais. E, ao que tudo indica, essa hipersensibilidade se deve a uma predisposição genética.

A influência dos hormônios no humor das mulheres é tão significativa que casos leves de depressão na pré-menopausa (ou seja, nos cinco anos que antecedem o fim natural e definitivo da menstruação, por volta dos 50 anos de idade) costumam ser tratados apenas com reposição hormonal. O tratamento, nesse caso, funciona tanto de maneira direta, regulando a ação dos hormônios sexuais ligados à depressão, quanto de modo indireto, melhorando os sintomas físicos típicos dessa fase – ondas de calor, irritabilidade, insônia e palpitações –, que estressam a mulher e contribuem para o surgimento dos sintomas de ansiedade e depressão.

As mudanças de vida que ocorrem nesses momentos de grande flutuação hormonal também têm um papel importante no desencadeamento de quadros de depressão e ansiedade. No período da pré-menopausa, é comum a mulher ter de lidar com questões que lhe causam angústia, como a perda de desejo sexual, a saída dos filhos de casa e a estagnação no trabalho, às vezes, sem que ela consiga descobrir novos interesses na vida. Somado às flutuações hormonais e ao mal-estar físico típico desse período, o contexto dessa fase de vida pode acabar influenciando sua saúde emocional.

Mesmo a TPM, com a qual tantas mulheres convivem todos os meses a partir da adolescência, pode levar a quadros ansiosos e depressivos. Não estamos falando daquela TPM leve ou moderada, que pode ser amenizada com mudanças na alimentação e exercícios físicos. Há um tipo de TPM mais grave, que atinge cerca de 5% das mulheres, e causa sintomas psíquicos severos, três a dez dias antes da menstruação: choro fácil, sensação de nervos à flor da pele e agressividade fora de controle. A mulher pode chegar a agredir fisicamente membros da família e fica mais exposta a acidentes também. Essa TPM exagerada, diagnosticada como "transtorno disfórico pré-menstrual", pode ser tratada com ajuda especializada.

A TPM grave é parecida com a depressão, do ponto de vista dos mecanismos biológicos envolvidos, segundo explica o psiquiatra e psicoterapeuta Joel Rennó Jr., diretor do Programa de Saúde Mental da Mulher do Instituto de Psiquiatria da USP. O diagnóstico do "transtorno disfórico pré-menstrual" foi inclusive "oficializado" na mais recente edição da Classificação Americana Para os Transtornos Mentais – o DSM-5 –, de 2013, como um dos tipos de quadros depressivos. Seria um breve quadro depressivo associado ao ciclo menstrual, explica Rennó. A experiência dos médicos mostra que as mulheres com TPM grave têm mais chances de ficar deprimidas no pós-parto e na pré-menopausa, porque são mais vulneráveis às grandes oscilações hormonais que ocorrem em todas essas fases.

O período pós-parto e mesmo a gestação têm seus conflitos próprios. Gravidez não planejada, problemas no casamento, histórico de abortos espontâneos, aparecimento de problemas de saúde, como hipertensão e diabetes gestacional, e gravidez na adolescência são fatores que podem funcionar como gatilhos para a depressão e a ansiedade nesse momento. "As pessoas veem a gestação como um período sem estresse, em que a mulher está em estado de graça, mas, infelizmente, isso não se aplica a todos os casos", analisa Rennó.

Alguns quadros de depressão e ansiedade começam de forma mais leve na gestação e pioram no pós-parto. Com o bebê recém-nascido, os níveis de estrógeno caem bruscamente no organismo feminino, depois de terem aumentado cerca de mil vezes na gravidez. Além do fator hormonal, muitas mulheres vivem um grande conflito nesse momento: querem se dedicar à maternidade, seguindo o modelo da mãe superpresente que tiveram, mas sem deixar de lado a carreira na qual tanto investiram. E não abrem mão de fazer tudo de maneira perfeccionista. "Essa situação é bastante sofrida para as mulheres. Elas vivem o tempo inteiro em ambivalência e carregam uma forte sensação de culpa", diz Rennó.

Estudiosos acreditam que o papel social atribuído às mulheres também as torna mais vulneráveis aos transtornos mentais. Principalmente em comunidades mais tradicionais, muitas ainda vivem como pessoas dependentes, com pouco poder de decisão e baixa autoestima, quando comparadas aos homens. A pesquisadora Laura Guerra de Andrade, coordenadora do Núcleo de Epidemiologia Psiquiátrica da USP e membro de um consórcio internacional nessa área, chamado The World Mental Health Survey Initiative, que reúne pesquisadores do mundo inteiro com o objetivo de levantar dados estatísticos sobre os problemas mentais em diversos países, analisa: "Não existe diferença na prevalência de depressão entre meninos e meninas, quando crianças. Mas, quando eles chegam à puberdade, a adolescente fica mais vulnerável. Começam a atuar aí não só questões hormonais, mas também psicológicas e sociais: parece que a mulher começa a sentir que tem muita coisa fora do controle dela, ou seja, por mais que ela tente, algumas coisas não vão mudar. Ela, então, começa a experimentar certa sensação de impotência, fica cada vez mais passiva, e isso pode levá-la à depressão". Os homens, ao contrário, são educados para serem ativos, "donos da situação", portanto, carregam consigo a sensação de que as coisas estão sob seu controle – e essa sensação de segurança parece protegê-los dos quadros depressivos.

Para além dos fatores hormonais e sociais ligados à depressão feminina, há que se considerar o fato de que os homens lidam com suas angústias de maneira bastante diferente das mulheres. Eles procuram médicos com muito menos frequência que elas para tratar de suas queixas de saúde. Quando o assunto é sofrimento emocional, então, essa verdade vale por duas. Eles costumam tentar "segurar o tranco" sem a ajuda de especialistas e aliviam aflições e conflitos à sua própria maneira: "Nos homens, talvez a depressão fique um pouco mascarada por um comportamento mais explosivo ou pelo uso de álcool e drogas em geral", analisa Laura de Andrade. O alcoolismo é duas vezes e meia mais frequente no universo masculino que entre as mulheres.

Jovens adultos

Os transtornos mentais mais comuns na população surgem, geralmente, na juventude. Um estudo conduzido em sete países pelo consórcio internacional The World Mental Health Survey Initiative apontou que os problemas de ansiedade começam, em média, aos 15 anos, enquanto os transtornos do humor, que incluem a depressão, geralmente têm início aos 26 anos, e a dependência de álcool e drogas ocorre, em geral, a partir dos 21 anos de idade.[24]

A transição da adolescência para a vida adulta é um momento propício para que as vulnerabilidades emocionais e psíquicas apareçam. "Nessa fase, as pessoas se sentem cobradas a tomar uma série de decisões: quando vão perder a virgindade, se irão beber ou não, que profissão irão seguir, onde vão trabalhar, como vão pagar as contas... Nesse momento, o estresse surge de forma mais presente na vida das pessoas e favorece o aparecimento das fragilidades que elas já tinham", explica a psicóloga Danielle Bio.

Ou seja, é nesse período da vida que a maioria dos indivíduos começa a sair do círculo de proteção dos pais e passa a ser cobrada por seu próprio desempenho e suas responsabilidades. Para algumas pessoas, isso pode ser bastante difícil de enfrentar. A capacidade de lidar com o estresse dependerá do quanto o sujeito aprendeu a enfrentar as situações difíceis, desde a infância – se foi estimulado a tomar decisões e resolver problemas ou, ao contrário, teve sempre alguém que fizesse isso por ele; se recebeu apoio para se arriscar em situações novas; ou se viu pessoas à sua volta lidando bem ou mal com situações estressantes. Essa habilidade será influenciada também por características inatas de cada indivíduo – há quem, desde cedo, fique mais amedrontado diante de situações desconhecidas ou conflituosas e aqueles que têm mais iniciativa para encará-las.

Os especialistas vêm constatando que a depressão (e outros transtornos mentais) vem surgindo mais cedo nas novas gerações.[25] O psiquiatra Wang Yuan Pang, pesquisador do Núcleo de Epidemiologia Psiquiátrica da USP, explica que, embora ainda não se tenha comprovação científica sobre as razões desse início precoce, é possível traçar algumas hipóteses. Acredita-se que um elemento importante seja o estilo de vida contemporâneo, marcado pela exposição excessiva a múltiplos estímulos visuais e sonoros, através da tecnologia e do ambiente das grandes cidades, que perturbam a qualidade do sono, desequilibram os hormônios e alteram o metabolismo dos neurônios. Alimentação com muitos componentes artificiais, sedentarismo, falta de exposição à luz solar e consumo excessivo de álcool também têm uma possível influência.[26] Associado a esses fatores, pode haver ainda um aumento do número de diagnósticos, tanto em função de uma maior conscientização sobre o tema quanto pelo marketing da indústria farmacêutica.

Embora o mais comum seja os transtornos emocionais eclodirem no período de transição para a vida adulta, ou seja, quando a rede de proteção da família se afrouxa e os fatores estressantes na vida do jovem se multiplicam, o problema pode se manifestar ainda na infância, nos casos em que há uma forte predisposição genética ou em que a criança passa por experiências muito traumáticas. Mundialmente, estima-se que cerca de 10% das crianças em idade pré-escolar apresentem algum tipo de transtorno mental. Na adolescência, o percentual passa a 16,5%.[27] No Brasil, um estudo da Associação Brasileira de Psiquiatria (ABP), publicado em 2008, apontou que quase 13% dos brasileiros entre 6 e 17 anos apresentam sintomas de transtornos mentais importantes, que precisariam de auxílio especializado.[28]

População urbana

Não é preciso ser exatamente um grande cientista para supor que viver entre montanhas, respirando ar puro, medindo as horas pela trajetória do sol e locomovendo-se de bicicleta é melhor para a saúde do que enfrentar horas de trânsito todos os dias e impor a si mesmo uma rotina de tarefas impossíveis de cumprir em 24 horas. Pois é. Quem estuda o assunto foi além da suposição e já descobriu que morar numa grande cidade chega a dobrar as chances de uma pessoa desenvolver um transtorno psíquico, em relação a quem vive no ambiente rural.

Na região metropolitana de São Paulo, quase 45% das pessoas desenvolvem algum transtorno mental ao longo da vida. O dado é da pesquisa "São Paulo Megacity", publicada em 2012 por pesquisadores da Universidade de São Paulo (USP) como um braço do estudo "World Mental Health Survey" (WMHS), o mais completo na área de saúde mental do mundo ao envolver dados de mais de duas dezenas de países, que realizaram o mesmo tipo de estudo com metodologia e instrumento similar. A pesquisa brasileira também mostrou que, no ano anterior ao levantamento, cerca de 30% da população da Grande São Paulo apresentava um problema de saúde mental (os transtornos de ansiedade foram os mais comuns, atingindo 20% das pessoas à época). São números acima da média mundial.[29]

Estímulos visuais por todos os lados, pressão por consumo, carga de trabalho excessiva, competição exacerbada, volumes ilimitados de informação, desigualdade social, violência. A lista de reclamações que está na ponta da língua de qualquer morador de uma grande cidade pode ser resumida em uma palavra: estresse. Esse vilão que está por trás de uma série de doenças do corpo, como diabetes, hipertensão, derrames e infartos, também representa um fator de risco para os transtornos mentais.

Sentido de maneira pontual, o estresse não chega a ser um problema, pois o organismo é preparado para lidar com ele. Em situações de tensão, o corpo aciona hormônios e outros recursos que nos põem em alerta e nos dão condições de encarar o desafio. Resolvida a questão, tudo volta ao normal. O problema é quando o corpo é exposto a situações de desgaste emocional constantemente – a pressão contínua pode levar o corpo e a mente a um estado de exaustão. "Na vida que se leva hoje, nas grandes cidades, é preciso acionar os mecanismos de alerta do corpo com muita frequência, e, por isso, as pessoas ficam esgotadas física, mental e emocionalmente", explica o psiquiatra Wang Yuan Pang.

Um exemplo: se uma pessoa precisa trabalhar até mais tarde, um ou dois dias da semana, para atender um prazo apertado, o corpo a ajuda a ficar mais atenta e ágil, liberando uma série de hormônios que desencadeiam uma cascata de reações: o organismo disponibiliza mais glicose (ou seja, energia) para os músculos e para o cérebro, dilata as pupilas para aumentar a acuidade visual e coloca mais células de defesa em circulação no sangue para proteger o corpo de vírus, bactérias e outros agentes agressores. São os mesmos mecanismos biológicos que permitiam aos nossos antepassados fugir de um leão ou dar um jeito de matá-lo.

No entanto, se esse esforço adicional de trabalho vira uma rotina – com o perdão do trocadilho, se a pessoa precisa "matar um leão por dia" –, o estado de estresse se torna crônico e ela começa a não aguentar. O desempenho diminui e ela fica mais cerebrais favoráveis ao surgimento de problemas emocionais. Os estudiosos selecionaram para a pesquisa participantes alemães com três perfis diferentes: jovens moradores de cidades com mais de 100 mil habitantes, moradores de municípios com menos de 100 mil habitantes e gente que vive em áreas rurais. Todos eles foram submetidos a situações de pressão e tiveram seus níveis de estresse aumentados, conforme indicou a medição de seus batimentos cardíacos e dos níveis do hormônio cortisol no sangue. No entanto, os exames de ressonância magnética que registraram as reações de seus cérebros às situações de pressão indicaram o seguinte resultado: as áreas do cérebro responsáveis pela resposta ao estresse se mostraram mais ativas nos moradores das grandes cidades que nos habitantes das áreas rurais e de cidades médias.[32] Se isso acontece em cidades que podem ter pouco mais de 100 mil habitantes, imagine numa metrópole como São Paulo, com uma população de mais de 12 milhões de pessoas? É a confirmação biológica do que médicos, psicólogos e estressados já sabiam.

Pessoas em posição de maior vulnerabilidade social

Estudos dedicados a mapear a ocorrência dos transtornos mentais nas populações indicam que as pessoas que vivem em situação mais precária – com maiores dificuldades socioeconômicas, em áreas com serviços inadequados de saneamento, transporte e saúde, além de mais expostas a traumas relacionados à violência dentro e fora de casa – estão mais propensas a desenvolver transtornos mentais.[33] Ao contrário do que se diz por aí, depressão não é "coisa de gente rica", apenas.

As populações que vivem em situação de maior vulnerabilidade social também são mais suscetíveis aos impactos desses problemas. Em parte, porque têm menos acesso à assistência e contam com menos recursos para tratamento. No Brasil, há deficiência no número de profissionais de saúde mental. Para se ter uma ideia, enquanto os países de maior renda têm

12 psiquiatras por 100 mil pessoas, nós temos 3 médicos dessa especialidade para cada 100 mil habitantes.

Essa desproporção no número de profissionais tende a sobrecarregar o sistema público de saúde e a tornar o tratamento dos transtornos mentais bastante caros nos serviços particulares. O valor da consulta particular com um psiquiatra bem-conceituado custa facilmente mais de mil reais em São Paulo, por exemplo. Com isso, aqueles que *mais* precisam acabam recebendo *menos* cuidados. O resultado dessa interação de fatores, explica o especialista em epidemiologia, Wang Yuan Pang, é que os mais pobres apresentam os piores indicadores de saúde – física e psíquica.

Na população de rua, calcula-se que até metade das pessoas sofra de algum problema mental.[34] No sistema prisional, o problema também é enorme. Um levantamento feito em penitenciárias e centros de detenção paulistas, pela Universidade Federal de São Paulo (Unifesp), em 2006 e 2007, mostra que, entre os sujeitos presos pela primeira vez, a prevalência de esquizofrenia é de 4% – quatro vezes a taxa de esquizofrenia na população em geral –; e, entre os presos reincidentes, essa proporção chega a 7,7% – quase oito vezes a taxa de esquizofrenia na população. Cerca de 12% da população carcerária tem algum transtorno mental grave, incluindo, além da esquizofrenia, as demais psicoses, o transtorno bipolar e a depressão severa.[35]

O médico Drauzio Varella, que prestou atendimento voluntário no presídio do Carandiru (oficialmente Casa de Detenção de São Paulo), durante 13 anos, descreveu em seu livro de memórias, *Estação Carandiru* (1999), a situação dos portadores de transtornos mentais na prisão: "No segundo andar, há um trecho da galeria cujas celas são identificadas com um cartão afixado: 'DM', sigla que identifica os 'doentes mentais'. O critério para lhes atribuir tal rótulo é incerto, uma vez que não existe serviço especializado em psiquiatria na Casa. Alguns dos DMs já chegaram com distúrbios sérios de comportamento, outros entraram em surtos psicóticos na própria cadeia e avançaram sem motivo para esganar o companheiro, tentaram suicídio, desenvolveram quadros depressivos graves ou esgotaram o cérebro no cachimbo de crack".[36] Depois que o Carandiru foi desativado, Drauzio passou a prestar atendimento na Penitenciária Feminina da Capital. Embora sua especialidade não seja a psiquiatria, tantos anos de convívio no ambiente da prisão lhe permitiram perceber que o desequilíbrio mental de presos e presas se agrava na cadeia, sobretudo devido ao uso de drogas, bastante generalizado no sistema penitenciário. Além disso, o confinamento, o ócio, a falta de espaço, o convívio forçado com outras pessoas e a tensão constante contribuem para a eclosão de insanidades.

Um dos personagens de *Estação Carandiru* descreve a situação: "Sabe lá o que é isso, doutor, entra ano e sai ano, nenhum minuto o senhor pode ficar na sua? É onde que muito companheiro de mente fraca perde as faculdades e dá cabo da própria existência".[37] E outro emenda: "Dia e noite preso, no meio de cara chapado e neurótico da mente. O senhor dorme do lado de um desconhecido, dá cinco minutos nele e ele te voa na sua garganta. Não tem descanso, é tortura psicológica para o ser humano, doutor".[38] O médico se admira que ainda haja gente mentalmente saudável dentro das prisões brasileiras. "É enlouquecedor", diz.

Minorias étnico-raciais

Um estudo de revisão avaliou os resultados de 14 pesquisas sobre transtornos mentais na população brasileira que incluíam critérios de raça/cor da pele, e apontou que há, no Brasil, uma prevalência maior de transtornos mentais nas pessoas não brancas.[39] Publicado em 2017, o artigo enfatiza que a associação entre raça e transtornos mentais não é de natureza biológica. Vários dos estudos revisados indicaram que "o estresse contribuiu muito na diferença entre as raças na prevalência de transtornos mentais".

As autoras apontam ainda que se perceber discriminado piora a saúde mental, sendo que os brasileiros negros têm uma chance 50% maior do que os brancos de ter uma experiência de discriminação – mesmo depois de descontadas variáveis como salário, escolaridade, status social e problemas de saúde.

O psiquiatra Wang Yuan Pang pondera que a área da saúde, assim como tantas outras esferas sociais, não está livre do viés étnico-racial. Muitos profissionais acabam prestando pior assistência a pessoas negras, por partirem de premissas erradas e até mesmo de preconceitos.

Já foi amplamente divulgado, por exemplo, o fato de que mulheres negras recebem menos anestesia em seus partos, pelo mito de que são mais fortes.[40] Na área de saúde mental, há estudos apontando, por exemplo, que pessoas negras com esquizofrenia tendem a receber medicamentos antipsicóticos mais antigos (com mais efeitos colaterais), enquanto pessoas brancas têm maior chance de receber remédios mais modernos.[41]

A situação dos migrantes recentes e dos refugiados de países em situação de guerra civil, muitos deles pertencentes a minorias étnico-raciais, também merece atenção neste contexto. Depressão, ansiedade e transtorno de estresse pós-traumático aparecem como os principais problemas de saúde mental entre indivíduos que chegam a um país diferente,[42] tendo de enfrentar dificuldades com a língua, disparidades culturais, problemas financeiros, exclusão social, discriminação, entre outros.[43]

Segundo Wang Yuan Pang, esses três transtornos comuns dos migrantes parecem estar associados ao processo de migração desadaptativa, principalmente quando esta ocorre em situação traumática ou forçada como a fuga de guerra, perseguição política e extrema miséria. O tempo de adaptação parece ser decisivo para atenuar os transtornos mentais nessa população, diz o médico. De todo modo, "os profissionais de saúde devem se preparar para assistir suas necessidades peculiares", frisa.

De acordo com dados divulgados pela Agência da ONU para Refugiados (ACNUR), o Brasil reconheceu, entre janeiro de 2018 e dezembro de 2019, um total de 21.541 refugiados de

72 nacionalidades. Desse total, os venezuelanos representam a grande maioria, com 92% dos registros, seguido por sírios, cubanos, haitianos, angolanos, congoleses e senegaleses. Os estados com mais solicitações foram Roraima, Amazonas e São Paulo.[44] A Associação Americana de Psiquiatria aponta que a falta de entendimento sobre a cultura das minorias étnico-raciais, por parte dos profissionais de saúde (incluindo diferenças de linguagem e na forma de apresentação dos sintomas), pode contribuir para o subdiagnóstico ou para diagnósticos equivocados, nessas populações.

Vítimas de maus-tratos na infância

"Alguém que tenha sido o predileto incontestável de sua mãe carrega pela vida afora um sentimento de vitória e uma certeza de ser bem-sucedido, que frequentemente levam de fato ao sucesso." A frase é do pai da psicanálise, Sigmund Freud (1856-1939). Ela mostra como o cuidado e o amor na primeira infância são fundamentais para o desenvolvimento saudável e a trajetória de uma pessoa ao longo da vida. Pessoas que foram abandonadas, negligenciadas, sofreram violência física e psicológica ou abuso sexual quando crianças têm mais chances de desenvolver transtornos psíquicos na vida adulta.

Os traumas na infância podem predispor a uma série de problemas, como depressão, ansiedade, uso excessivo de álcool e outras drogas, distúrbios alimentares e transtornos de personalidade. Estudos estatísticos permitem estimar que entre 25% e 35% das crianças vítimas de maus-tratos terão depressão quando chegarem aos 20 anos de idade. A violência física e o abuso sexual duplicam as chances de um jovem nessa faixa de idade cometer suicídio.[45]

A pergunta inevitável, nesses casos, é como um trauma vivido na infância pode desencadear uma doença psíquica e emocional tanto tempo depois, na juventude? Uma resposta possível a essa questão está nos mecanismos da memória. Às vezes, os eventos traumáticos ficam gravados num tipo de registro diferente daquele que nos permite lembrar números de telefone e datas de aniversário. Trata-se de uma lembrança não consciente, relacionada ao medo, chamada memória emocional. Embora seja um tanto vaga, ela é muito difícil de apagar. Fica registrada em uma área do cérebro chamada amígdala, enquanto as memórias mais explícitas – o número de telefone e a data de aniversário – ficam gravadas no hipocampo. A memória do hipocampo é mais rica em detalhes, mas também mais fácil de esquecer.

Em seu livro *O inimigo no meu quarto* (2008), o psiquiatra e psicanalista Yoram Yovell explica em detalhes como os mecanismos da memória atuam nos eventos traumáticos: "Em momentos de tensão elevada, é possível que o hipocampo, que registra a memória explícita do que está ocorrendo, pare de funcionar. Ao mesmo tempo, a amígdala funciona muito bem, exercendo sua função de memorizar de modo implícito e inconsciente as reações de medo e os estímulos que as provocam".[46] O resultado é o seguinte: "o trauma, em si mesmo, não é lembrado, apesar de ser possível, em certos casos, recordá-lo. Mas o medo e a angústia do trauma são muito bem memorizados, assim como os estímulos ligados a eles".[47]

Há ainda outros mecanismos envolvidos na relação entre os traumas da infância e os transtornos mentais que surgem na vida adulta. Yovell explica que bebês e crianças que passam por situações de tensão emocional com muita frequência tendem a ter os circuitos cerebrais ligados ao estresse alterados, o que as coloca num estado de "emergência permanente" e as torna mais vulneráveis a episódios de depressão e pânico na vida adulta. Esse estado de alerta permanente é ativado por um neurotransmissor chamado CRF (fator de liberação de corticotropina). Esse neurotransmissor é normalmente produzido e liberado no cérebro para responder a situações de perigo e tensão. Mas, se a tensão emocional é contínua nos primeiros anos de vida, a produção de CRF aumenta de maneira definitiva e a pessoa entra em estado de alerta constante. O cérebro das pessoas gravemente deprimidas tem 2,5 vezes mais neurônios produtores de CRF que o cérebro das pessoas saudáveis.

Os prejuízos causados pelos maus-tratos na infância não ocorrem apenas nos casos graves de abandono, violência física ou abuso sexual. Situações mais sutis também podem causar danos no futuro. Em seu livro de histórias da psicanálise, Yovell descreve uma pesquisa com macacos, conduzida por pesquisadores da Universidade de Columbia, em Nova York, Estados Unidos, que demonstra o efeito de uma negligência leve. Os pesquisadores provocaram certo nível de tensão nas mães de um dos grupos de macacos estudados, alternando os horários em que eram fornecidos alimentos. Em função disso, as mães-macacas desse grupo ficavam preocupadas em procurar comida e menos disponíveis para dar atenção aos seus filhotes. Enquanto isso, o grupo controle de macacos recebia as refeições em horários fixos – as mães, portanto, não tinham preocupações com a comida e podiam cuidar e brincar mais com seus macaquinhos. Dois anos depois dessa intervenção, os pesquisadores voltaram a observar os macacos do experimento. E constataram que os filhotes das mães preocupadas eram mais tímidos, mais medrosos e ocupavam posições sociais mais baixas que os macacos que eram filhos das mães "tranquilas" e mais disponíveis. Além disso, a quantidade de CRF produzida pelo cérebro dos filhotes das mães preocupadas era maior. Ou seja, mesmo quando a negligência é leve e involuntária, decorrente das circunstâncias de sobrevivência, pode trazer prejuízos.

Pessoas com histórico de transtornos mentais na família

A família é o primeiro ambiente social na vida das pessoas. É no seio familiar que cada um forma muitas das características básicas de sua personalidade, cria confiança nos vínculos afetivos, constrói autoestima, desenvolve-se psicologicamente e aprende a se ver como um indivíduo com sua própria identidade.

Pela influência fundamental que exerce, a família pode ter um papel protetor contra o aparecimento de transtornos psiquiátricos, mas também favorecer o surgimento desse tipo de doença, a depender de sua estrutura, funcionamento e contexto de vida. A influência – positiva ou negativa – pode ser fruto da convivência ou da herança genética. Especialmente quando há um histórico de alterações mentais na família, é preciso ficar atento à possibilidade de que problemas dessa natureza apareçam de maneira recorrente nas gerações futuras. Hoje já se sabe que a maioria dos transtornos psíquicos tem fatores genéticos entre suas causas. A chance de ter esquizofrenia aumenta 13 vezes (sobe de 1% para 13%) no caso das pessoas que têm pai ou mãe com o mesmo problema, por exemplo; no caso da depressão, as chances aumentam de duas a quatro vezes. Aqui, é importante deixar claro que a relação entre a genética e os problemas mentais não é determinista – o que se herda, através dos genes, não é a doença propriamente dita, e sim a predisposição a desenvolvê-la. É preciso que fatores externos atuem para desencadeá-la. A genética serve, na verdade, como um sinal de alerta. Se há um histórico familiar presente, é preciso redobrar os cuidados para evitar outros fatores de risco que possam ativar os genes e fazer com que a doença venha à tona. Há pesquisas recentes mostrando, por exemplo, que o uso frequente de maconha na adolescência duplica as chances de uma pessoa desenvolver depressão e triplica o risco de ter esquizofrenia.

Cercar-se de elementos protetores que aumentam a resistência a doenças mentais também é uma boa medida. Atividade física, práticas espirituais, meditação, cultivo de boas relações sociais e familiares e psicoterapia ajudam a desenvolver a capacidade de resolver problemas, lidar com situações de estresse, manter a sensação de autocontrole, equilíbrio emocional e bem-estar e, consequentemente, a prevenir os transtornos mentais. Esse assunto será desenvolvido no último capítulo do livro, que trata da prevenção de transtornos da mente.

Depressão: quando se está à deriva, numa vida que perdeu a graça

QUANDO TERMINOU um namoro de cinco anos com um rapaz com quem tinha planos de se casar, Alice, jornalista, 28 anos, sentiu uma das maiores tristezas de sua vida. Durante seis meses, perdeu a conta de quantas noites adormeceu chorando. Sentia dor no peito, angústia. Um misto de tristeza, incredulidade pelo repente da mudança, raiva pela forma atrapalhada como a relação terminara e saudades da pessoa com quem mais havia dividido momentos íntimos, felizes e difíceis. Mas todo o sofrimento que sentiu por essa perda em nada se compara ao que viveu enquanto esteve em depressão, quatro anos antes. "Quando terminei o namoro, o que eu sentia era uma tristeza forte. A raiva, a decepção e a saudade também eram intensas. Tudo em mim era muito cheio de sensações, de emoções que são do ser humano. E tinham um motivo claro, específico. Na depressão, era bem diferente: a minha tristeza era oca, vazia. Não tinha pulsão de vida. E era um sentimento meio vago, generalizado. Eu não queria fazer nada. Não queria sair da cama de manhã, não tinha vontade de comer... Perdi sete quilos em nove meses.

Essa falta de apetite se estendia a tudo. Eu perdi o gosto pelas coisas da vida. Me sentia inerte, boiando, à deriva. Até continuava fazendo o meu trabalho com afinco, porque sempre fui caxias e perfeccionista. Recebia elogios e tudo o mais... Mas tudo era muito pesado, custoso e sofrido. Muito diferente também era a minha capacidade de reagir à tristeza. Depois do fim do namoro, eu conseguia me alegrar, em certos momentos. Se uma amiga insistisse para ir com ela ao cinema, por exemplo, eu conseguia me envolver com o filme, me distrair por um tempo. Durante a depressão, esse tipo de coisa não me ajudava em nada. Eu achava um saco ter que vestir uma roupa, sair de casa, não conseguia ver a menor graça no filme... Isso só servia para alegrar as pessoas à minha volta, que acreditavam estar me animando. O que me fazia sentir apoio era ter as pessoas por perto, mas em casa, sem a obrigação de fazer coisa alguma."

O que Alice acabou de descrever são os sintomas centrais da depressão, um dos transtornos mentais mais comuns, que atinge aproximadamente uma em cada seis pessoas ao longo da vida.[48] Mais do que a tristeza experimentada nos momentos difíceis que ocorrem com todo mundo, o que as pessoas em depressão sentem, em diferentes graus, é uma enorme falta de prazer e motivação e uma sensação permanente de vazio e melancolia. "Às vezes, a pessoa deprimida não chega a se sentir triste, mas não acha graça em coisa nenhuma, não tem energia para fazer nada, não vê sentido na vida", explica o psiquiatra Ricardo Alberto Moreno, diretor do Programa Transtornos Afetivos (Progruda), do Instituto de Psiquiatria da Universidade de São Paulo (USP).

Além desses dois aspectos definidores do transtorno, há ainda uma série de sintomas que uma pessoa depressiva pode apresentar. Na forma clássica da doença, a chamada depressão melancólica, que representa 60% a 70% dos casos, é comum o sujeito perder o apetite e emagrecer, sem fazer dieta. Frequentemente, tem também problemas de insônia – demora mais que o habitual a pegar no sono ou acorda espontaneamente uma a duas horas antes do que de costume, sem que esteja completamente revigorado. O humor e a falta de energia pioram pela manhã.

Na depressão atípica, que acomete 15% dos pacientes deprimidos, os sintomas físicos se invertem: a pessoa tem mais apetite que o normal, ganha peso e tem sono excessivo – costuma dormir duas horas além do que está acostumada e, mesmo assim, vive exausta. As pernas chegam a ficar pesadas, como se estivessem arrastando correntes. Há ainda outros tipos de depressão: sazonal (ligada a invernos rigorosos, nos países nórdicos), pós-parto (que geralmente começa durante a gravidez e torna-se mais evidente no primeiro mês após o nascimento do bebê), depressão ansiosa (com sintomas de ansiedade, como taquicardia, suor excessivo, dor de barriga, agitação mental e física, estado de alerta constante, com a sensação de que algo ruim vai acontecer) e depressão psicótica (a forma mais grave da doença, em que a pessoa se desliga da realidade, podendo ter delírios e alucinações).

Qualquer que seja o tipo de depressão e o grupo de sintomas que define cada um deles, a marca desse transtorno é a negatividade. Os sentimentos e pensamentos se voltam todos para baixo. A pessoa fica pessimista, com a autoestima baixa, julga-se incapaz ou até inútil, sente culpa por tudo, fica à flor da pele, chora facilmente, torna-se desconfiada, sente mais medo. Tem muitas críticas e exigências, nada lhe agrada e o mau humor e a irritação são constantes. A pessoa passa a enxergar problemas e dificuldades em coisas que antes lhe eram triviais, como cumprir a rotina dos filhos, dar conta das tarefas do trabalho, fazer ginástica ou ir a uma festa. Tomar decisões também passa a ser mais complicado. O deprimido, em geral, torna-se um sujeito hesitante. Tende a ficar ruminando pensamentos ruins e sofre com ideias de ruína financeira, fracasso, doença e morte. Está, enfim, de mal com a vida e, em última instância, sentindo-se sem vida (*no final deste capítulo, um teste ajudará a identificar os sintomas de depressão*).

O mal-estar causado pela depressão acaba comprometendo as atividades e relações da pessoa que está doente. Ela se sente chata, desagradável – e, muitas vezes, está, de fato, pouco agradável, por causa da percepção negativa do mundo que a doença lhe impõe. Isso pode fazer com que colegas, amigos, namorados e familiares se afastem, mesmo sem querer, no momento em que a pessoa mais precisa de apoio e paciência. Marcela, também jornalista,

29 anos, iniciou um processo depressivo em 2008 e sentiu seu namoro ser afetado pelo transtorno: "Embora soubesse que eu estava doente, o meu ex-namorado nunca conseguiu entender de fato o que se passava na minha cabeça que me fazia ver o mundo de uma forma tão negativa, de só querer ficar dormindo, de chorar tanto quanto eu chorava e ainda choro. Ele sempre dizia para mim: 'Você tem que reagir'. E eu respondia: 'Eu sei que eu tenho que reagir. A questão, para mim, é como fazer isso... Eu estou em depressão justamente porque estou com dificuldade de reagir'. Mas, para ele, era muito difícil entender. Parecia uma questão de pensar positivo... Quando a gente terminou o namoro, por uma série de outras questões, ele me disse que a doença pesou em alguns momentos".

Não é raro que relacionamentos sucumbam à depressão. A falta de interesse em passear, a perda da vontade de namorar e todos os problemas de convívio que a depressão traz acabam desgastando as relações. "Às vezes, a pessoa chega ao consultório dizendo que começou a se sentir deprimida depois de um divórcio, mas, na verdade, quando vou conversando com ela, percebo que o casamento chegou ao fim devido a dificuldades que a depressão não diagnosticada e não tratada causou", explica a psiquiatra Doris Hupfeld Moreno, também pesquisadora do Progruda, da USP.

Para quem nunca viveu uma depressão, é realmente difícil compreender os comportamentos de uma pessoa com o transtorno. São problemas de alguém com a "alma doente", que "não podem ser compreendidos por pessoas, graças a Deus, sãs", escreveu sobre a própria depressão a escritora Clarice Lispector, em carta endereçada à irmã Tania.[49] É comum que a pessoa deprimida tenha crises de choro "do nada" ou por um motivo mínimo, que ela própria sabe que não justifica o descontrole emocional. Mas, se lhe perguntam por que está chorando e o que está sentindo, ela frequentemente não sabe explicar. Não sabe, porque realmente não há nenhum fato imediato motivando a sua tristeza intensa. Ela simplesmente está "sintonizada no canal da tristeza". Quando a depressão se manifesta predominantemente com mau humor e irritabilidade, pode ser ainda mais difícil de conviver, pois quem está de fora não vê a pessoa deprimida como "vítima" ou como alguém que precisa de ajuda, mas sim como alguém agressivo, arredio e que não quer auxílio. Estender a mão a uma pessoa doente e não vê-la retribuir o gesto pode ser muito frustrante e cansativo. Mas é preciso fazer algum esforço para compreender que, na maior parte das vezes, quem está em depressão não tem mesmo condições nem de erguer a própria mão para receber amparo, por isso necessita de ajuda especializada para se reerguer. Enquanto isso, a melhor forma de apoio pode ser simplesmente estar por perto e cuidar para que a pessoa mantenha o acompanhamento psicológico, tome os remédios indicados pelo psiquiatra corretamente, tente fazer exercícios físicos, durma horas suficientes e tenha uma rotina equilibrada, para que tudo isso lhe ajude a sair da tormenta emocional, como indica a psicóloga Jonia Lacerda, que trabalha com orientação a famílias no Serviço de Psiquiatria da Infância e da Adolescência do Instituto de Psiquiatria da USP.

Se a doença não é tratada e vai se agravando, pode também ter repercussões na vida profissional. Há pessoas que chegam a ser demitidas do trabalho – ou elas mesmas pedem demissão – porque não dão mais conta de suas tarefas. Em alguns casos, o sujeito não dá conta objetivamente das obrigações – perde dias de expediente, descumpre prazos, tem a qualidade de seu trabalho comprometida. Em outros, entrega o resultado esperado, mas não consegue suportar o desgaste emocional e físico que isso acarreta. A depressão provoca tanto cansaço e abala de tal maneira a autoestima das pessoas que pode fazê-las pensar que não são capazes de cumprir funções que desempenharam muitíssimo bem por anos. E aí elas começam a ter desejos de ganhar a vida com atividades mais simples, que exijam pouco delas.

Alice, por exemplo, que assumiu uma função de coordenação em seu novo emprego, realiza frequentes viagens internacionais a trabalho e dá conta de grandes responsabilidades, a certa altura da depressão pensou que talvez fosse melhor largar a carreira de jornalista e levar a vida vendendo cosméticos. O engenheiro Valério Moruzzi, 68 anos, que já ocupou cargos de diretoria em diversas companhias onde trabalhou por mais de dez anos, chegou a verificar as providências necessárias para se tornar taxista, durante o terceiro episódio depressivo que teve na vida. Não há nada de errado com essas profissões. Mas elas não eram o que Alice e Valério gostariam, genuinamente, de fazer a cada dia de suas vidas. Eram só alternativas que pareciam protetoras em momentos em que eles se sentiam muito frágeis. Na cabeça deles, vender cosméticos ou ser chofer de táxi eram atividades menos sujeitas às pressões profissionais que tanto os afetavam.

A depressão pode também ir provocando sequelas emocionais, se deixada a seu próprio curso. Imagine o sofrimento de uma pessoa extremamente religiosa que, alguma vez, em um momento de forte depressão, tentou suicídio, um ato fortemente condenado pelo catolicismo, pelo judaísmo, pelo islamismo e por diversas outras religiões? Ou a culpa que carrega uma mãe que, durante as trevas de uma depressão pós-parto, chegou a pensar em matar o próprio filho? Ou, mesmo sob uma perspectiva menos drástica, pense na mudança no modo de viver, de ver-se e de ver o mundo que ocorre a uma pessoa que passou anos a fio enxergando tudo sob o véu da depressão? "As sequelas deixadas por uma depressão prolongada ou recorrente podem mudar a personalidade de uma pessoa. Ela pode se tornar pessimista, retraída ou cronicamente amargurada, se não se tratar", explica Moreno.

Muitos ainda pensam (mesmo que não digam em voz alta) que depressão é "coisa de gente rica". Como se diz popularmente: "coisa de quem nunca pegou numa enxada ou lavou um tanque de roupa". Afirmações como essas só podem ser fruto de desinformação, pois a depressão atinge pessoas em todas as camadas sociais, culturas e etnias. Lúcia, 49 anos, mulher simples que trabalhou boa parte da vida como empregada doméstica, em Araxá, interior de Minas Gerais, tem um caso grave de depressão que já dura duas décadas. Seu quadro depressivo teve início em 1990. Ela se lembra que começou a sentir muita angústia, desânimo e ter crises de choro frequentes quando passou a temer pela morte da mãe, Judite, que havia sido diagnosticada com um problema grave no coração. Judite veio a falecer, de fato, em 1991. O tormento de Lúcia foi se aprofundando com o tempo e se agravou de vez quando ela sofreu um novo baque em sua vida, três anos depois. Sua filha recém-nascida morreu em seus braços, em decorrência da complicação de uma infecção no ouvido, que, em nove dias, espalhou-se pelo corpo de sua criança e tirou-lhe a vida. "Aí eu perdi o sentido de viver. Fiquei desnorteada por uns quatro meses e a minha depressão só foi piorando", diz.

Lúcia tem na família outros dois casos de pessoas com transtornos mentais graves, o que indica que ela tinha mais chances de também ter uma doença da alma. Em 2007, ela começou a apresentar sintomas de depressão psicótica – ouve vozes de pessoas lhe chamando e vê vultos, o que a deixa amedrontada e a faz trancar todas as portas e janelas de casa e esconder-se debaixo das cobertas.

Ela parou de trabalhar, em função de um problema na coluna, e passa os dias, de segunda a sexta-feira, no Hospital Casa do Caminho, instituição filantrópica em Araxá que abriga uma ala para pacientes psiquiátricos e funciona como hospital-dia. Além de tratamento medicamentoso, a Casa do Caminho oferece atendimento psicológico e atividades de terapia ocupacional. Das 7h às 16h30, Lúcia segue a programação com os outros pacientes. "É bom porque me distraio, converso com as pessoas, faço trabalhos manuais e exercícios físicos. Isso me ajuda a controlar a angústia e a não ouvir vozes", diz. No entanto, quando está em casa, sobretudo nos fins de semana, ela acaba passando a maior parte dos dias dormindo e chorando. A filha tenta animá-la, mas, muitas vezes, Lúcia prefere ficar só.

Na vida, ela só tem uma vontade: "Queria me enfiar em algum mato e ficar lá, sozinha, tranquila, ouvindo os passarinhos".

O transtorno depressivo é duas vezes mais frequente no sexo feminino (por fatores hormonais e psicossociais, como está explicado no capítulo anterior). E, quando acomete os homens, costuma ser um grande tabu. O engenheiro Valério Moruzzi, 68 anos, tinha um pai fortemente depressivo, um tio-avô que se suicidou e um primo que passou a vida inteira num "hospital de loucos", em Bologna, na Itália, terra natal de Moruzzi e sua família. Ainda assim, até que ele próprio, Valério, tivesse o transtorno, nunca tinha ouvido falar no termo "depressão". Quando passou pelo problema, tentou encobri-lo o quanto pôde. Ele mesmo conta.

"Eu tinha uma vergonha danada de me expor. Em casa, minha mulher e meus filhos sabiam que eu tinha depressão, claro, mas eu fazia o possível para não deixar transparecer o tamanho do incômodo e do sofrimento que eu estava sentindo. É óbvio que eu só conseguia isso até certo ponto... Para você ter uma ideia do quanto era nítido o meu sofrimento, durante a minha terceira depressão, que foi a mais longa e a mais séria, a empregada que trabalha há 40 anos na minha casa escondeu um revólver que eu tinha. Eu havia comprado essa arma há tempos, numa época em que queria aprender a atirar, mas nunca tinha tirado da caixa. Assim mesmo, ela achou que era melhor escondê-la para evitar uma tragédia. Percebeu o quanto eu estava mal e tomou uma atitude muito sensata. No trabalho, eu escondia o meu problema ainda mais. Me lembro de ficar superpreocupado em disfarçar o tremor que tinha nas mãos, ao atender o telefone – era um efeito colateral do antidepressivo que eu tomava. Tinha pavor de ser visto como um fraco e ser demitido."

Como qualquer outro transtorno mental, a depressão é causada pela combinação entre fatores genéticos, ambientais e psicológicos. Os fatores genéticos, claro, são os genes que cada pessoa herda dos pais. Sabe-se que há vários deles relacionados à depressão, mas só alguns foram identificados e estudados até o momento. Enquanto as pesquisas avançam nessa área, é a existência de outros casos da doença na família que indica que a pessoa tem uma predisposição genética para o transtorno, ou seja, as chances de desenvolvê-lo, em algum momento da vida, são maiores. Estima-se que os genes tenham um peso de 40% a 50% entre as causas da depressão. O restante caberia aos fatores ambientais e psicológicos.

Os fatores ambientais relacionados à depressão são os acontecimentos da vida que causam estresse, como uma demissão, um divórcio, a morte de alguém querido ou muitas noites de insônia seguidas. Questões menos óbvias também são fontes estressoras: a incessante pressão por consumo, sobretudo nas grandes cidades, por exemplo, pode causar ansiedade e frustração nas pessoas. Na ânsia de comprar o novo lançamento do mundo dos celulares, das TVs ou dos automóveis, acabam contraindo dívidas por meio de financiamentos, empréstimos e juros de cartão de crédito, que são oferecidos sem grandes burocracias e depois acabam lhes tirando o sono. Munidas de tantos aparelhos de comunicação – celulares, *tablets* e *notebooks* com acesso à internet – recai-lhes mais uma exigência: estar sempre disponíveis para o trabalho, a família e os amigos. E dá-lhe mais estresse.

A cobrança excessiva por desempenho, inovação e competitividade, no mercado de trabalho, é também terreno fértil para o esgotamento físico e emocional que leva à depressão. Sem falar no assédio moral, que leva muitos indivíduos aos consultórios de psicólogos e psiquiatras. Temendo perder o emprego, funcionários suportam pressões por produtividade e carga horária de trabalho cada vez maiores e "sugestões" para reduzir as férias ou adiá-las ao máximo, além de hostilidades, constrangimentos e humilhações. E pagam a conta desse assédio com um tremendo desgaste emocional.

Algumas doenças físicas, como derrames, cânceres, disfunções da tireoide e dores crônicas, além de outros problemas mentais, como a síndrome do pânico e o transtorno obsessivo-compulsivo (TOC), podem também favorecer a ocorrência da depressão. O consumo de drogas, como cocaína e álcool, e remédios inibidores de apetite à base de anfetamina também contribuem. Há ainda alguns acontecimentos positivos da vida adulta que trazem tensão e sobrecarga e podem contribuir para desencadear um episódio depressivo: o nascimento de um filho ou uma promoção na empresa que envolva aumento de responsabilidades, por exemplo.

Outros fatos que ocorrem a algumas pessoas ainda na infância, como a perda precoce da mãe, maus-tratos físicos e emocionais, a falta de carinho ou o abandono no início da vida também constituem fatores ambientais causadores da depressão. Marcela sentiu na pele os efeitos trazidos pelo alcoolismo que acometeu seu pai, desde que ela era criança. "Nas minhas lembranças, o meu pai sempre foi alcoólatra. Batia muito na minha mãe. Em mim e no meu irmão só bateu uma vez, mas usava muita violência psicológica. Me colocava sempre para baixo. Quando tentava me anular com questões relativas a estudo, trabalho ou dinheiro, eu tomava a ofensa como desafio, ia lá e conseguia tudo o que eu queria. Mas, quando criticava o meu jeito de ser ou a minha aparência, não me restava muita coisa a não ser ficar com a autoestima abalada. A vida inteira só vesti *jeans* e camiseta, porque ele sempre dava um jeito de pôr um defeito em mim. Não me elogiava nunca. Só mais recentemente eu passei a usar saias e vestidos. O meu irmão também sofreu com isso, ficou com um senso de inferioridade absurdo, abandonou a escola... Só voltou a estudar anos depois.

Eu carreguei essas questões por muito tempo, mas, depois dos 20 anos, pesou. Eu comecei a questionar: 'Que insanidade é essa?'. Com 15 anos, o seu pai bate na sua mãe e você não é responsável por isso – é ela quem tem que decidir se vai se separar ou não, com quem os filhos vão ficar... Mas, depois dos 20, você já acha que tem autonomia para decidir se você quer continuar fazendo parte disso. Foi aí que comecei a não aceitar muita coisa... Todo mundo lá em casa ficou transtornado, de alguma maneira, por causa desse problema do meu pai. Em 2010, ele faleceu em decorrência do alcoolismo. A morte dele foi uma quebra de algemas para toda a família. Notei a sensação de alívio da minha mãe. De algum modo, ela teve um senso de dever cumprido. No dia que ele morreu, ela disse: 'A gente fez tudo o que podia'. Eu entendi. Não era tudo o que ela podia no último mês antes de ele morrer – foi a vida inteira. A minha mãe sempre disse que ia deixá-lo, mas nunca conseguiu. Parece que tinha uma responsabilidade de cuidar dele, uma compaixão que não deixou ela largar tudo e ir embora. Depois que ele faleceu, a gente vem descobrindo uma série de coisas. Eu comecei a ver que tenho qualidades, que tenho beleza... Estou lidando não só com a morte dele, mas com tudo o que essa morte representa."

O elemento psicológico relacionado à depressão é basicamente o preparo emocional que as pessoas têm para lidar com os fatores ambientais. Ou seja, a forma como reagem a problemas, traumas, frustrações, momentos tristes e a situações que envolvem tomar decisões, assumir responsabilidades, expor-se a riscos e encarar ambientes, tarefas e pessoas desconhecidas. Essa estrutura emocional depende do quanto a pessoa aprendeu a lidar com essas questões, desde a infância, em casa e na escola, seja seguindo o exemplo dos outros à sua volta, seja recebendo ensinamentos, incentivo e apoio para aprender a encarar situações novas e difíceis. Os recursos psicológicos de que uma pessoa dispõe dependem ainda da personalidade dela – há pessoas que já nascem mais "atiradas" e gostam de experimentar novidades, expor-se a riscos e tomam os problemas como desafios, enquanto outras são mais retraídas ou ansiosas e têm mais dificuldade de tomar decisões ou lidar com mudanças.

Nenhum dos três elementos associados às causas da depressão – nem os genes, nem os fatores externos, nem os mecanismos psicológicos – é forte o suficiente para desencadear, sozinho, um episódio depressivo. Eles precisam interagir para levar à doença (ao menos, se for a primeira vez que uma pessoa tem depressão). Os genes são como munição para um revólver, enquanto os fatores externos e psicológicos funcionam como gatilho. A regra, então, é: se o revólver estiver carregado, mas o gatilho não for acionado, a pessoa não terá depressão; e se, ao contrário, o gatilho for acionado, mas o revólver estiver sem munição, a pessoa também não terá a doença. Somente se o revólver estiver cheio de balas e o gatilho for puxado é que o transtorno virá à tona. A psicóloga Danielle Bio explica: "Em geral, se uma pessoa não tem genética que favoreça a depressão, manifesta seu sofrimento diante do estresse de outras maneiras – desenvolve gastrite, tem crises de enxaqueca ou psoríase, por exemplo. Se ela está tendo depressão, é porque tem a genética que a predispõe a ter a doença".

A incidência da depressão varia: pode acontecer na vida de uma pessoa apenas uma vez (aproximadamente metade dos casos é assim) ou pode se repetir várias vezes, tornando-se uma doença recorrente (como ocorre à outra metade). Quando surge pela primeira vez, em geral, é claramente associada a um "gatilho", ou seja, é desencadeada por um fator externo. Já a partir do segundo episódio, a doença tende a ganhar um caráter autônomo, podendo surgir independentemente de acontecimentos traumáticos ou fatores estressantes da vida.

Quem nunca sofreu de depressão tem cerca de 16% de chance de ter o transtorno em algum momento da vida. Quem já viveu o problema uma vez tem 50% de risco de ter um segundo episódio. No caso daqueles que já tiveram dois episódios da doença, as chances de ter uma nova recaída aumentam para 70%. E, depois da terceira vez, o risco de ter outra fase depressiva na vida chega a 90%.[50]

Apesar da possibilidade de se tornar um problema crônico,* a depressão é um transtorno altamente tratável – 90% dos pacientes conseguem superá-la totalmente. Metade das pessoas se cura, ou seja, depois de um único tratamento, nunca mais tem um novo episódio, e outros 40% conseguem manter a doença sob controle, fazendo um uso mais prolongado de remédios, psicoterapia, terapia ocupacional e outros recursos. Essas também levam vida normal. Apenas 10% são refratários aos tratamentos – geralmente, são pessoas com uma genética muito forte para o transtorno (têm pai e mãe depressivos ou várias outras pessoas na família com o mesmo histórico), sujeitos que já tiveram diversos episódios da doença ou que, além da depressão, possuem outras alterações mentais, como síndrome do pânico, TOC ou algum transtorno de personalidade, que funcionam como fontes permanentes de sofrimento, favorecendo a volta ao estado depressivo.

O tratamento da depressão dispõe de dois recursos principais: psicoterapia e remédios. São recursos que atuam de forma complementar, um reforçando o efeito do outro. A medicação corrige o desequilíbrio químico cerebral que desencadeia os sintomas da depressão em qualquer pessoa que tem a doença, dos casos mais leves aos mais graves. Livre dos sinais incômodos do transtorno – sentindo um pouco mais de energia e apetite pela vida –, o paciente tem mais condições de procurar, com a ajuda da psicoterapia, os fatos concretos e os motivos psicológicos que o fazem sofrer e, então, tentar resolvê-los.

Já o tratamento psicológico faz o caminho contrário: ajuda a pessoa a identificar e lidar com os fatos que a levaram a ficar deprimida e, por fim, acaba também ajudando a reequilibrar a química cerebral alterada, que faz com que o sujeito tenha muita dificuldade de reagir à apatia. Como diz o psicanalista israelense

---

* Na mais recente edição da Classificação Americana Para os Transtornos Mentais – o DSM-5 –, de 2013, os diagnósticos de depressão crônica e distimia foram reunidos num só diagnóstico, o transtorno depressivo persistente.

Yoram Yovell, "o tratamento psicológico lida com a questão de 'cima para baixo', enquanto o tratamento medicamentoso lida com ela 'de baixo para cima'. Mas ambos agem sobre exatamente a mesma coisa".[51] Trocando em miúdos: a psicoterapia ataca primeiro as causas da depressão para depois chegar aos sintomas; os remédios combatem os sintomas para permitir chegar às causas. Ou, para seguir na analogia bélica: os remédios funcionam como um colete à prova de balas, que protege a pessoa da artilharia da depressão. Protegida, ela pode começar a cuidar dos ferimentos e a travar um diálogo com o inimigo.

Algumas pessoas têm receio de tomar antidepressivos, não só pelo estigma associado às medicações psiquiátricas, mas por causa de possíveis efeitos colaterais dos remédios. Elas preferem combater a depressão apenas com o tratamento psicológico. Mas nem sempre é possível. Nos casos mais extremos, é fácil entender por quê. "Às vezes, a pessoa me liga dizendo: 'Eu tentei ir à consulta, cheguei a ir até a porta de casa, mas voltei para a cama. Eu não consigo, não tenho forças'", relata a psicóloga Danielle Bio. Em outros casos, os pacientes só vão ao consultório porque são levados por seus dedicados maridos, esposas, mães e pais, mas mal conseguem falar durante a sessão e não chegam a ouvir de fato o que o terapeuta lhes diz – ou seja, na prática, é como se não estivessem fazendo psicoterapia.

Mesmo em casos mais moderados, em que a pessoa está cumprindo suas obrigações, no dia a dia, com todo o esforço que isso implica, e expondo suas questões ao psicólogo para tentar melhorar, as alterações químicas do cérebro impõem limitações à eficácia do tratamento psicológico. Foi o caso de Alice: "Eu comecei a fazer terapia depois de ter umas crises no trabalho. Foi num período em que eu comecei a ter mais responsabilidades, ter que cumprir tarefas cada vez maiores em prazos mais apertados. Tinha uma chefia difícil de lidar também, o que era mais um elemento que me desestabilizava emocionalmente. Sentia muita palpitação, não conseguia comer direito, tinha dor de barriga, cheguei a vomitar de nervoso nos momentos mais tensos e, à noite, não dormia.

Eu, que nunca fui de chorar, passei a ter crises de choro frequentes. Mesmo que o choro começasse por um motivo completamente banal – uma cena de um filme ou uma briguinha boba com o namorado –, virava uma coisa que eu não conseguia controlar, uma tormenta emocional que me dominava. De manhã, para levantar da cama, era uma dificuldade, porque eu não queria começar o dia. Passei a chegar ao trabalho uma a duas horas depois do que o de costume. Aí me enrolava inteira, porque tinha que ficar até mais tarde, para dar conta de tudo. Minha vida era ir do trabalho para casa, da casa para o trabalho. Os fins de semana eram horríveis, porque, no sábado, eu estava tão esgotada que dormia até as duas da tarde. E, no domingo, já começava a me sentir mal de novo, pensando na segunda-feira.

Fiquei nove meses me tratando só com terapia para tentar aprender a lidar melhor com as pressões do trabalho, do qual eu, afinal, gostava. Foi bom porque me ajudou a racionalizar sobre o problema, a entender por que eu estava daquele jeito. Mas eu continuava sem conseguir reagir. Houve um momento em que eu comecei a pensar: 'O que poderia me acontecer que faria eu não ter que ir ao trabalho?'. Pensei na hipótese de ser atropelada. Não que eu pensasse em me jogar na frente de um carro, isso nunca foi uma alternativa para mim. Mas eu já tinha tirado férias de 40 dias, já tinha deixado um trabalho pela metade, uma vez, porque não tive condições emocionais e até físicas de terminá-lo. Então, eu achava que só uma coisa drástica, como um atropelamento, poderia justificar a minha ausência.

Foi então que a minha terapeuta sugeriu que eu poderia precisar da ajuda de uma medicação e me indicou um psiquiatra, com quem me consultava em paralelo à terapia. Comecei tomando só um ansiolítico [calmante] que me ajudou a voltar a dormir e controlou as palpitações. Mas as crises de choro, a tristeza, o vazio e o desânimo persistiram, então, uns dois meses depois, o médico acrescentou um antidepressivo. Eu senti que o antidepressivo me deu uma energia interna que estava me faltando. Depois que passei a tomar a medicação, comecei a me organizar para procurar outro trabalho, voltei a ter apetite, ter gosto pelas coisas fora da parte profissional, pelo menos... A minha sensação é de que o remédio me deu força para levantar e seguir minha vida, enquanto a terapia me mostrou o caminho por onde eu queria seguir".

A experiência de Alice deixa claro que o remédio, sozinho, muitas vezes não resolve o problema da depressão, mas sem ele fica impossível ir atrás da solução. Ainda acompanhando a história da jornalista: "Eu acho que foi fundamental, para mim, ter as duas coisas – o remédio e a terapia. Tomei os remédios durante um ano e nove meses e fiz terapia por três anos. Acho que, sem o remédio, poderia ter me emaranhado num caminho perigoso de muito sofrimento. E isso poderia ter abalado minhas relações com amigos ou o meu namoro, por exemplo, coisa que não aconteceu. Aliás, o meu namorado à época foi muito compreensivo, me apoiou muito e segurou a onda bem. Por outro lado, se eu tivesse só tomado a medicação, acho que passaria a me sentir melhor no meu dia a dia, mas ficaria sem saber o que fazer da vida. Provavelmente, teria pedido demissão num momento de descontrole, dizendo que não aguentava mais, algo do tipo... Isso não seria bom, porque eu já estava com a autoestima muito abalada pela depressão e ficaria pior ainda assim, perdida. A terapia me ajudou muito a fazer uma transição profissional positiva e a sair desse processo todo me sentindo mais forte. Depois de tudo isso, passei até a me achar mais resistente a pressões profissionais que a média das pessoas à minha volta".

Muitas pessoas se perguntam se um caso como o de Alice poderia ser resolvido se ela simplesmente tivesse pedido demissão do trabalho que tanto a fazia sofrer, assim que percebeu que não conseguia se adaptar àquela função naquele emprego específico. Provavelmente, não, dizem os especialistas. Primeiro, porque os conflitos humanos são complexos – apesar de sofrer com as pressões do trabalho, Alice gostava do que fazia e, a princípio, queria apenas aprender a lidar com a parte que não lhe era confortável. Além disso, uma vez que a depressão é desencadeada, provoca alterações químicas no cérebro que disparam os sintomas da doença – falta de energia, desinteresse, desesperança, tristeza. Os sintomas da doença, por sua vez, retroalimentam o processo depressivo – uma vez que tudo parece difícil e complicado, reagir também vai ficando mais custoso.

A depressão tira o jogo de cintura que permite às pessoas dar a volta por cima em momentos difíceis da vida. Reverter esse processo requer mais do que eliminar o fator que, lá no início, disparou o transtorno. Para frear a marcha da depressão, é preciso não só parar de lhe dar munição, como também lançar mão de todas as armas capazes de abatê-la. Medicação e psicoterapia – em certos casos, os dois juntos – são fundamentais.

A situação em que uma pessoa tem condições de prescindir dos remédios e tentar controlar a depressão só com psicoterapia acontece geralmente quando o quadro é leve e ela nunca teve o transtorno antes. O sujeito ainda tem poucos sintomas e não está incapacitado para fazer as coisas, apesar de tudo lhe exigir um esforço extra. Nesses casos, as conversas com o terapeuta ajudam a identificar as fontes de estresse que "alimentam" a depressão e a criar formas de lidar com elas. Algumas estratégias básicas costumam ser aprendidas com a psicoterapia: alterar a rotina para evitar esses estressores, ou desenvolver recursos emocionais e psicológicos para não se afetar tanto diante deles (certa vez, ouvi uma pessoa dizer que pensava no filho a cada vez que ia, nervosa, em direção à sala do chefe casca dura, para se lembrar que sua vida era mais que o trabalho. E, de fato, assim ela sofria menos com o autoritarismo de seu superior).

Ajuda muito, ainda, exercitar formas de "neutralizar" o efeito do estresse – atividades físicas, noites de sono mais longas e revigorantes e uma rotina com maior número de atividades que alegram e acalmam costumam ajudar. Mas, mesmo nos quadros leves de depressão, se o transtorno começa a se arrastar por muito tempo, pode ser o caso de lançar mão dos remédios. A distimia,* como é chamada a depressão em sua forma leve e crônica (com duração mínima de dois anos) é um bom exemplo dessa indicação. Como o quadro é mais sutil, a pessoa tende a achar que não tem nada de anormal consigo. Pensa que seu mau humor e desânimo frequentes são apenas respostas ao fato de que, na vida, tudo é mais difícil para si. Aos olhos dos outros, os distímicos, muitas vezes, passam por sujeitos pessimistas, eternamente insatisfeitos ou muito sensíveis às agruras da vida. Quem nunca conheceu aquele sujeito que leva a vida ao melhor estilo "Ó, dia! Ó, céus! Ó, azar!", como a hiena reclamona do desenho americano *Lippy e Hardy*? É como se esse fosse o jeito de ser da pessoa. A verdade é que essa depressão branda e "oculta" vai fazendo-a acumular sofrimentos, frustrações e perdas ao longo dos anos e ela acaba se sentindo cronicamente infeliz. Caso se tratasse, poderia ver o mundo com olhos mais generosos, ter mais domínio sobre suas vontades e sentir-se mais realizada.

Existem cerca de trinta tipos de antidepressivos, que são receitados pelos médicos de acordo com o grupo de sintomas que cada paciente apresenta, a gravidade do caso e a forma como a pessoa reage aos remédios – se os efeitos colaterais são muito intensos, é o caso de usar outro antidepressivo. Os efeitos colaterais dos quais as pessoas mais reclamam são ganho de peso e perda de libido. O psiquiatra Ricardo A. Moreno diz que conversa muito honestamente com seus pacientes sobre esses assuntos: "Eu explico que a pessoa vai funcionar para o sexo, mas pode ficar com menos vontade. Então, recomendo:

---

* Na mais recente edição da Classificação Americana Para os Transtornos Mentais – o DSM-5 –, de 2013, os diagnósticos de distimia e depressão crônica foram reunidos num só diagnóstico, o transtorno depressivo persistente.

'Brinque mais com o seu marido ou a sua esposa, namorado ou namorada. Peça para o seu companheiro te procurar mais, te excitar, porque aí a coisa vai bem'. Se deixar pela vontade de quem está deprimido, o casal pode ficar a ver navios. Às vezes, até brinco: 'Marca lá na folhinha alguns dias de ir para a cama'. A pessoa precisa estar informada de que a excitação pode não ser tão natural por um período e que ela precisará de mais estímulo. É importante encontrar um jeito de lidar com isso. Imagine um casal que não faça sexo? Ainda mais se for jovem... A relação fica comprometida". É importante lembrar que a própria doença pode comprometer a libido – portanto, em alguns casos, o tratamento vai até ajudar nesse quesito.

Sobre o ganho de peso, é preciso primeiro distinguir se a pessoa está recuperando os quilos que havia perdido com a depressão – como aconteceu no caso de Alice – ou se, de fato, está engordando além do seu normal. E aí tentar contornar o problema com atividade física e acompanhamento nutricional. Durante o período em que a pessoa está tomando antidepressivos, é preciso também evitar ingerir bebidas alcoólicas, porque o álcool pode reduzir a eficácia do remédio e aumentar os efeitos colaterais, podendo deixar a pessoa muito sonolenta e tonta, mesmo com quantidades de bebida que ela estava acostumada a tomar. Quem exagera na dose, pode chegar a desfalecer.[*] "Com uma taça de vinho, eu já me sentia embriagada enquanto estava sendo medicada, o que não acontecia antes. Por mais que fosse chato não poder beber à vontade quando saísse com os amigos, ainda mais durante um tratamento longo, eu evitava ao máximo, porque realmente me sentia muito mais vulnerável aos efeitos do álcool. Deixava para beber só em ocasiões especiais e bem pouco", lembra Alice. São problemas chatos esses associados à medicação, é verdade. Mas eles são temporários.

---

[*] Além de interagir de um jeito ruim com os remédios antidepressivos, o álcool piora os sintomas da depressão porque age diretamente na química cerebral.

Há ainda quem reclame que, tomando antidepressivos, mudou demais de humor e comportamento – ficou bonachona com todo mundo, sendo que sempre foi uma pessoa "ácida", crítica, de amigos seletos. Segundo o psiquiatra Ricardo A. Moreno, há duas hipóteses que explicam essa mudança: a primeira é que a pessoa era "azeda" e irritada porque estava deprimida e, com o tratamento, voltou ao seu humor normal. "Quando o indivíduo melhora, as pessoas ao redor estranham. Dizem: 'Poxa, fulano era uma casca de ferida, agora está um doce, uma flor!' Na verdade, o 'fulano' voltou ao seu normal. Às vezes, as pessoas achavam que ele era daquele jeito, porque estava deprimido há muito tempo, mas aquela não era a personalidade dele", diz. E a segunda é que, por causa dos remédios, a pessoa pode ter desenvolvido temporariamente o que os médicos chamam de "anestesia afetiva". Ela fica mais plana em suas emoções – deixa de descer ao fundo do poço, mas também não tem tantos arroubos de felicidade. Ou sente-se feliz, mas não consegue manifestar sua alegria de forma tão efusiva.

E afinal, o que é normal: a calmaria ou a inconstância das emoções? Moreno responde: "Na realidade, o médico não faz um julgamento do que é bom para o paciente. O profissional avalia o que a pessoa sente em relação a isso, o bem-estar geral dela e seu desempenho com ou sem o remédio. Alguns pacientes preferem continuar num modo mais plano das emoções, porque a vida deles era um tobogã tão cheio de altos e baixos, com tantas consequências ruins, que eles se sentem mais confortáveis assim. Outros sentem necessidade de ter mais oscilação de humor. O médico tem de adaptar o tratamento também de acordo com o que o sujeito faz, a cultura dele, o trabalho e o que ele quer... Para uma atriz ou um apresentador de TV, por exemplo, não é desejável que a pessoa tenha esse efeito de 'anestesia afetiva'". Apesar de incomodar algumas pessoas que passam por isso, a anestesia afetiva não é um efeito colateral dos mais frequentes e também é possível contorná-lo com ajustes de dose e tipo de medicamento.

A reação às medicações é muito individual – há pessoas que sentem todos os efeitos adversos descritos na bula e outras que não sentem absolutamente nada. Valério e Marcela, por exemplo, tomaram o mesmo antidepressivo em seus tratamentos, um dos remédios mais antigos usados no controle de depressão, da classe dos tricíclicos. Valério sentiu tremores, prisão de ventre, falta de vontade de namorar e uma série de efeitos que o obrigavam a um empenho diário para seguir tomando a medicação. Já Marcela, tomando o mesmíssimo medicamento, não sentiu absolutamente nada de desagradável. O médico, estabelecendo um diálogo bastante franco com o paciente, é quem poderá manobrar os efeitos indesejáveis.

Além disso, os antidepressivos mais modernos têm menos efeitos colaterais que os primeiros remédios para depressão, surgidos nos anos 1950. Os antidepressivos demoram duas semanas para começar a fazer efeito. Essa latência da ação do remédio precisa estar muito clara na cabeça de quem inicia um tratamento medicamentoso. Do contrário, pode ser mais um motivo para a pessoa perder as esperanças em sua recuperação. "Muitos pacientes acham que, tomando o remédio hoje, amanhã já vão começar a se sentir melhor. Eles fizeram a parte deles – já foram ao médico, já tomaram o remédio –, então, ficam querendo a recompensa logo. Quando a pessoa é muito ansiosa e não foi bem informada, essas duas semanas já são suficientes para ela achar que nada resolve, que nunca vai melhorar e passa a não seguir o tratamento direito", alerta Danielle Bio.

Para que o tratamento farmacológico seja benfeito, o antidepressivo precisa ser tomado segundo a orientação médica. "Acontece muito de a pessoa parar o remédio assim que os sintomas que mais a incomodavam vão embora. Ela pensa: 'Comparado a como eu me sentia, estou ótima'. O problema é que, se sobram sintomas residuais, a pessoa tem mais chance de ter um novo episódio de depressão", explica Danielle. Geralmente, o tratamento medicamentoso funciona assim: uma vez que o médico consegue acertar a dosagem adequada do remédio para o paciente, a falta de energia, a perda de apetite, a insônia, o desânimo e os demais sintomas do transtorno desaparecem em três meses. A partir do momento em que a pessoa estiver totalmente sem sintomas, ainda ficará tomando o remédio, na mesma dosagem que a tirou da crise, por mais seis meses a um ano, para prevenir recaídas. Depois disso, o remédio é retirado aos poucos, geralmente com uma redução de um quarto da dose a cada semana, para evitar os sintomas que surgem com a interrupção súbita da medicação – sensação de gripe, náuseas, vômitos, diarreia, insônia, pesadelos, etc.

Nos casos mais graves, o médico pode recomendar um tratamento ainda mais prolongado, de pelo menos dois anos, porque há grande chance de o paciente ter depressões recorrentes. É o caso de pessoas que já tiveram três ou mais episódios de depressão ao longo da vida ou tiveram uma manifestação muito grave da doença, com surtos psicóticos ou tentativas de suicídio. Ou ainda de quem começou a ter depressões muito cedo, ainda na infância ou na pré-adolescência, ou tem muitos casos do transtorno na família.

Na primeira vez que Valério Moruzzi teve depressão, aos 30 anos, ele se tratou só com remédios, por algumas semanas. No segundo episódio, aos 40, também só recorreu às pílulas, durante três a quatro meses. No terceiro, aos 46 anos, foi convencido a fazer a coisa direito. Tratou-se por oito anos, com antidepressivos e psicoterapia. Chegou a graduar-se em psicologia para aprender mais sobre os "fantasmas" da sua cabeça. Recebeu alta de seu médico e de seu psicólogo em 1998 e, desde então, sente-se na melhor fase de sua vida. "Se eu pudesse pedir para não mudar nada na minha vida, eu pediria. Deixa tudo como está, que está maravilhoso. Meus grandes 'fantasmas' foram todos embora."

Os conhecimentos a respeito das engrenagens biológicas da depressão vêm avançando a passos largos. Durante quase cinquenta anos, acreditou-se que os sintomas do transtorno vinham à tona quando, no cérebro, não havia quantidades suficientes de algumas substâncias responsáveis pela comunicação entre os neurônios, os neurotransmissores. Os principais neurotransmissores associados à depressão seriam a serotonina, a dopamina e a noradrenalina, responsáveis pelas sensações de prazer, autoconfiança, apetite e libido, entre outras. Nos anos 1990, os pesquisadores da depressão descobriram que o que acontece no cérebro de uma pessoa em depressão, na verdade, é que os neurônios dela não respondem bem aos estímulos desses "mensageiros químicos", mesmo que eles estejam disponíveis em quantidades adequadas. E, mais recentemente, a partir dos anos 2000, os cientistas perceberam que os problemas relacionados aos neurotransmissores são apenas um pedaço da história. Serotonina, dopamina e noradrenalina estão associadas à depressão na parte do processo que acontece fora das células nervosas, ou seja, fora dos neurônios. Mas há também uma cascata de reações químicas que ocorre dentro dessas células e estão intimamente ligadas à manifestação do transtorno. Descobriu-se que, na verdade, é de dentro dos neurônios que se comanda o espetáculo da depressão.

Fisiologicamente, o transtorno depressivo também está associado a certas alterações no nosso sistema endócrino, aquele responsável por nosso equilíbrio hormonal. Essas alterações estão relacionadas a estresse crônico, inflamação, perda da capacidade funcional dos neurônios e redução da sua plasticidade, ou seja, de sua capacidade de se adaptar a novas situações e criar novas conexões capazes de substituir a função de redes neuronais danificadas. Além disso, já se sabe que fatores psicológicos também exercem um efeito direto no desenvolvimento neuronal, levando a uma vulnerabilidade biológica para depressão.

Todos os avanços nessa frente de conhecimento prometem transformar o tratamento da depressão, no médio prazo. "O que nós podemos esperar dos novos remédios é que eles serão focados em grupos mais específicos de sintomas, e isso irá possibilitar tratamentos mais eficazes. O caminho é esse.

Não estamos mais buscando um único antidepressivo para todas as depressões, porque isso não existe, embora a indústria farmacêutica faça querer crer o contrário", afirma Moreno. Ou seja, embora a "pílula da felicidade" deva continuar restrita à ilusão dos *slogans* comerciais, a boa nova é que a ciência poderá desenvolver recursos mais refinados que ajudarão cada pessoa a ir atrás da sua própria alegria de viver.

■ TESTE DE DEPRESSÃO

O questionário a seguir[52] foi elaborado pelo Instituto Nacional de Saúde Mental (NIMH)* dos Estados Unidos, para rastrear, na população, pessoas com sinais de depressão. Se você anda se sentindo "para baixo", mas tem dúvida se está passando por um período de tristeza normal ou por algo mais sério, responder às questões adiante pode ajudá-lo.

O resultado do teste não dirá se você tem ou não depressão – isso só um especialista poderá definir precisamente –, mas indicará se você tem sintomas da doença que justificam procurar um médico ou psicólogo para se orientar e, se for o caso, iniciar um tratamento. E atenção: ainda que o resultado sugira a presença de uma depressão, não se automedique. Não tome um remédio que foi útil para alguém de sua família ou para um amigo, por sua conta, pois, ingeri-lo sem acompanhamento médico pode causar danos à sua saúde.

---

* Esta é a versão em português da Escala de Depressão do Centro de Estudos Epidemiológicos (CES-D), desenvolvida pelo National Institute of Mental Health (NIMH), do governo norte-americano. Foi traduzida, adaptada e validada para o português por Dartiu Xavier da Silveira e Miguel Roberto Jorge.

Como fazer o teste

A seguir é apresentada uma lista de sentimentos e comportamentos. Solicitamos que você assinale a frequência com que tenha se sentido dessa maneira *durante a semana passada*.

DURANTE A ÚLTIMA SEMANA:	Raramente (menos que 1 dia)	Durante pouco tempo (1 ou 2 dias)	Durante um tempo moderado (de 3 a 4 dias)	Durante a maior parte do tempo (de 5 a 7 dias)
1. Senti-me incomodado com coisas que habitualmente não me incomodam				
2. Não tive vontade de comer, tive pouco apetite				
3. Senti não conseguir melhorar meu estado de ânimo mesmo com a ajuda de familiares e amigos				
4. Senti-me, comparando-me às outras pessoas, tendo tanto valor quanto a maioria delas				
5. Senti dificuldade em me concentrar no que estava fazendo				

DURANTE A ÚLTIMA SEMANA:	Raramente (menos que 1 dia)	Durante pouco tempo (1 ou 2 dias)	Durante um tempo moderado (de 3 a 4 dias)	Durante a maior parte do tempo (de 5 a 7 dias)
6. Senti-me deprimido				
7. Senti que tive de fazer esforço para dar conta das minhas tarefas habituais				
8. Senti-me otimista com relação ao futuro				
9. Considerei que a minha vida tinha sido um fracasso				
10. Senti-me amedrontado				
11. Meu sono não foi repousante				
12. Estive feliz				
13. Falei menos que o habitual				
14. Senti-me sozinho				
15. As pessoas não foram amistosas comigo				

DURANTE A ÚLTIMA SEMANA:	Raramente (menos que 1 dia)	Durante pouco tempo (1 ou 2 dias)	Durante um tempo moderado (de 3 a 4 dias)	Durante a maior parte do tempo (de 5 a 7 dias)
16. Aproveitei minha vida				
17. Tive crises de choro				
18. Senti-me triste				
19. Senti que as pessoas não gostavam de mim				
20. Não consegui levar adiante minhas coisas				

Pontuação

Para todas as perguntas, exceto as de número 4, 8, 12 e 16, conte:

- 0 ponto nas questões em que você assinalou "raramente (menos que um dia)".
- 1 ponto nas questões em que você assinalou "durante pouco tempo (1 a 2 dias)".
- 2 pontos nas questões em que você assinalou "durante um tempo moderado (3 a 4 dias)".
- 3 pontos nas questões em que você assinalou "durante a maior parte do tempo (5 a 7 dias)".

Para as perguntas 4, 8, 12 e 16, faça o contrário, somando:

- 3 pontos nas questões em que você assinalou "raramente (menos que um dia)".

- 2 pontos nas questões em que você assinalou "durante pouco tempo (1 a 2 dias)".
- 1 ponto nas questões em que você assinalou "durante um tempo moderado (3 a 4 dias)".
- 0 ponto nas questões em que você assinalou "durante a maior parte do tempo (5 a 7 dias)".

Pontuação total: _____

Resultado

Quanto maior o número de pontos somados, maior é o número de sintomas depressivos que você apresenta. Se você marcou:

- até 15 pontos – não há indícios de depressão.
- 16 a 21 pontos – há indícios de depressão leve a moderada. Procure orientação médica e psicológica.
- 22 pontos ou mais – há indícios de depressão grave. Se necessário, peça que alguém o ajude a procurar orientação médica e psicológica.

Ansiedade exagerada: e se o melhor da festa não for esperar por ela?

SE VOCÊ ESTÁ lendo este texto agora, agradeça ao fato de seus antepassados terem sido pessoas capazes de sentir ansiedade. Sim, essa sensação que geralmente descrevemos como desagradável e queremos eliminar a todo custo é, em boa parte, o que garantiu a sobrevivência dos homens durante milênios. Enquanto os sujeitos mais relaxados das tribos eram devorados por leões e pegos de surpresa por longas tempestades que os deixavam ilhados em cavernas, os ansiosos estavam sempre a salvo, pois andavam atentos aos ataques de predadores, preocupavam-se em estocar alimento para as épocas difíceis, observavam as mudanças climáticas e eram mais cuidadosos na hora de experimentar frutos desconhecidos, antecipando a possibilidade de serem venenosos. Há que se concordar, então, que a ansiedade é uma emoção das mais úteis ao homem. Mas, se assim é, por que reclamamos tanto desse sentimento?

Há motivos. A ansiedade é positiva quando experimentada em níveis moderados e atrelada a ameaças reais. Ainda hoje, num mundo completamente diferente daquele de tempos remotos, é esse o sentimento que antecipa os riscos e estimula a precaução e a eficiência. O friozinho na barriga que uma pessoa sente ao começar num emprego novo, por exemplo, é o que a faz acordar um pouco mais cedo que o habitual nos primeiros dias de trabalho, estudar a rota de casa até a empresa para não chegar atrasada e desempenhar tarefas com cuidado e rapidez.

No entanto, se a ansiedade é sentida em níveis exagerados ou em ocasiões onde não há motivo, causa sofrimento e acaba atrapalhando a vida, em vez de ajudar. Transforma-se, então, numa ansiedade patológica. O *frisson* da expectativa vira dor de barriga. O estômago embrulha, o apetite falta e vem a insônia. Com o passar do tempo, a pessoa começa a fugir das situações que lhe causam essa agonia sem controle. Só para quem vive a ansiedade de maneira saudável é verdadeiro o ditado que diz "o melhor da festa é esperar por ela". Para aqueles que experimentam esse sentimento de maneira extrema, a expressão "sofrer por antecipação" cabe sempre melhor. Estes vivem qualquer incerteza ou risco como uma emergência. Sua visão catastrófica sobre o que está por vir torna desgastantes as experiências que poderiam ser estimulantes e prazerosas.

A ansiedade patológica é, ao lado da depressão, o tipo de aflição mental mais comum no mundo todo. Em média, uma em cada seis pessoas desenvolve alguma forma problemática de sentir e manifestar a ansiedade, em determinado momento da vida.[53] Esse desajuste pode se apresentar de diferentes maneiras, de acordo com os manuais de psiquiatria adotados mundialmente. A síndrome do pânico, a ansiedade generalizada, a fobia social e as fobias específicas de determinadas situações, lugares, animais e objetos, por exemplo, são classificadas como transtornos de ansiedade. O transtorno obsessivo-compulsivo, que antes era considerado parte do grupo dos transtornos ansiosos, passou a ser categorizado como um problema à parte, na nova classificação americana para os transtornos mentais – o DSM-5, de 2013. Por isso, nesta nova edição do livro, o TOC será apresentado em um novo capítulo.

A história de Felipe, administrador de empresas, 28 anos, ajuda a entender o que se passa na cabeça, no corpo e na vida de uma pessoa que experimenta a ansiedade em sua manifestação física mais intensa: o **ataque de pânico**.

"Era um dia comum de março de 2006. Eu estava numa reunião de trabalho. Já no início, comecei a sentir uma falta de ar que, em poucos minutos, ficou bastante intensa. Parecia que eu respirava, mas o oxigênio não vinha. O coração foi ficando acelerado. Senti um formigamento e uma tremedeira nas mãos. A voz também ficou trêmula, a ponto de eu gaguejar quando falava. Fui ao banheiro umas cinco ou seis vezes, lavei o rosto e nada de melhorar. Fiquei tonto, pensei que ia desmaiar a qualquer momento. Eu era estagiário, nessa época, não tinha autonomia, então, mesmo com todo aquele mal-estar, achei que não podia ir embora no meio da reunião. Me segurei durante uma hora e meia. Quando acabou, expliquei à minha coordenadora que eu precisava ir para casa porque não estava bem.

Essa foi a minha primeira crise de pânico. Ela aconteceu quando eu tinha 22 anos, num período em que estava terminando a faculdade de administração e participando de um processo seletivo para uma vaga de *trainee* na empresa onde eu estagiava. Eram 27 mil candidatos para 21 vagas e eu queria muito ser selecionado. Não bastasse a tensão que existia por essas questões, a minha mãe estava enfrentando um câncer em fase terminal. Esse acesso de ansiedade sem controle aconteceu justo no momento em que caiu a ficha para mim de que ela iria morrer. De fato, ela faleceu dois meses depois desse episódio. Nos quatro anos seguintes, eu ainda tive mais umas vinte crises de pânico. A última foi em 2010.

No mesmo dia em que eu passei mal durante a reunião, liguei para uma das minhas irmãs, que é médica, e expliquei o que havia me acontecido. Até então, eu estava achando que tinha um problema físico – algo respiratório, pensava. Mesmo porque eu já tinha tido umas sensações de falta de ar mais amenas uns dias antes e uma impressão passageira de queda de pressão. Mas a minha irmã suspeitou que eu tinha tido um ataque de pânico e me orientou a procurar um psiquiatra. Eu fui ao médico, e ele confirmou o diagnóstico. Me receitou um calmante que eu deveria tomar se sentisse aqueles sintomas físicos de novo e frisou que eu precisava procurar ajuda psicológica, para ter um tratamento com efeito de longo prazo.

Na época, eu tinha certo preconceito com essa história de fazer análise e achei que poderia ficar bem só com o remédio. E fiquei bem, de fato, no princípio. O problema é que eu passei a tomar o calmante praticamente todos os dias. Ao menor sinal de alteração na respiração ou nos batimentos cardíacos, eu tomava um comprimido. Não queria nunca mais cruzar aquela linha que eu havia cruzado na primeira crise, porque a sensação é terrível, você pensa que vai desmaiar ou até morrer. E, a partir do momento em que eu entendi que aquilo tudo tinha a ver com questões emocionais, perdi totalmente a confiança em mim mesmo. Comecei a achar que qualquer coisa que me incomodasse poderia me levar a ter um novo pico de ansiedade. Então, me apoiava no remédio.

Por causa do pânico, eu cheguei a falar para a minha mãe que queria largar tudo – faculdade, processo seletivo de trabalho, ir embora da cidade de São Paulo e voltar para o interior do estado, onde nasci. Eu não queria correr o risco de ter uma nova crise de pânico e ainda ter que cumprir obrigações no escritório o resto do dia. E acho que, sabendo que iria perder minha mãe, queria ficar ao lado do meu pai, que ainda morava lá. Aquele estava sendo o meu primeiro contato com a morte. E justo com a pessoa mais próxima a mim. Eu sou o caçula de cinco filhos, mimado pela minha mãe, vivia junto dela até a adolescência. Naquele momento, eu estava realmente me dando conta de que as pessoas são finitas. E, pela ordem cronológica, eu deveria ver toda a minha família ir embora antes de mim. Estava difícil lidar com esse turbilhão de coisas. Mas minha mãe me fez prometer que eu não iria largar tudo, que iria até o fim na seleção do programa de *trainee*, mesmo que eu não conseguisse passar, para não me arrepender depois. Fiz essa promessa a ela, fui em frente e consegui.

Na semana em que minha mãe morreu, tive crises de pânico absurdas. Tomava um comprimido, como o médico tinha recomendado, mas não era suficiente para segurar os sintomas de ansiedade. Aí liguei para o psiquiatra e perguntei: 'Qual o limite de remédio que posso tomar num dia?'. Ele me disse a dosagem máxima diária e foi o que eu fiquei tomando durante uma semana. Dormia 20 horas por dia, só acordava para comer. Me dopei completamente. Aí a minha irmã e o meu pai (que também é médico) me falavam: 'Você tem que buscar tratamento psicológico, não adianta ficar só tomando remédio desse jeito'. E eu mesmo comecei a me sentir incomodado porque via os meus quatro irmãos sofrendo muito e eu, embora tivesse o sentimento de perda da minha mãe, não sentia nada fisicamente. Não chorava, não me alterava... Comecei a questionar se isso era normal. Aí fui fazer psicoterapia.

O tratamento psicológico me ajudou ao me colocar numa posição de me achar uma pessoa normal de novo. Porque eu já estava imaginando que tinha desenvolvido um distúrbio mental muito sério e me vi questionando: 'Qual o sentido de viver assim?' Comecei a pensar que é compreensível uma pessoa se matar de tanta angústia e desespero – e pensar essas coisas me deixou ainda mais preocupado. Mas aí as sessões de psicoterapia me mostraram que as sensações que eu havia tido eram comuns a muita gente, principalmente a jovens na minha faixa de idade. Entendi que, diante de tudo o que estava acontecendo na minha vida, uma fragilidade que eu tinha para desenvolver o pânico veio à tona, mas eu poderia controlar aquilo, me fortalecendo emocionalmente e com a ajuda dos remédios. Aos poucos, passei a comentar com as pessoas sobre o assunto e alguém sempre falava: 'Eu já tive crises de pânico', ou 'meu amigo tem', ou 'minha mãe tem'. Todo mundo conhecia alguém que já teve. Então, fui ficando mais tranquilo.

A minha psicoterapeuta, que também é médica psiquiatria e assumiu a prescrição das medicações, acrescentou um antidepressivo [tratamento padrão para o transtorno de pânico] e me pediu para tomar o calmante duas vezes ao dia, antes de dormir e ao acordar. Um dos objetivos era me ajudar a dormir, porque eu estava tendo muita insônia, desde que minha mãe morreu.

Sempre fui ansioso – normalmente, demoro uma hora e meia para pegar no sono, porque minha cabeça não para. Mas, naquela época, estava pior. Às vezes, passava noites inteiras em claro. Depois de um mês tomando o calmante duas vezes por dia, conforme a minha médica/terapeuta havia recomendado, eu falei para ela: 'Olha, estou com muito medo de me viciar nesse remédio, não quero tomar todo dia'. Com aquela quantidade maior de medicação, eu tive o mês mais tranquilo e alegre dos últimos tempos. Não senti angústia, dormia bem, acordava bem, nada me incomodava. É como se eu estivesse 100% do tempo deitado numa rede, num lugar fresco. Uma tranquilidade tão plena, que eu pensava: 'Não vou conseguir parar de tomar isso'.

A médica, então, me liberou de tomar o calmante duas vezes por dia, mas pediu que eu não deixasse de usar quando tivesse insônia ou uma nova crise. Depois que eu entendi o efeito do remédio, ficava tranquilo só de tê-lo perto, porque sabia que, se sentisse qualquer coisa, era só tomar o comprimido e, em poucos minutos, estaria bem. O problema é que o oposto também era verdadeiro: se estivesse sem o remédio, ficava desesperado. Pensava: 'Nossa, estou totalmente vulnerável'. Por isso, a psicoterapia foi importante: me ajudou a aprender o que me tranquiliza, sem ser o calmante, para eu não criar essa relação de dependência com a medicação.

Com tudo isso, sei muito melhor o que consigo fazer e o que passa dos meus limites. Aprendi a me relacionar com as reações emocionais que tenho e entendi o que me mantém equilibrado. Então, há dois anos não tenho uma crise. De vez em quando, até sinto algum desconforto, do tipo suar as mãos de nervoso, ficar com a respiração um pouco mais rápida e ter uma leve falta de ar. Mas, se eu começo a sentir essas coisas, vou para um lugar minimamente tranquilo – pode até ser o banheiro do trabalho –, fecho os olhos, faço algumas respirações profundas, massageio o peito naquele ponto que dá a angústia e vai passando. Crises absurdas como eu tinha antes não vêm mais.

Também faço questão de ir à academia seis vezes por semana, porque atividade física me acalma muito. Fico totalmente concentrado no exercício, esqueço trabalho, problemas, tudo. E, no final do treino, tenho uma descarga de endorfina no corpo que me faz sentir um bem-estar enorme. É verdade aquela história de 'corpo são, mente sã'. Aliás, esses clichês todos sobre saúde são muito reais. É impressionante... Meu pai sempre me falou isso: 'Você precisa ter um *hobby* e tanto melhor se for um esporte'.

Além de ir sempre à academia, vejo um filme ou uma série de TV pelo menos duas vezes por semana, leio coisas que eu gosto, me preocupo em comer bem e dormir o melhor possível. Aprendi na marra que isso tudo é fundamental, porque as fases mais críticas que eu tive com a síndrome do pânico foram os períodos em que eu virava noites trabalhando, levava trabalho para casa no fim de semana, não praticava nenhum esporte e não tinha tempo para comer direito.

Na parte profissional, consegui não deixar o pânico me afetar. Colabora o fato de a empresa em que eu trabalho ter uma política bem difundida de *home office* ['escritório em casa', na tradução literal, prática que permite aos funcionários cumprir dias de expediente em suas residências]. Então, uma vez por mês, mais ou menos, se estou mais ansioso e não tenho nenhuma reunião importante, vou trabalhar em casa. É bom para mim e não atrapalha em nada meu rendimento. Conta a meu favor também o fato de eu sempre ter tido uma postura aberta com meus chefes, colegas de trabalho e funcionários. Hoje, ocupo um cargo de gerência e tenho cerca de oitenta pessoas sob minha coordenação. Nunca escondi deles o que eu tinha e isso sempre me deixou confortável para dizer quando estava passando mal.

Mas, ainda hoje, sem dúvida, o que mais me desestabiliza emocionalmente são as minhas próprias cobranças em relação ao trabalho. Eu me exijo sempre estar por dentro das novidades, saber de tudo o que está sendo falado em uma reunião. Tenho aquele raciocínio de que, se eu não consegui ler o jornal direito, ferrou, porque alguém leu e eu fiquei para trás. Se eu não fizer, alguém vai fazer. Se eu não me esforçar, alguém vai se esforçar. É uma autoexigência constante.

E as empresas estimulam a comparação e a competição entre as pessoas. Os funcionários são avaliados periodicamente, naquele esquema: os 25% de pessoas mais bem avaliadas ganham um bônus maior, 40% têm o bônus médio e os outros 35% não ganham bônus, sendo que alguns podem até ser demitidos. Eu quero sempre ser bem avaliado e isso me causa bastante ansiedade. É o que mais me tira o sono – literalmente. Se eu estou realizando um projeto importante no trabalho, deixo um caderno e uma caneta ao lado da cama, porque acordo no meio da noite e fico pensando em como vou desenvolver aquilo, anoto as ideias...

Eu não me vejo indo tranquilo para uma reunião importante. Aí as pessoas podem pensar: 'Ah, normal, todo mundo fica um pouco ansioso antes de um compromisso importante'. O problema é que, como eu já tive ataques de pânico muito fortes, tenho medo de que essa ansiedade normal evolua para mais uma crise. É aquela história de cruzar a linha... Esse é um universo emocional difícil de dominar. Se não se cuidar, você se perde.

Graças a Deus, tive uma boa educação e tenho uma família que me dá suporte, porque, quando se tem a síndrome do pânico, acho que é fácil descambar para a droga, para a bebida. A bebida acalma, tira totalmente a ansiedade. Eu me lembro de ter usado esse recurso em algumas ocasiões específicas. Houve um carnaval que eu passei no Rio de Janeiro, em que a sensação térmica na rua era de 50 °C. Eu via as pessoas desmaiando e pensava: 'Se uma pessoa que é normal está desmaiando, eu vou desmaiar daqui a pouco'. Eu nem conhecia a pessoa para saber se ela realmente não tinha nenhuma fragilidade, mas, o meu raciocínio, desde que desenvolvi a síndrome do pânico, é esse: 'Se tem alguém passando mal, eu vou passar mal também'. Eu me acho a pessoa mais frágil do mundo para ter esse tipo de mal-estar físico.

Nesse carnaval, eu precisava beber umas cervejas ainda no apartamento, antes de sair para a rua, porque 'careta' eu não aguentava aquele calor. Já pensava que ia começar a suar muito, isso ia me deixar cismado, eu ia ficar com o coração acelerado, sem ar, aí viria a crise. O problema é que a bebida é uma armadilha, porque a ressaca favorece muito a ter ataque de pânico também. Se eu acordava enjoado, me sentindo mal, já ficava preocupado e aí uma coisa ia levando à outra. Mas, fora em situações esporádicas, eu não uso a bebida como subterfúgio. Não trago esse recurso para o meu dia a dia. E sei que é uma armadilha para as pessoas que não têm uma família bem estruturada, amigos, namorada...

Enfim, ter esse tipo de transtorno tem um impacto na vida. Por exemplo, estou querendo mudar de emprego e penso bastante: 'Será que numa outra empresa vou ter toda a liberdade que tenho hoje de trabalhar em casa de vez em quando e de falar abertamente sobre essas questões?' Ou seja: a empresa vai entender o meu problema?* Isso me dá alguma insegurança para mudar de trabalho. Eu teria buscado outra vaga antes, se não fosse isso. Mas eu penso que tenho que ir me desafiando aos poucos. Tendo a síndrome do pânico, já fiz coisas que não imaginei que seria capaz de fazer. Encarei vinte horas num avião para visitar a minha namorada na Austrália, quando ela estava estudando lá, mesmo com o receio de ter uma crise nas alturas e não ter como ir embora. E já até saltei de paraquedas. A vida é assim. A gente vai se superando."

Essas sensações corporais intensas, que chegam a dar a impressão de morte iminente, são chamadas por médicos e psicólogos de *ataques de pânico*. São crises experimentadas por 13% da população,[54] pelo menos uma vez na vida, estima-se. De todas essas pessoas, 2%[55] acabam, assim como Felipe, desenvolvendo a síndrome do pânico – um quadro mais crônico

---

* Três semanas depois de relatar sua história para este livro, Felipe conquistou uma vaga em outra empresa.

e complicado, em que os ataques de ansiedade aguda se tornam recorrentes e são seguidos de um receio constante de passar por todas aquelas reações físicas assustadoras outra vez.

O primeiro acesso de pânico costuma levar as pessoas direto para o pronto-socorro. Sem saber que estão sofrendo de um problema psíquico e emocional, tudo o que elas conseguem pensar, durante o desenrolar da crise, é que estão tendo um ataque do coração, vão desmaiar, morrer ou estão enlouquecendo. O ataque costuma atingir seu ápice em 10 a 15 minutos, começa a melhorar em meia hora e, geralmente, se dissipa por completo em uma hora e meia.

Os sintomas físicos vivenciados na crise de pânico são tão semelhantes aos de um ataque do coração que o protocolo de atendimento, no serviço de urgência dos hospitais, é idêntico para pacientes com sinais dos dois problemas. Ambos têm prioridade na fila de espera e são submetidos a eletrocardiograma e exames de enzimas cardíacas. Só depois que o resultado dos testes descarta a hipótese de problemas no coração, aventa-se a possibilidade da crise de ansiedade (apesar das semelhanças nos sintomas, é bom esclarecer que ninguém morre ou tem sequelas físicas em função de um ataque de pânico).

Como os acessos de pânico parecem vir "do nada" – na maioria das vezes, o ataque não vem no meio de uma briga ou num momento de tensão explícita –, é difícil para as pessoas se convencerem de que estão padecendo de um problema de ordem emocional, e não de um mal físico. Depois de dispensadas no pronto-socorro, não é raro que façam uma peregrinação em consultórios de cardiologistas, pneumologistas, otorrinolaringologistas e neurologistas e se submetam a uma batelada de exames que as viram do avesso, mas não encontram nada de anormal.

Apesar da impressão de que os acessos de pânico são imotivados e repentinos, basta um olhar mais cuidadoso para se perceber que há razões por trás deles. Segundo o psiquiatra e psicoterapeuta Francisco Lotufo Neto, do Instituto de

Psiquiatria da USP, há um cenário típico em que geralmente se desenvolve a síndrome: uma pessoa com baixa autoestima e pouca autoconfiança – portanto, predisposta a sentir ansiedade em níveis mais elevados – entra no período de transição para a vida adulta e se vê cobrada por todos os lados, inclusive por si mesma, a ter plena autonomia e ser bem-sucedida. "Pronto, eu já estou até me sentindo ansioso só de me colocar no lugar dessa pessoa", brinca Lotufo.

No caso das mulheres, o contexto característico em que o pânico emerge é composto por uma jovem casada, com filho(s) pequeno(s), insatisfeita com o casamento, mas dependente financeiramente do marido e também com baixa autoestima e pouca autoconfiança. "Reúnem-se as sensações de insatisfação e impotência a uma realidade, de fato, difícil e está formada a armadilha que faz com que a mulher desenvolva o transtorno do pânico", analisa o médico. O pânico também é comum em pessoas que apresentam histórico de ansiedade desde a infância. É frequente que indivíduos que sofreram de ansiedade de separação quando pequenos – um transtorno caracterizado pela extrema dificuldade em ficar longe dos pais, mesmo que seja na escola ou na companhia dos avós e tios – desenvolvam, na adolescência, a síndrome do pânico.

Há ainda algumas substâncias aparentemente inofensivas, consumidas rotineiramente, que podem dar um empurrão para desencadear os ataques de ansiedade, se ingeridas em excesso: café, refrigerantes ricos em cafeína, bebidas energéticas e nicotina, por exemplo. Por isso, não é raro ouvir relatos de pessoas que tiveram seu primeiro acesso de pânico em plenas férias, na praia, enquanto curtiam a vida, tomando um *drink* e fumando um cigarro à beira-mar. Ou mesmo depois de um dia "comum", em que ela fez "o de sempre" – tomou seus dois bules de café ou suas dez latas de refrigerante diárias.

Ou seja, mesmo que a pessoa não identifique, há sempre disparadores para as crises – sejam eles fatores externos, psíquicos ou fisiológicos. Geralmente, uma combinação dos três. No que diz respeito à parte da fisiologia, suspeita-se que o cérebro de uma pessoa que desenvolve o pânico tem um sistema de detecção de perigos mais sensível que o normal, e isso faz com que mensagens de alerta sejam emitidas para o corpo dela, ainda que não haja nenhuma ameaça de verdade por perto. Algo como um alarme de carro desregulado, que dispara sem que ninguém tenha forçado a porta do veículo. O resultado é o acionamento dos sintomas físicos da ansiedade.

As primeiras crises de pânico deixam a pessoa tão assustada que, dali em adiante, ela tende a ficar vigiando qualquer sensação diferente que surge em seu próprio corpo. "Se ela sente o coração fazer 'tumtum', quando ele geralmente faz 'tum tum tum', já pensa: 'Ai meu deus, o que está acontecendo?'. O próprio estado de alerta em que ela se coloca nesse momento faz o organismo mudar. O coração começa a acelerar; por conta disso, ela sua mais; por conta disso, ela começa a respirar mais rápido; por conta disso, fica tonta e a vista escurece. Um sintoma vai desencadeando o outro e vem a crise, que acaba sendo uma reação orgânica a uma interpretação que a pessoa fez", explica a psicóloga Claudia Gracindo, presidente da Associação dos Portadores de Transtornos de Ansiedade (Aporta).

Em alguns casos, o sujeito começa a evitar atividades que desencadeiam essas reações corporais, como praticar esportes ou mesmo ter relações sexuais. "A pessoa com transtorno de pânico, em geral, não aprendeu que emoções completamente diferentes podem provocar sensações físicas idênticas – o coração pode ficar acelerado quando ela está com raiva, mas também ao ver a pessoa por quem é apaixonada, ao fazer ginástica ou ficar excitada sexualmente. Independentemente do motivo que está por trás, o sujeito excessivamente ansioso interpreta a sensação de taquicardia como um perigo", explica Lotufo.

É também muito comum que, depois do primeiro ataque de pânico, a pessoa vá acumulando medos de situações que, em sua imaginação, podem fazê-la passar mal. Ou então, de lugares dos quais ela não consiga escapar facilmente, caso tenha uma crise. Foi o caso de Felipe. No princípio, ele deixou de ir para baladas, porque lugares fechados lhe deixavam incomodado. Também passou a não gostar de depender da carona de amigos, quando viajavam ou saíam à noite. "Qualquer circunstância em que eu não me sentisse livre para ir e vir era desconfortável. Por isso, sempre andava com dinheiro na carteira para pegar um táxi, caso precisasse ir embora imediatamente de algum lugar. E estava sempre olhando em volta para analisar a rota de fuga mais fácil", conta.

Os receios mais típicos de quem tem a síndrome do pânico são o medo de multidões, aviões, túneis, elevadores, filas, cinemas e teatros, mas há outros bem peculiares – o psiquiatra Francisco Lotufo Neto tem pacientes que associam suas crises ao entardecer e à cor vermelha, por exemplo. Em casos extremos, a pessoa deixa de sair de casa. Quando o sujeito passa a evitar essas situações em que acha que pode ter uma crise e não conseguir escapar, diz-se que ele desenvolveu também agorafobia. Etimologicamente, "agorafobia" significa "medo de espaços abertos", mas, atualmente, o termo é usado nesse sentido mais amplo.

Enquanto na crise de pânico a ansiedade surge aparentemente "do nada", na **fobia social,** a fonte de ansiedade é o *julgamento alheio*, por isso, a pessoa fica muito nervosa se tiver que falar em público, comer acompanhada ou escrever diante de alguém. É algo que vai muito além de uma simples timidez. A pessoa não fica apenas corada e sem jeito se tem que passar por essas situações – fica tão nervosa que não dá conta de realizar essas tarefas. Foge delas como o diabo foge da cruz. Na **ansiedade generalizada**, como o próprio nome sugere, *tudo é fonte de preocupação desmedida*. A pessoa simplesmente não consegue relaxar, está cronicamente tensa, ruminando dúvidas e tomando providências para evitar imprevistos e se sentir mais segura. Em qualquer uma dessas aflições emocionais, a ansiedade se manifesta em três dimensões: física, mental e comportamental. As *reações físicas* – palpitações, suor excessivo, respiração ofegante e tremores – são mais explícitas na crise de pânico, mas também estão presentes nos demais transtornos de ansiedade. O *componente mental* se refere, por exemplo, às preocupações exageradas que impedem a pessoa de relaxar ou ao receio constante de ser acometida por uma nova crise de pânico. Já os *comportamentos ansiosos* envolvem atitudes como a de um sujeito que se *esquiva* de situações que o deixam inseguro e nervoso (inventar uma desculpa para não ir a uma festa e ter que interagir com outras pessoas, por exemplo) ou fazer *perguntas excessivas para se reassegurar* de que tudo está sob controle (uma pessoa patologicamente ansiosa saindo em viagem de férias, por exemplo, vai se preocupar em perguntar dezenas de vezes ao agente de viagens se está tudo certo com sua reserva de hotel e suas passagens).

E, em todos esses transtornos, a ansiedade vem misturada ao medo. Essas são emoções muito próximas – primas-irmãs, digamos. Medo é o que a pessoa sente no momento em que se vê em perigo; e a ansiedade é o que experimenta antes disso, ao antecipar uma situação capaz de prejudicá-la.

Nas **fobias específicas**, a ansiedade se origina da exposição *a situações, lugares, animais e objetos que a pessoa teme pavorosamente* – elevadores, cachorros, injeção, altura, viagens de avião... O fóbico acaba evitando contato com esses elementos ou sofre muito se tiver que encará-los. As fobias específicas são o tipo de ansiedade patológica mais frequente na população, mas o que menos leva aos consultórios de médicos e psicólogos. Embora pelo menos 7% das pessoas tenha algum medo extremo e irracional, suficiente para preencher o diagnóstico de fobia, a tendência de quem tem o problema é arrumar maneiras de conviver com ele sem se tratar. Quem tem fobia de cachorro, por exemplo, toma sempre o cuidado de verificar se uma casa que esteja visitando tem algum animal solto. Vez ou outra, até toma alguns sustos, ao ver um cão se aproximar no parque ou na rua, mas não é nada que traga maiores consequências no dia a dia.

O problema ocorre quando não dá para fugir do que causa medo. Nesses casos, os fóbicos costumam buscar ajuda. A psicóloga Claudia Gracindo já tratou, por exemplo, um executivo de uma grande multinacional que, por dever de ofício, tinha que viajar para Atlanta, nos Estados Unidos, a cada 15 dias e, em dado momento, desenvolveu fobia de avião. "Ele mesmo estava vendo a hora de ser demitido, porque andava arrumando muitas desculpas para não viajar. Esse é um caso típico de uma fobia que traz prejuízos e precisa ser tratada", diz a psicóloga. A busca por tratamento costuma ocorrer também quando as pessoas têm filhos e não querem repassar a eles os seus medos extremos e infundados.

Quem tem medo doentio de altura, agulha, avião ou outra fobia específica leva, em média, 36 anos para buscar a ajuda de um profissional. Muito diferente do pânico, que faz quase metade das pessoas procurarem tratamento no ano em que têm a primeira crise, segundo a pesquisa "São Paulo Megacity", realizada por pesquisadores da Universidade de São Paulo (USP).[56]

Ao contrário do que se pode supor na largada, a maior parte das fobias não surge em função de traumas do passado. O psiquiatra Francisco Lotufo explica que a maior parte dos medos patológicos tem duas origens: 1) a aprendizagem – foi esse o caso de seis irmãs que, criadas em uma fazenda, desenvolveram um pavor incontrolável de pererecas, depois de assistir, por anos, à própria mãe tendo um "ataque dos nervos" sempre que via um exemplar do animal; 2) medos ancestrais da espécie – isso explica por que os bebês não têm nenhum receio de enfiar o dedo na tomada, mas, desde cedo, aprontam um "chororô" se um cachorro se aproxima ou se alguém estranho tenta segurá-lo sem que a mãe esteja por perto. São medos que têm um papel de proteção para a espécie e, por algum motivo desconhecido, transformam-se em fobias em dado momento da vida de alguns sujeitos. Fobias também podem ser bastante irracionais. A psicóloga Claudia Gracindo dá o próprio exemplo: "Eu tenho fobia de borboleta. O que uma borboleta pode fazer contra a minha vida? Nada. Mas eu prefiro ela lá e eu aqui".

Claudia trabalha desde 1997 ajudando pessoas a superar a fobia de dirigir. Segundo a psicóloga, salta aos olhos o fato de praticamente toda a sua clientela ter em comum, além da ansiedade, uma outra característica: o perfeccionismo. Ela diz que este costuma ser um traço comum a pessoas que têm fobias relacionadas a desempenho. "É muito frequente ver pessoas fóbicas de dirigir que também não falam outra língua, não sabem nadar e não andam de bicicleta", aponta. Sujeitos que são, ao mesmo tempo, ansiosos e perfeccionistas não se dão o direito de passar por certos processos de aprendizado que, além de longos, são calcados em erros. "A exposição de uma aprendizagem – ser observado, julgado e criticado – é muito incômoda para a pessoa cujo lema de vida é: 'Se for para fazer malfeito, melhor nem começar'", explica Claudia.

O ansioso-perfeccionista é um tipo que costuma sofrer sozinho. Quem está à sua volta geralmente nem percebe que sua ansiedade lhe é prejudicial, pois ele não deixa de cumprir suas obrigações e, geralmente, tem ótimo desempenho profissional. Por isso, o sofrimento interno e os prejuízos pessoais acabam camuflados. "A última coisa que o ansioso-perfeccionista prejudica é o trabalho. Ele vai implodindo a vida inteira – o lazer, as amizades, as relações familiares –, mas mantém o trabalho impecável. Ele pode até se acabar emocionalmente – chega em casa e chora a noite inteira, não dorme –, mas, como o chefe o elogia o dia inteiro e ele acha que as pessoas precisam dele, mantém-se naquela situação de sofrimento. Até pifar. Na hora que o corpo 'diz': 'Não dá mais', o desempenho profissional começa a cair e a situação complica de vez. Para o ansioso-perfeccionista, o trabalho é uma peça que, se for tirada, faz desmoronar todo o resto", analisa Claudia.

Como disse Felipe em seu relato, todo mundo conhece alguém que já teve uma crise de pânico. Assim como todo mundo conhece alguém que tem insônia às vésperas de fazer uma viagem de avião ou apresentar-se diante de muitas pessoas no trabalho. Ou, ainda, um amigo que vive tenso por qualquer coisa. Paira no ar, sobretudo nos grandes centros urbanos, a impressão de que as pessoas estão cada dia mais ansiosas. Já virou até senso comum dizer que vivemos na "era da ansiedade". De fato, basta olhar para o lado e ver que as pessoas perdem a compostura se precisam esperar mais de cinco minutos por qualquer coisa, andam quase marchando, nas ruas, de tão tensas e vivem sacolejando as pernas debaixo da mesa enquanto conversam.

Em sua obra *Livre de ansiedade* (2011), o psicoterapeuta americano Robert Leahy, referência mundial na linha de tratamento psicológico cognitivo-comportamental, uma das mais utilizadas no tratamento de transtornos ansiosos, faz uma afirmação chocante. Segundo Leahy, "a *criança* média hoje exibe o mesmo nível de ansiedade do *paciente psiquiátrico* da década de 1950".[57] Mas, afinal, o que a vida moderna tem de diferente que causa tanta ansiedade?

Há quem diga que nada. Desse ponto de vista, ter que caçar o almoço e o jantar diariamente, viver sem energia elétrica, expor-se às intempéries e às infecções sem poder contar com vacinas e remédios era muito mais estressante do que viver com todo o conforto material e os recursos científicos e tecnológicos que se tem hoje.

Mas é preciso avaliar com calma essa questão. A luta pela sobrevivência é apenas uma das fontes de ansiedade que uma pessoa pode ter – uma fonte importante, é verdade, e que permanece atual para a parcela mais pobre da população, numa sociedade desigual como a brasileira, que ainda tem de se preocupar, cotidianamente, em conseguir alimento para suas famílias numerosas, virar-se com a falta de assistência médica e se safar da violência na porta de casa. Mas, fora isso, a vida moderna ainda apresenta muitos outros motivos para nos fazer ansiosos.

Em seu livro, Robert Leahy aponta que uma das chaves para compreender os altos níveis de ansiedade nos dias que correm está no *afrouxamento dos vínculos sociais*. O raciocínio de Leahy é o seguinte: o processo de evolução humana favoreceu os seres mais afeitos à cooperação – um grupo bem organizado, em que estavam distribuídas as funções de caça, busca de moradia e vigilância de predadores e eram divididos os conhecimentos sobre plantas venenosas e meteorologia era muito mais apto à sobrevivência que uma tribo que vivia em pé de guerra.

O fato de termos nos tornado seres colaborativos teria relação também com a necessidade de cuidar das crianças, porque, em tempos de catástrofes naturais abundantes e poucos recursos tecnológicos, era comum os pais de uma pessoa morrerem quando ela ainda era jovem. Nesses casos, restava à comunidade o papel de proteger, sustentar e educar os órfãos. "Para que esse processo cooperativo de criação ocorresse, boa parte do que poderíamos chamar de interesse social foi necessário – um instinto de cuidar do outro, um interesse pelo que os outros pensavam, empatia por seus sentimentos, cuidado por sua reputação no grupo".[58]

O problema, segundo o psicoterapeuta, é que, "ao longo do último século, nossos laços com outras pessoas passaram a ser menos estáveis e previsíveis. O divórcio é muito mais comum, e as famílias estão divididas e espalhadas. As chamadas famílias estendidas, em que as pessoas de um mesmo grupo familiar [avós, tios e primos] vivem juntas ou perto umas das outras, hoje é algo raro. As comunidades locais se tornaram muito menos coesas, dispersas pela mobilidade econômica, pelas estradas e pelos automóveis [...] as pessoas estão mais isoladas de seus vizinhos. Cada vez mais pessoas vivem sozinhas".[59] Em resumo: "O apoio da tribo, de que a evolução nos acostumou a ser dependente, não está disponível como antes".[60] E essa necessidade forçada de autossuficiência acaba por deixar muitas pessoas inseguras e ansiosas.

Leahy argumenta também que o aumento da ansiedade guarda relação com o fato de que o senso de autoconfiança das pessoas anda meio combalido na atualidade. De fato, cada vez que o mundo oferece mais possibilidades – em termos de mobilidade física e social, modelos familiares, trajetórias profissionais, comportamentos sexuais, consumo e estilo de vida – as pessoas tornam-se mais inseguras em relação às próprias escolhas. Fazer uma opção, hoje, significa renunciar a um número muito maior de possibilidades que há cinquenta anos. Dê a uma pessoa duas ou três alternativas e ela terá com isso duas ou três opções: ficar satisfeita, frustrada ou inventar uma solução nova. Dê-lhe opções ilimitadas, como se tem hoje para quase tudo, e o resultado provável é que ela gastará muito mais tempo e energia analisando todos os prós e contras de cada possibilidade e, ao decidir-se, ficará ainda em dúvida se fez a escolha certa e ressentida pelo que abriu mão.

Com muita frequência, a ansiedade traz a tiracolo outros problemas emocionais. Cerca de 60%[61] das pessoas que têm transtornos de ansiedade sofrem também de depressão. Ou seja, a ocorrência conjunta desses dois problemas é a regra, não o ponto fora da curva. Médicos e psicólogos observam com recorrência, em seus consultórios, pessoas que chegam relatando sintomas de ansiedade generalizada ou síndrome do pânico e vão, aos poucos, entristecendo-se, a ponto de se deprimir, quando se dão conta das limitações que seus sintomas ansiosos lhes impõem.

Apesar dessa observação empírica, ainda não se sabe exatamente se um problema leva ao outro, se um problema simplesmente coexiste com o outro ou se um problema é também o outro, manifestando-se com mais ênfase ora nos sintomas de ansiedade, ora nos sintomas de depressão, em diferentes momentos. "Essa é briga científica das boas", diz Francisco Lotufo Neto. Quando se conhecerem mais precisamente a origem e os mecanismos de cada um desses transtornos psíquicos, os pesquisadores poderão chegar a uma conclusão mais fundamentada.

E talvez descubram que ansiedade e depressão são apenas duas faces da mesma moeda.

Com pequenas variações, o tratamento indicado para todos os transtornos de ansiedade é feito à base de psicoterapia, técnicas de relaxamento (nos casos mais leves, essas duas estratégias costumam bastar) e de remédios da classe dos antidepressivos e dos benzodiazepínicos (popularmente, calmantes). O uso de calmantes, embora seguro, precisa ser feito com acompanhamento médico, pois pode causar dependência, quando feito sob uso prolongado e em altas doses – lembra-se do medo que Felipe tinha em relação a essa possibilidade? Por isso, geralmente, a suspensão do uso desse tipo de medicação é feita gradualmente – diminui-se a dosagem do remédio em 0,5 miligrama a cada duas a três semanas, até que a pessoa pare de tomá-lo completamente.

A advertência é importante porque o Brasil é um grande consumidor desse tipo de remédio. O clonazepam, por exemplo, calmante de baixo custo bastante conhecido por um de seus nomes comerciais, o Rivotril, apareceu em vigésimo lugar no ranking de medicamentos mais vendidos no país, em 2017, segundo o Anuário Estatístico do Mercado Farmacêutico da Anvisa.[62] Na frente dele, apareceram substâncias de uso bastante comum, como remédios para dor e febre (exemplo: dipirona e paracetamol), anti-inflamatórios (exemplo: ibuprofeno), anticoncepcionais e remédios para diabetes e hipertensão. Entre 2011 e 2018, foram vendidas 233,3 milhões de caixas de clonazepam no Brasil.[63] Apesar de, oficialmente, esse tipo de calmante ser vendido apenas mediante apresentação e retenção de uma receita médica especial (aquela azul) na farmácia, não é difícil consegui-lo com a vizinha, na internet, ou mesmo com um parente médico. Tomado sem o acompanhamento devido e suspenso repentinamente, ele pode causar sintomas de abstinência, como insônia, taquicardia, irritabilidade, tensão muscular e visão turva.

A linha de tratamento psicológico das mais utilizadas para os casos de ansiedade patológica é a chamada terapia cognitivo-comportamental, conhecida no meio especializado pela sigla TCC. A TCC se baseia no princípio de que é preciso reprogramar pensamentos distorcidos e comportamentos automáticos indesejados para, indiretamente, modificar as emoções de ansiedade e medo exagerados, que atrapalham a vida da pessoa. O método é eficaz, sobretudo para controlar sintomas bastante específicos, como o medo de altura, a mania de lavar as mãos várias vezes ao dia ou os picos de ansiedade física, presentes nas fobias ou no transtorno do pânico, por exemplo. A TCC segue um roteiro bastante padronizado, envolve muitos treinos junto com o terapeuta e "deveres de casa" para o paciente. É um tratamento objetivo e de curto prazo, programado, geralmente, em dez a vinte sessões, com frequência de uma vez por semana. Ou seja, em cerca de três a cinco meses, espera-se que o paciente aprenda a controlar os acessos de pânico, consiga lidar melhor com suas fobias e conter suas compulsões. O resultado é satisfatório em cerca de 60% dos casos.

Na terapia cognitivo-comportamental, o terapeuta ensina ao paciente técnicas que o ajudarão a conter seus sintomas de ansiedade. O repertório clássico dessa linha terapêutica envolve exercícios respiratórios, práticas de relaxamento muscular e ferramentas de distração.

A *respiração diafragmática*, por exemplo – aquela em que inspiramos e expiramos lenta e profundamente, fazendo a barriga subir e descer, tão natural para as crianças –, ajuda a controlar a agitação e o nervosismo. Ela contrapõe os efeitos da respiração rápida que as pessoas muito ansiosas costumam ter – tecnicamente chamada de hiperventilação. Estima-se que 60% dos acessos de pânico sejam desencadeados por essa forma afoita de respirar.[64] Explica Lotufo: "Quando a pessoa hiperventila, baixam os níveis de gás carbônico no sangue, os vasos sanguíneos se contraem, e isso produz palpitação, formigamento na ponta dos dedos, falta de ar e tontura. Essas sensações deixam as pessoas assustadas e contribuem para provocar a crise de pânico". Por isso, respirações profundas ajudam a controlar as sensações físicas de ansiedade. Para reaprender a respirar pelo abdômen, é útil colocar uma das mãos em cima da barriga e fazê-la subir e descer lentamente. Com um pouco de prática, a respiração abdominal ficará automática e o auxílio da mão poderá ser dispensado. Os psicólogos adeptos da TCC costumam ensinar também uma técnica clássica chamada *relaxamento muscular progressivo*. Criada pelo médico americano Edmund Jacobson, no começo dos anos 1920, o método baseia-se em duas premissas: 1) a tensão dos músculos é resultado e equivalente físico de uma mente ansiosa; 2) é impossível uma pessoa estar tensa e relaxada ao mesmo tempo. Portanto, se ela puder relaxar o corpo, conseguirá também controlar a ansiedade de sua mente. O pulo do gato de Jacobson foi ensinar pessoas patologicamente ansiosas a relaxar o corpo através do caminho oposto, ou seja, ensinando primeiro a tensioná-lo o máximo possível. Afinal, para uma pessoa que vive tensa, é mais difícil aprender a ficar "molinha" do que retesar os músculos um pouco mais.

Jacobson instruía seus pacientes a sentar-se numa cadeira confortável ou deitar-se numa cama e seguir uma sequência de exercícios em que deveria contrair músculos específicos por cerca de cinco segundos e, em seguida, soltá-los. Exemplo: estique os braços, cerre os punhos, cravando as unhas nas mãos e fique por cinco segundos. Agora solte. Estenda a perna, aponte os pés para cima, esticando bem a panturrilha, e fique por cinco segundos. Agora solte. Contraia a barriga em direção às costas, segure por cinco segundos e depois relaxe. Levante os ombros em direção às orelhas o máximo que puder, mantenha a posição por cinco segundos, depois relaxe. Enrugue a testa o quanto puder, segure por cinco segundos e depois solte. E assim vai... Jacobson desenvolveu uma série de 200 exercícios desse tipo. Praticá-los durante 20 minutos, diariamente, ajuda as pessoas muito ansiosas a perceberem os momentos em que tensionam seus músculos involuntariamente – e, assim, elas saberão como relaxá-los.

Os ansiosos também podem – e devem – buscar ajuda para relaxar fora dos consultórios de psicoterapeutas. A prática da *ioga,* por exemplo, já é chancelada pelos especialistas como um tratamento eficaz dos transtornos de ansiedade, pois combina técnicas de respiração, relaxamento e meditação muito úteis no controle dos sintomas (*saiba mais informações sobre os benefícios da ioga e da meditação no capítulo "Melhor prevenir que remediar"*).

Técnicas de distração são bastante simples e também funcionam. A psicóloga Claudia Gracindo sugere a seus pacientes que, quando começarem a sentir reações físicas de ansiedade, façam uma contagem de trás para a frente, a partir do número 200, pulando os números de três em três. Assim: 200, 197, 194, 191, 188, e assim por diante. Dessa forma, a pessoa tira a atenção das sensações corporais de ansiedade e vai se acalmando.

Para completar o tratamento, uma última fase é fundamental: o *enfrentamento* das situações que causam ansiedade extrema. Se uma pessoa tem crises de pânico quando anda de ônibus ou viaja de avião, ela será, aos poucos, exposta a essas situações. Se tem ideias obsessivas de contaminação, será levada a entrar em contato com a sujeira. Se tem um medo patológico de elevador, é para dentro de um que ela será levada. É um processo que tem por objetivo *dessensibilizar* a pessoa de seus temores. Em outras palavras, fazê-la acostumar-se com seus objetos de medo. Para isso, ela enfrentará as situações que lhe deixam ansiosa, em doses homeopáticas e sempre de modo seguro, para que o cérebro dela aprenda que as circunstâncias que vê como perigosas podem ser vividas sem causar danos.

Há psicólogos que preferem começar esse processo em consultório, pedindo que o paciente se imagine em uma ocasião que lhe traz ansiedade – viajando de avião ou usando o banheiro de um *shopping*, por exemplo – e, juntos, eles vão desconstruindo item por item o pensamento catastrófico que a pessoa associa a essas circunstâncias. Outros profissionais preferem levar logo a pessoa a enfrentar a situação temida *in loco* – sempre de forma gradual, claro.

O próprio paciente elabora com o terapeuta uma lista de coisas que ele tem medo de enfrentar, do mais fácil para o mais difícil. Essa *hierarquia de medos* servirá de roteiro para as sessões de enfrentamento. No caso da fobia de elevador, por exemplo, primeiro, paciente e terapeuta vão ficar olhando para um elevador de porta fechada. Depois, vão olhar para ele com a porta aberta. Em seguida, vão entrar e sair do elevador parado. Depois, vão entrar, ficar dois minutos dentro dele, ainda parado, e depois sair. Na sequência, vão subir um andar. Os próximos passos serão: subir, juntos, vários andares; ficar dentro do elevador parado por cinco minutos, dez minutos, 20 minutos, meia hora, até chegar a 50 minutos – o tempo aproximado que a pessoa deverá aguentar ficar dentro do elevador, até receber socorro, caso ele trave de verdade.

Ao final do tratamento, o paciente deverá dar conta de fazer tudo isso sozinho. "Depois de concluídas as sessões, a ideia é que a pessoa, ao começar a se sentir ansiosa, não tire da bolsa um remédio, e sim uma respiração, uma distração, um pensamento racional e, assim, controle melhor suas reações. Alguns pacientes dominam tão bem as técnicas que nunca mais têm sequer uma crise de ansiedade", diz Claudia Gracindo. Caso os sintomas voltem a acenar, em fases de muito estresse da vida, já sabem o caminho a percorrer para recuperar sua paz de espírito.

▉ TESTE DE ANSIEDADE

Este questionário[65] ajudará a reconhecer se você vem apresentando sinais de ansiedade exagerada. Leia todas as frases. Marque com um "X" a resposta que melhor corresponder a como você tem se sentido na ÚLTIMA SEMANA. Não é preciso ficar pensando muito em cada questão. Neste questionário,* as respostas espontâneas têm mais valor do que aquelas em que se pensa muito. Marque apenas uma resposta para cada pergunta.

---

* Questionário adaptado da Escala Hospitalar de Ansiedade e Depressão.

Eu me sinto tenso ou contraído:

3 ( ) A maior parte do tempo.

2 ( ) Boa parte do tempo.

1 ( ) De vez em quando.

0 ( ) Nunca.

Eu sinto uma espécie de medo, como se alguma coisa ruim fosse acontecer:

3 ( ) Sim, e de um jeito muito forte.

2 ( ) Sim, mas não tão forte.

1 ( ) Um pouco, mas isso não me preocupa.

0 ( ) Não sinto nada disso.

Estou com a cabeça cheia de preocupações:

3 ( ) A maior parte do tempo.

2 ( ) Boa parte do tempo.

1 ( ) De vez em quando.

0 ( ) Raramente.

Consigo ficar sentado à vontade e me sentir relaxado:

0 ( ) Sim, quase sempre.

1 ( ) Muitas vezes.

2 ( ) Poucas vezes.

3 ( ) Nunca.

Eu tenho uma sensação ruim de medo, como um frio na barriga ou um aperto no estômago:

0 ( ) Nunca.

1 ( ) De vez em quando.

2 ( ) Muitas vezes.

3 ( ) Quase sempre.

Eu me sinto inquieto, como se não pudesse ficar parado em lugar nenhum:
3 ( ) Sim, demais.
2 ( ) Bastante.
1 ( ) Um pouco.
0 ( ) Não me sinto assim.

De repente, tenho a sensação de entrar em pânico:
3 ( ) A quase todo momento.
2 ( ) Várias vezes.
1 ( ) De vez em quando.
0 ( ) Não sinto isso.

Pontuação

Some os pontos correspondentes às respostas que você assinalou. Para isso, use os valores que estão à frente de cada alternativa.

Pontuação total: _____

Resultado

Se você obteve

- De 0 a 8 pontos: sua ansiedade parece estar em níveis normais. Não se preocupe.
- 9 pontos ou mais: há sinais de que você anda excessivamente ansioso. É recomendável procurar um médico ou psicólogo, para evitar que sua saúde seja comprometida.

Atenção: mesmo que o resultado do seu teste sugira a presença de uma ansiedade exagerada, não tome remédios por conta própria. Isso pode trazer prejuízos à sua saúde. Procure um profissional habilitado para ter diagnóstico e tratamento adequados.

TOC: muito além de manias e superstições

O TRANSTORNO OBSESSIVO-COMPULSIVO (TOC), que atinge cerca de 2% da população,[66] está entre os transtornos que mais causam sofrimento. A Organização Mundial da Saúde o classifica como uma das dez doenças mais incapacitantes em todo o mundo.[67]

Quando este livro foi publicado pela primeira vez, o TOC era agrupado junto dos transtornos de ansiedade. De fato, esse é um sintoma importante da doença. Mas o transtorno obsessivo-compulsivo envolve um quadro mais complexo de sintomas, sendo comuns também as sensações de dúvida, culpa, nojo, medo e raiva, por exemplo, além do sentimento de que algo está errado ou faltando. A nova classificação americana de transtornos mentais, o DSM-5, adotado internacionalmente em 2013, decidiu, então, categorizar o TOC como um transtorno à parte. Vamos seguir no livro esse entendimento, dedicando este capítulo inteiramente a esse transtorno.

Pelos sintomas obsessivos e compulsivos que o compõe, o TOC muitas vezes é confundido com simples manias e superstições. Mas nem de longe é inofensivo como elas. Superstições são crenças e costumes partilhados por pessoas de uma mesma cultura: não passar debaixo da escada porque dá azar, usar branco na virada do ano para dar sorte, não deixar os chinelos com a sola virada para cima para que nenhum mal aconteça à própria mãe... Já as manias são ritos pessoais que trazem conforto, como levar sempre um copo d'água para o lado da cama antes de se deitar, fechar sempre a porta do guarda-roupa antes de ir dormir ou carregar um amuleto pessoal em ocasiões importantes. Superstições e manias não atrapalham a vida e, na maioria dos casos, são restritas a ocasiões específicas.

O TOC é diferente – invade a vida das pessoas, impondo regras rígidas que precisam ser cumpridas para tudo, todos os dias. Rouba-lhes tempo, energia e paz de espírito. Ideias, imagens ou estímulos incômodos repetidamente invadem o pensamento das pessoas, causando ansiedade e estresse. São as chamadas *obsessões*. Por exemplo: a ideia de que tudo está contaminado por germes ou de que alguém próximo e querido vai morrer, por exemplo. Para aliviar a aflição vinda das obsessões, o sujeito geralmente se obriga a repetir rituais, chamados de *compulsões* – gasta horas do dia lavando as mãos ou arrumando a posição de objetos em casa. Mauricio, 52 anos, tem um TOC considerado grave. A história dele ajudará a entender um pouco sobre o problema.

Desde criança, Mauricio é um sujeito cuidadoso com questões de organização e limpeza. Sempre foi elogiado pela mãe, que citava seu quarto, impecável, como referência para as irmãs dele, que eram mais da "turma da bagunça". Até a juventude, esse "jeito de ser" só lhe trouxe elogios. Mas, aos 22 anos, quando começou a trabalhar, passou a causar alguns inconvenientes.

Mauricio conseguiu estágio em um banco, enquanto fazia faculdade de economia à noite e cursava administração de empresas pela manhã, em duas das instituições mais conceituadas do país. Sua função como estagiário era a de analista de investimentos na bolsa de valores. De cara, o rapaz agradou. "Esse menino tem futuro. Vai chegar a diretor do banco", chegou a ouvir de um chefe. O programa de estágio deveria durar um ano, mas, com três meses de trabalho, ele foi efetivado como funcionário. "Acharam que eu já estava pronto para assumir o cargo", conta. Mauricio teve a carga horária dobrada. Trancou a faculdade de administração que fazia de manhã e passou a cumprir expediente integral no banco. E foi exatamente nesse ponto que as coisas começaram a se complicar.

Embora tivesse bom desempenho, o rapaz pecava por um defeito importante: nunca conseguia chegar no horário. "Todo mundo chegava às 9 horas da manhã e eu chegava às 9h30, 9h45. E a bolsa de valores não espera ninguém... Depois de um ano e meio de atrasos diários, fui demitido." Mauricio se atrasava por demorar muito tempo no banho matinal – uma hora e meia, pelo menos. Precisava limpar muito bem cada milímetro de seu corpo, pois, do contrário, sentia-se contaminado por bactérias.

Apesar do revés, não teve dificuldades em encontrar um novo emprego, pois tinha um bom currículo acadêmico. No novo cargo, porém, o problema com o horário se repetiu. E mais uma vez. E outra. Os atrasos o fizeram ir pulando de empresa em empresa, a cada ano, durante seis anos. Até que, em 1998, Mauricio passou num concurso público para um cargo federal, no Ministério do Planejamento, em Brasília. Havia conquistado um bom salário e estabilidade. Os problemas, no entanto, acompanharam-no.

Além dos atrasos cada vez maiores para começar o expediente, Mauricio começou a perder prazos de entrega de tarefas. Ele conta que era tão perfeccionista na elaboração de ofícios e memorandos pelos quais era responsável, que acabava demorando demais a concluir suas atribuições e atrapalhava o fluxo de trabalho de seus colegas. "Eu achava que tudo o que eu fazia tinha que estar perfeito, do contrário, alguma coisa de ruim poderia acontecer a meus familiares. Só que os documentos nunca ficavam perfeitos", explica.

Os temores de Mauricio de que algo muito ruim pudesse acontecer a seus entes queridos aumentaram quando seu pai adoeceu, em 1991, acometido por uma doença degenerativa – e, consequentemente, seus rituais de organização, limpeza e perfeccionismo também se tornaram mais intensos. "Os pensamentos obsessivos de que o meu pai iria morrer me faziam ficar dias redigindo um documento no trabalho e horas arrumando e conferindo coisas em casa, todos os dias", conta.

Desde criança, Mauricio tem um número mágico, o 27. Todos os seus rituais do TOC são cumpridos segundo a lei do 27: conferir se a porta está trancada 27 vezes, se a janela está fechada 27 vezes, tudo 27 vezes. Com isso, perdia – e perde – sempre o horário.

Houve dias em que Mauricio se atrasava tanto com o banho e os rituais de verificação que ficava constrangido de aparecer no trabalho no meio do dia e acabava não indo cumprir expediente. "Teve uma vez em que eu tentei lutar contra essas necessidades de checar tudo e falei: 'Não vou fazer'. Saí de casa sem conferir se as coisas estavam no lugar. No meio do caminho, admiti para mim: 'Não dá. Alguma coisa muito grave vai acontecer'. Voltei para casa e, quando terminei de verificar tudo, já eram duas da tarde. Eu pensei: 'Não tem condições de eu aparecer no trabalho agora. Vai estar todo mundo com cara de ódio e sarcasmo para mim, me achando um folgado, um vagabundo. Aquele clima péssimo... Amanhã eu vou'."

Até então, Mauricio achava que seus problemas se deviam ao fato de ser "uma pessoa muito meticulosa, um cara meio complicado". Seu ponto de vista começou a mudar em 1998, quando leu uma matéria de jornal a respeito do TOC, doença sobre a qual nunca tinha ouvido falar. Ao ler a lista de sintomas do transtorno, ele se identificou com cada tópico.

Resolveu, então, procurar uma instituição citada na reportagem, dedicada a dar apoio a pessoas portadoras do problema e a seus familiares, a Astoc. Lá, foi encaminhado para uma consulta com uma psicóloga e um psiquiatra. Avaliado pelos profissionais, recebeu a confirmação de suas suspeitas: tinha transtorno obsessivo-compulsivo. "Aí a coisa começou a clarear. É como se eu fosse míope, sem saber que tinha um problema de visão e, de repente, tivesse colocado um par de óculos e passado a enxergar direito", diz.

Mauricio começou a se tratar com medicamentos e psicoterapia. No entanto, mesmo depois de muitos anos de tratamento, não teve melhoras significativas. Segundo os especialistas que o acompanham, seu caso é grave e refratário aos tratamentos disponíveis. "Eu demorei demais a procurar ajuda. Estava já com 38 anos quando me dei conta desse problema que, hoje eu vejo, já existia, num grau menor, desde a infância. Depois de quase quatro décadas, os meus comportamentos compulsivos já tinham entrado no piloto automático. É como se o TOC tivesse entranhado na minha pele, e eu não conseguisse mais tirá-lo de lá. Se eu tivesse procurado tratamento mais cedo, as chances de controlar o problema seriam muito maiores", lamenta.

O TOC de Mauricio atingiu tal nível de gravidade que ele foi demitido do serviço público. Seus atrasos, faltas e descumprimento de prazos foram usados como argumentos num processo administrativo que começou em 2001 e culminou com seu desligamento, em 2008. Ele foi convocado a responder a uma ação do governo federal que o acusava de improbidade administrativa. "Nessa ação, o governo me atribui a reponsabilidade pelo desaparecimento de alguns processos no Ministério da Fazenda em São Paulo, por onde passei. Como não conseguiram provar minha responsabilidade nessa questão, fundamentaram a acusação afirmando que eu era um funcionário desidioso, que se atrasava e faltava com frequência, não se mostrando preocupado em desempenhar suas funções com o zelo que deveria", explica. A ação pede que Mauricio indenize o Estado com um valor equivalente a 100 vezes o seu salário (algo em torno de R$ 1.400.000,00, corrigido para valores atuais), a título de indenização por prejuízos que o ex-funcionário teria causado ao erário público.

Quando todo esse imbróglio do processo administrativo começou, Mauricio já acumulava um maço de atestados de seu psiquiatra mostrando que ele estava incapacitado para realizar suas atividades profissionais em razão do TOC. Os documentos solicitavam uma licença médica para ele. No entanto, Mauricio havia escondido todos esses papéis. Assim como continuava escondendo a doença de sua esposa, de seus pais, filhos, chefes e colegas de trabalho. "Não sei por que escondi. Acho que eu tinha vergonha de não conseguir controlar esses pensamentos e essas atitudes ridículas, apesar de ser um cara esclarecido, formado em três faculdades [cursou Direito, depois de se formar em Economia e Administração]." Só abriu o jogo com a esposa e a família quando teve seu salário temporariamente suspenso, por causa das faltas, em 2001.

Mauricio também moveu uma ação na Justiça para tentar reverter sua demissão ou para ser aposentado por invalidez, além de recuperar os salários que deixou de receber em definitivo, desde 2008. Desde que foi demitido, passou a viver com a remuneração do trabalho da esposa e a usar, mensalmente, uma parcela da poupança que acumulou durante os anos de serviço público. Preocupa-se com o fato de as despesas da família serem sempre maiores que a receita. Fora os custos com a própria casa e os filhos, tem ainda um gasto de R$ 2 mil por mês com seus pais.

"Eu cheguei a uma situação tal que, em alguns dias, não tenho vontade nem de levantar da cama. Penso: 'Poxa, estou com 52 anos de idade, se eu perder essas ações na Justiça, o que eu vou fazer da vida?'. Depois de ser demitido do serviço público, até tentei trabalhar numa imobiliária, mas não durou mais de um mês e meio porque não conseguia chegar na hora para mostrar o imóvel aos interessados.

O meu psiquiatra continua dizendo no meu prontuário que estou incapacitado para o trabalho. Fico imaginando que imagem os meus filhos têm de mim... Uma vez, o meu menino me perguntou: 'Pai, por que você não trabalha?' Eu tive que explicar para ele. Então, hoje, o meu filho de 8 anos de idade sabe o que é TOC. Ele me vê ajeitando as coisas e fala: 'Para, pai, isso é TOC. Não vai acontecer nada, se você não arrumar tudo de novo hoje'.

Eu fico me sentindo um lixo... Com três cursos de graduação, uma pós-graduação que eu só não consegui completar por causa dessa maldita doença, eu poderia estar dando aula em algum lugar... Mas eu nem me atrevo porque não conseguiria chegar nas aulas a tempo.

A minha rotina é assim: quando a minha mulher e os meus filhos vão dormir, por volta da meia-noite, vou conferir se tudo está no lugar em casa: cada porta, cada janela, a gaiola dos periquitos no quintal. Todos os dias, sete dias por semana. Abro e fecho cada porta 27 vezes. As janelas dos quartos dos meus filhos têm que estar com as folhas de madeira fechadas e a parte de vidro aberta a um palmo de distância, no caso do menino, e a um palmo e meio de distância, no caso da menina. A gaiola dos periquitos, numa diagonal perfeita.

Depois que eu verifico isso, tenho que conferir se o bujão de gás não está vazando. Quando termino de conferir se está tudo no devido lugar, já são 2h, 3h da manhã. Aí vou ver meus e-mails, leio um pouco e vou dormir ali pelas 4h ou 5h. Acordo às 11h, abro as janelas, arrumo a cama dos meus filhos e a minha – mesmo se a empregada já tiver arrumado, eu tenho que arrumar de novo, do meu jeito, com o lençol formando um envelope perfeito, sem nenhuma ruga. Coloco os brinquedos do meu filho em cima da cama sempre do mesmo jeito – o palhaço, a almofada do time de futebol, o carrinho, tudo exatamente no mesmo lugar.

Quando vou ver, já são 12h40, tenho que levar o meu filho correndo para a escola, porque ele entra às 13h10. Ele sempre chega cinco minutos atrasado, por minha causa. Fica incomodado, vem me dizer que a professora está pegando no pé. Eu falo para ele dizer que a culpa é do pai dele. Aí ele pergunta: 'Eu vou falar o quê? Que você tem TOC?'. Eu respondo: 'Pode dizer o que você quiser. Ou nem precisa explicar o motivo. Fala que você estava pronto na hora, mas seu pai atrasou'. Tem dia que eu consigo chegar na hora, ele fica feliz da vida.

Depois que eu o deixo na escola, aproveito para pegar a minha filha, que estuda de manhã, e aí nós almoçamos. Na parte da tarde, depois que a empregada arrumou todo o resto da casa, eu vou conferir se está tudo no lugar. Quando vou ver, já são 17h, hora de buscar o meu filho na escola. Nós jantamos juntos. Aí, eles vão dormir e começa tudo de novo. Que trabalho eu posso realizar tendo uma rotina tão absurda e ridícula quanto essa?

Quando tenho um compromisso muito importante, faço uma negociação com o meu TOC. Por exemplo: eu tive um casamento no final de janeiro, num sábado. Comecei a me arrumar bem cedo, e pensei assim: 'Hoje, eu vou fazer um resumo: o 27 eu divido por três e vou fazer tudo só 9 vezes'. É como se o meu TOC falasse: 'Hoje eu vou deixar você em paz'. Eu e minha esposa chegamos um pouquinho atrasados, mas o casamento também atrasou, então, ficou tudo certo. Mas já atrasei a cerimônia de casamento de uma amiga da minha mulher em meia hora. Nós éramos padrinhos... Eu me atrasei até nos depoimentos da sindicância que levou à minha demissão. É uma coisa totalmente fora de controle. Deixo de cumprir obrigações para realizar as minhas compulsões, porque, senão, não fico em paz.

A única coisa boa no meio disso tudo é que estou vendo os meus filhos crescerem. Eu levo e busco as crianças na escola, tiro as dúvidas do dever de casa, levo o meu menino nos jogos de futebol... Acompanhar os filhos crescendo é uma coisa que muitos pais gostariam, mas não conseguem, hoje em dia. E eles me dão uma grande alegria. São muito inteligentes e muito apegados a mim. A família é a coisa mais importante da minha vida. Se não fossem eles, eu não sei. A minha mulher deve gostar muito de mim, porque, senão, já teria me dado cartão vermelho. Mas acho que ela sofre bastante com esse meu problema, e perceber isso me faz sentir mal.

Tem hora que eu entro numa melancolia... Em alguns sábados, como não tenho que levar as crianças à escola, passo o dia na cama. Acho até que o meu psiquiatra está mais preocupado agora com o meu processo depressivo que com os rituais do TOC propriamente ditos. Numa das últimas consultas, ele me perguntou como eu estava e eu falei: 'Aquelas ações na Justiça não me saem da cabeça'. Ele até comentou: 'É bem frase de quem tem TOC mesmo: Isso não sai da minha cabeça'. Tem que rir para não chorar... Os meus filhos ainda me animam, dizendo: 'Não esquenta, pai, você vai ganhar os processos'. Eles levantam o meu moral."

O TOC pode se manifestar de maneiras muito diversas. Da forma como atinge Mauricio, apresenta-se "com figurino completo", ou seja, com *obsessões regendo compulsões*. Mas os sintomas podem ficar apenas no terreno dos *pensamentos obsessivos, sem comportamentos compulsivos* associados. Um exemplo: uma mulher tem repetidamente o pensamento repugnante de que vai machucar seu bebê. Ela pode ficar muito atormentada por essa ideia que invade sua cabeça, mas não criar nenhum ritual para "neutralizar" o pensamento ruim. O contrário também acontece: o quadro pode se expressar *apenas por rituais repetitivos de compulsão*, sem ter uma ideia obsessiva clara por trás – uma pessoa tem sempre de ler as palavras de trás para frente, mas não tem nenhum medo ou pensamento incômodo que justifique essa atitude, por exemplo.

Há também casos em que as *compulsões* estão presentes, mas não são desencadeadas por medos obsessivos. Elas *têm como gatilho sensações incômodas*. Por exemplo: a pessoa pode lavar a mão exageradamente não porque tem uma ideia fixa de que está contaminada, mas porque tem a sensação desagradável de que a mão está sempre engordurada. Ou acende e apaga a luz dezenas de vezes não por acreditar que algo ruim vai acontecer se ela não repetir o movimento, mas porque só fica satisfeita quando ouve um clique específico do interruptor, que só ela reconhece. Ou, na clássica mania de ajeitar quadros tortos na parede, a pessoa não consegue prestar atenção em mais nada se não endireitar a tela, porque a assimetria incomoda sua visão. Esses são os chamados *TOCs sensoriais*.

Os conteúdos das obsessões e os tipos de compulsão também são os mais variáveis possíveis.

As ideias obsessivas mais comuns são relativas a:

- **Dúvidas**: "Pela milésima vez, tranquei a porta ou não?";
- **Agressões**: "Vou machucar meu bebê";
- **Doenças**: "Será que essas dores de cabeça frequentes são um tumor no cérebro?";
- **Sujeira e contaminação**: o executivo que pede à sua secretária que faça cópias *xerox* de documentos recebidos de outras pessoas para não entrar em contato com os originais "cheios de germes";
- **Religião**: o TOC do cantor Roberto Carlos, que, por anos, deixou de cantar alguns de seus maiores sucessos para não repetir palavras como "inferno" e "mal";
- **Sexo**: as obsessões de cunho erótico, diferentemente das fantasias sexuais, causam culpa.

Já os rituais compulsivos mais frequentes são de:

- **Verificação**: checar várias vezes se a porta está trancada, o gás fechado, entre outros;
- **Higiene pessoal**: usar água quase fervendo para lavar as mãos, tomar banhos que duram horas;
- **Limpeza**: o sujeito gasta horas limpando um único cantinho da casa – e, às vezes, não dá conta de limpar todo o resto, deixando a casa suja, no fim;
- **Organização**: arrumar, de jeito meticuloso e rígido, quadros na parede, livros na estante, roupas e sapatos no armário;
- **Contagem**: números mágicos determinam quantas vezes a pessoa tem de acender e apagar a luz, abrir e fechar a porta, rezar para se penitenciar de um pecado;

- **Acumulação**: não conseguir se livrar de jornais velhos, lascas de unha e outros objetos excêntricos.

Os rituais compulsivos nem sempre são atitudes visíveis, e podem ser apenas atos mentais – contar, rezar ou pensar em uma palavra que neutralize outra, por exemplo. Como pensamentos e comportamentos irracionais que são, as obsessões e compulsões atingem também pessoas cultas. A história do economista Mauricio deixa isso bastante claro. Na maioria dos casos, os portadores de TOC conseguem ver a própria vida de fora e enxergar o absurdo que há em chegar atrasado ao trabalho por ficar acendendo e apagando a luz durante uma hora, por exemplo, mas não conseguem controlar a própria mente e conter suas atitudes. Nos quadros mais leves, os sintomas não chegam a incapacitar tanto quanto no caso do economista, embora incomodem e reduzam a qualidade de vida.

Nos primórdios da descrição da doença, o transtorno obsessivo-compulsivo já recebeu as alcunhas de "loucura lúcida" ou "delírio sem delírio". Uma alusão aos pensamentos sem sentido que o transtorno envolve, em contraponto à autocrítica que as pessoas acometidas pelo problema geralmente preservam – o que os especialistas chamam de *insight* sobre a doença. Por mais que vivam as obsessões com um grande senso de realidade, a ponto de se entregar totalmente aos comportamentos repetitivos para aliviá-las, fora desses momentos, elas costumam perceber que seus pensamentos obsessivos não fazem sentido – diferente dos sujeitos com esquizofrenia, que tomam seus pensamentos delirantes como a mais absoluta verdade.

Posteriormente, o TOC ganhou o apelido de "doença do segredo" – "como a pessoa tem consciência de que suas ideias e atitudes não são razoáveis, sente vergonha delas e tenta escondê-las tanto quanto pode", explica a psiquiatra Roseli Shavitt, coordenadora do Programa de Transtornos do Espectro Obsessivo-Compulsivo (Protoc), do Instituto de

Psiquiatria da USP. A mais recente edição do DSM-5, manual de psiquiatria americano adotado internacionalmente, especifica que, em alguns casos mais graves, o portador do transtorno não chega a identificar seus pensamentos obsessivos propriamente como sintomas de um transtorno mental, e diz-se, então, que há "ausência de *insight*" ou "sintomas delirantes".[68]

Como acontece também em relação às demais doenças da mente, o TOC é causado por uma combinação de fatores genéticos e ambientais. Sabe-se que os genes têm uma participação importante porque uma pessoa que tem um irmão gêmeo idêntico portador de TOC (ou seja, um irmão que partilha exatamente da mesma genética) tem até quatro vezes mais chances de também ter o transtorno, em relação a alguém que tem um irmão gêmeo não idêntico com a doença (quer dizer, um irmão que tem constituição genética diferente). A influência se dá não apenas pela convivência, portanto. "Morar com pessoas que têm TOC não é suficiente para desenvolver o transtorno. É preciso juntar a influência ambiental com a predisposição genética", explica Roseli Shavitt.

Quatorze anos depois de saber que é portador de TOC e munido de muita informação sobre a doença, Mauricio conseguiu identificar que sua mãe é portadora do mesmo transtorno. Ele conta como chegou a essa conclusão: "As empregadas domésticas nunca duraram mais que seis meses na casa da minha mãe, porque ela fica em cima, fazendo elas limparem o que já está limpo. Para se ter uma ideia, ela faz as coitadas limparem o trilho da porta de correr todos os dias com uma faquinha. Hoje, a minha mãe não consegue dar banho no meu pai, que é cadeirante, mas ela fica do lado da cuidadora vigiando o banho. Tudo tem que ser feito do jeito dela, segundo o padrão de higiene dela. Eu já até levei a minha mãe ao psiquiatra, ele fez uma avaliação e confirmou o diagnóstico de TOC. Mas ela não aceita. E com 72 anos não vai aceitar mesmo...".

O problema do álcool
e das outras drogas

O USO DE DROGAS, incluindo o álcool, o cigarro e as substâncias ilícitas, é um dos principais problemas de saúde pública no mundo inteiro. O consumo de todas elas, juntas, está relacionado a 12,6% de todas as mortes, segundo cálculos da Organização Mundial da Saúde (OMS).[69] O hábito de usar drogas em excesso é considerado um tipo de transtorno mental porque essas substâncias atuam no cérebro, provocando alterações na consciência, no humor e no comportamento, podendo comprometer a saúde, a vida prática e os relacionamentos.

Neste capítulo, abordaremos os problemas causados por duas substâncias, especificamente: o álcool, por ser a droga consumida pelo maior número de pessoas* e também a que mais danos causa à população em geral,[70] e o crack, por ser uma droga com grande poder de causar dependência e provocar fortes danos aos usuários, em termos individuais.[71]

Alcoolismo: o "lubrificante social" pode levar à queda

"Quando olho para o começo da minha história de vida, não vejo nenhum indicativo de que eu viria a enfrentar um problema como o alcoolismo um dia. Na minha família, não existia o hábito de beber. As pessoas só tomavam uma taça de vinho nas grandes comemorações. Eu mesmo, na adolescência,

---

* Segundo a OMS, 2,3 bilhões de pessoas consomem álcool em todo o mundo, enquanto,1 bilhão são fumantes, e 275 milhões, usuárias de drogas ilícitas.

nem achava graça em bebida. Quando muito, tomava um 'gole de coragem', com os amigos, antes de convidar as damas para dançar nos bailes. Eu até que fazia sucesso com as meninas – diziam que eu tinha belos olhos, um bom corpo, pois gostava de praticar esportes, e era muito alegre, brincalhão. E acho que sempre fui uma pessoa forte emocionalmente, desde a infância. Pudera: meu pai costumava dizer que eu era a esperança da vida dele. Talvez, por eu ser o caçula de dez filhos, ele tenha sido mais como um avô para mim – pai com açúcar, sabe como é... Eu me sentia muito querido. Fiquei até 'topetudo' por isso. Imagina você ser a esperança do seu herói! Não é pouca coisa...

Acho que o que me salvou de virar *playboy* foi uma queda de cavalo que eu sofri, quando tinha 14 anos. Fiquei nove meses com o corpo todo engessado e, não tendo muito o que fazer, passava os dias estudando. Tomei um gosto grande por aprender, a partir daí. E frequentei bons colégios a vida inteira. Venho de uma família com uma boa condição financeira. Meu pai era fazendeiro, produtor de café. Apesar dos recursos que tinha, educava a mim e aos meus irmãos com muito rigor nas finanças – ele dizia que o que machuca o homem é a queda de padrão, não a vida modesta.

Então, como se pode ver, não havia um cenário favorável ao alcoolismo na minha vida. Mas eu vivi esse problema. Me dei conta de que tinha me tornado dependente do álcool quando estava com 44 anos, sendo já médico e professor do departamento de psiquiatria de uma das principais faculdades de medicina do país. Acho que foi um processo que se desenvolveu durante duas décadas, sem que eu me desse conta, devido a uma série de conflitos internos.

Conflitos que tinham a ver com religião, posições políticas, questões profissionais, conflitos amorosos... E com uma vida atribulada, muito cheia de coisas. Desde os vinte e poucos anos, eu tinha uma vida acadêmica e profissional intensa, que eu conciliava com uma certa atividade política – era a maneira de me opor aos regimes totalitários que vivi no governo do Getúlio Vargas e na ditadura militar. Tudo na minha vida tinha um quê de ir contra os costumes maiores. Acho que tudo isso foi me desajustando sem que eu percebesse. E eu passei a beber. Comecei com a bebida aos vinte e poucos anos, socialmente, durante a faculdade. E, gradativamente, fui bebendo mais. Com trinta e poucos, passei a chegar em casa de pilequinho com frequência.

Mas o problema pegou fogo mesmo, a meu ver, quando eu já estava com 41 anos, época em que a equipe médica na qual eu trabalhava começou a fazer os primeiros transplantes de coração no Brasil. Isso foi em 1968. Era uma das primeiras tentativas desse tipo de procedimento no mundo também. Eu era o responsável por fazer o diagnóstico da morte cerebral dos doadores dos órgãos. Definir a morte de uma pessoa a partir da perda irreversível das funções cerebrais era uma coisa extremamente nova, um conceito que estava sendo construído pela comunidade médica internacional naquele momento. Até então, prevalecia o entendimento de que a morte só se dava no instante em que o coração parava de bater. Declarar a morte da pessoa antes disso, ou seja, com o coração dela ainda em funcionamento, foi o que possibilitou fazer os transplantes de coração. Uma mudança muito grande na área médica, que prevalece até hoje. Fui chamado de "juiz da morte". Havia uma ideia de onipotência estranha nisso. Parecia que eu estava próximo de Deus. Fiquei assustado com essa noção de poder. E comecei a ter uma vaidade um pouco perigosa, coisa que eu nunca tinha sentido antes.

Para piorar, todos os primeiros transplantados morreram – não devido à cirurgia, mas em decorrência da rejeição aos órgãos, que, àquela altura, ainda não era um problema resolvido. E não havia lei que nos protegesse dessas questões todas, se alguém resolvesse nos questionar. Embora, cientificamente, nosso trabalho estivesse correto, como o procedimento ainda não estava aprovado, estávamos atuando com o apoio do ministro da Justiça do governo militar. Ou seja, eu estava sendo protegido pela ditadura que eu tanto detestava e combatia. Me senti um canalha. Foi um negócio pesado. Passei a beber mais e mais.

Aos 44 anos, eu tomava um litro de uísque todos os dias. E comecei a notar que tremia se não bebesse. Precisava de uma dose logo pela manhã. Como médico e professor de um departamento de psiquiatria, eu conhecia de perto o problema do alcoolismo e não pude ignorar o fato de que, a essa altura, eu mesmo estava dependente do álcool. Ninguém tinha tido coragem de chegar a mim e dizer isso. Talvez por causa da minha posição profissional... Então, havia muita solidão nessa descoberta.

O ápice dessa história se deu num congresso sobre criminologia, em que fui convidado a dar uma palestra. Sem noção alguma do que estava fazendo, eu saí nu para uma sessão do evento. Até hoje, não tenho memória desse episódio. Pessoas de muita confiança é que me contaram o que houve, depois de me tirar daquela situação. Aí eu pensei: 'É o fim. A decadência total. Preciso parar de beber'. Chamei um assistente da faculdade e disse a ele que tinha decidido parar. Eu sabia que ia sentir tremores e que podia ter alucinações, então lhe disse que tomaria tranquilizantes para amenizar a crise de abstinência e pedi que ele fosse me ver periodicamente.

Nos dois ou três primeiros dias sem beber, vi bichos na parede do quarto. Bichinhos um pouco maiores que insetos. Cheguei a ver coelhinhos no chão também. Uma coisa estranha. Você acredita que é de verdade mesmo. Os tremores nas mãos duraram um pouco mais. Mesmo sabendo que tudo isso estava dentro do padrão da crise de abstinência do álcool, fiquei apreensivo, nervoso. Não tinha confiança total de que iria ficar bem. Pensava: 'Como é que eu vou sair disso?'. Mas, aos poucos, tudo foi voltando ao seu lugar. Fiquei seis meses afastado das aulas e da clínica, me recuperando. Depois disso, nunca mais bebi absolutamente nada. Faz 40 anos que parei de beber e não tenho vontade de tomar um gole sequer de bebida alcoólica. Até sirvo bebida para as pessoas, sem nenhum problema. E parei com o cigarro também. Se eu não falasse um palavrão de vez em quando, eu diria até que vou para o céu (risos).

Brincadeiras à parte, acho que é importante dizer que a dependência do álcool não se instalou da noite para o dia. Durante quase vinte anos, fui aumentando a quantidade de álcool que eu bebia e, silenciosamente, a dependência foi se instalando. Eu não me julgava alcoólatra antes de chegar àquele ponto de precisar beber um litro de uísque todos os dias. Não conseguia falar isso para mim mesmo. Talvez eu precisasse me embriagar para não me ouvir. A euforia encobria tudo. E eu estava iludido, achava que tinha controle sobre a bebida. Acontece que não existe *superman*. Eu, que era uma pessoa bem-sucedida, um vencedor, virei alcoólatra! Que raio de vencedor era esse? Não dá para brincar com a bebida. O álcool, como qualquer droga, bate em você. E você tem que acreditar nisso. Se você não acredita, paga para ver e ele te derruba. E, depois de ser derrubado várias vezes, você percebe que não dá para enfrentá-lo mais, porque você sai tremendo, literalmente. Todo o seu mundo bonito vai se perdendo."

A história de Luis, 84 anos, mostra como as bebidas alcoólicas, capazes de tornar jantares mais românticos, festas mais animadas e um dia estafante de trabalho mais relaxado, podem também ter um lado perverso. Consumido constantemente e em grandes quantidades, o álcool pode causar diversos danos à saúde. No extremo, leva a um estado doentio de dependência – popularmente conhecido como alcoolismo.

O corpo do dependente se acostuma de tal maneira ao uso do álcool que ele precisa manter um nível mínimo da substância no organismo para se sentir "normal", à vontade, e conseguir cumprir suas tarefas e se relacionar com as pessoas – ainda que o faça com problemas. Do contrário, sem beber, fica ansioso, angustiado, sente dificuldade para dormir e para se concentrar.

Pode também ter sintomas físicos desagradáveis, como suor excessivo, tremores nas mãos, taquicardia, náusea e, nos casos mais graves, convulsões, alucinações e delírios. E o mais cruel: sabe que só mais uma dose trará alívio imediato para todo o mal-estar que lhe aflige.

Bastam cinco a dez horas sem consumir nenhuma bebida para que o corpo de uma pessoa dependente do álcool comece a manifestar os primeiros sinais de abstinência. Por isso, o alcoolista acaba, muitas vezes, bebendo de forma "preventiva", ou seja, consome bebidas alcoólicas em intervalos regulares para evitar que os sintomas desagradáveis da abstinência apareçam. Nesse círculo vicioso, o desejo de beber torna-se irresistível, o número de doses consumidas foge ao controle e a hora de parar não se sabe mais qual é.

A saúde se deteriora, o desempenho profissional fica prejudicado, a família reclama que não aguenta mais e os amigos se afastam. Todos os aspectos da vida vão perdendo os contornos definidos. Em foco, só resta a bebida, a única coisa que ainda traz satisfação e prazer. É aí que o álcool, chamado "lubrificante social", rouba a cena. Assume o comando da vida das pessoas e lhes dá uma queda. O uso nocivo de bebidas alcoólicas atinge cerca de 14% dos homens e 4% das mulheres, no Brasil,[72] considerando os dados de abuso e dependência do álcool encontrados no II Levantamento Nacional de Álcool e Drogas (II Lenad), de 2014, realizado pela Universidade Federal de São Paulo (Unifesp).

O quadro é grave não apenas no Brasil. O uso nocivo do álcool é uma das principais causas de mortalidade em todo o mundo.[73] Cerca de 5% de todas as mortes são decorrentes do uso indevido de bebidas alcoólicas, associado a acidentes, cânceres de diversos tipos, cirrose hepática, doenças cardiovasculares, transtornos psiquiátricos e episódios de violência.[74] O uso exagerado de bebidas alcoólicas atua como causa de mais de 200 doenças e outros danos à saúde.[75] De cada quatro homens que fazem uso de álcool, um se torna dependente dele. Entre as mulheres, a proporção é de uma entre dez.[76]

Os fatores que levam ao alcoolismo são diversos e atuam em conjunto para desencadear a doença. Tem papel fundamental, por exemplo, a maneira como o corpo de cada pessoa processa a molécula do álcool – quanto mais agradável for a reação do organismo à substância, maiores as chances de uma pessoa ter problemas com a bebida. O reverso da moeda é verdadeiro: aqueles que têm sensações desagradáveis quando bebem têm menos chances de fazer uso nocivo da substância.

O modo como as bebidas alcoólicas são processadas no organismo sofre influência da genética. Aos genes, cabe uma contribuição da ordem de 20% a 40% no risco de desenvolver dependência. Por isso, se há casos de alcoolismo na família, é preciso ficar especialmente atento. Não que genética seja destino – para que os genes preditores do problema possam entrar em ação, é preciso que a pessoa desenvolva o hábito de beber. Se ela nunca experimentar bebidas alcoólicas, não terá a doença, é claro. Por outro lado, não ter histórico de problemas com o álcool na família não significa que a pessoa esteja imune.

Há também fatores comportamentais, psicológicos e sociais associados aos problemas com o álcool. Baixa autoestima, timidez, conflitos familiares, desamparo afetivo, expectativas altas e irrealistas por parte da família, dificuldade de comunicação em casa, rejeição por parte dos colegas, baixo desempenho escolar, ambientes violentos e condições de vida precárias estão entre os principais fatores de risco identificados pelos especialistas. Indivíduos com esses problemas são mais vulneráveis a usar os efeitos prazerosos do álcool como válvula de escape e também mais propensos a se apoiar na facilidade de socialização proporcionada pela substância.

Gente de personalidade ansiosa, impulsiva, desafiadora e muito curiosa, com grande necessidade de experimentar novas sensações, também tem mais chances de consumir bebidas alcoólicas de maneira exagerada, desde cedo. Atuam como fatores de risco os problemas emocionais e os transtornos psiquiátricos graves – pessoas deprimidas e portadores de distúrbio bipolar, transtorno de personalidade *borderline* ou esquizofrenia tendem a usar a bebida como "remédios ruins" para suas aflições psíquicas.

O acesso facilitado às bebidas alcoólicas ajuda a compor um cenário de vulnerabilidade ao problema. Em redes de amigos que compartilham o consumo de álcool e nas famílias onde beber é um hábito, o uso nocivo de álcool é mais frequente. O ambiente familiar, em especial, tem grande influência na forma como uma pessoa irá desenvolver sua relação com o consumo de bebidas alcoólicas. Lares onde os vínculos de apego são fracos, famílias em que há muitos problemas de relacionamento e pais que fazem uma vigilância mais frouxa em relação à bebida e às drogas constituem um importante fator de risco para o uso nocivo e a dependência de álcool.

Quem começa a beber muito precocemente também tem mais chances de perder o controle sobre a bebida do que aqueles que cultivam esse hábito mais tarde. Um estudo intitulado "Uso e abuso de álcool", conduzido pela Escola de Medicina da Universidade Harvard, nos Estados Unidos, publicado em 2008, identificou que, dos adultos que deram os primeiros goles aos 14 anos ou menos, 16% passaram depois à categoria de dependentes ou abusadores de álcool. Entre aqueles que começaram a beber após os 21 anos, esse índice é de apenas 2%.[77] Do ponto de vista biológico, isso acontece porque o cérebro dos adolescentes ainda está em formação, o que os torna mais suscetíveis aos efeitos das substâncias psicoativas.

Ocorre o seguinte: se o cérebro em intenso processo de transformação química recebe estímulos constantes de álcool ou qualquer outra droga, tende a ser programado de forma a se satisfazer mais com o prazer rápido e intenso dessas substâncias e a deixar de desenvolver mecanismos para obter prazer nas relações pessoais, na música, na leitura, nos esportes, no trabalho e em outras atividades que fazem parte do repertório de satisfação das pessoas. Além disso, há aspectos comportamentais envolvidos: quem se inicia muito cedo em rituais etílicos tende a dedicar menos tempo a desenvolver outras áreas da vida – estudos, esportes, artes, etc. – acumulando menos conquistas e valores a que se apegar para se proteger do alcoolismo. E falta-lhe, é claro, maturidade para entender tudo isso.

O mecanismo da dependência se estabelece, biologicamente, porque as bebidas alcoólicas – como qualquer outra droga, lícita ou ilícita – têm uma ação intensa sobre o núcleo de prazer do cérebro, o chamado sistema de recompensa. A função primordial desse sistema é estimular comportamentos necessários à manutenção da vida e da espécie. Comer, matar a sede, ter relações sexuais, dar e receber carinho são comportamentos que ativam o sistema de recompensa, que, por sua vez, responde com sensações de prazer e satisfação, fazendo com que as pessoas queiram repetir essas experiências. No caso das drogas, inclusive o álcool, a ativação do sistema de recompensa se dá de maneira bastante intensa e rápida, tornando-se a via preferencial de obtenção de satisfação do cérebro, em detrimento de outras fontes de recompensa, como o sexo ou a comida, que proporcionam um prazer menos vigoroso, ou as relações pessoais e o trabalho, que requerem mais esforço e envolvem algum grau de frustração, em certos momentos.

Ou seja, a droga corrompe os mecanismos de obtenção de prazer do ser humano. Quanto mais frequente e intenso o uso de álcool e outras drogas, menor é a motivação que uma pessoa tem para buscar recompensas em outras atividades. E, no círculo vicioso que se cria, maior a quantidade de álcool ou outras drogas que a pessoa precisa consumir para obter o mesmo grau de satisfação.

O tipo de substância utilizada e sua ação no organismo influenciam se o caminho até a dependência será mais longo ou mais curto. Quanto mais intenso, imediato e fugaz é o efeito da droga, mais rapidamente se instala a dependência, em geral. No caso do crack, que chega ao cérebro em apenas cinco segundos, tem efeito até dez vezes mais forte que o da cocaína em pó ("cheirada") e cuja ação dura de quatro a dez minutos apenas, a dependência costuma se instalar em poucas semanas. Já no caso do álcool, esse processo leva anos, às vezes, mais de uma década. Porém, quando o alcoolismo se instala, lidar com ele pode ser tão ou mais difícil que se recuperar da dependência de outras drogas. "O álcool está em todos os lugares. É vendido em qualquer supermercado, restaurante ou posto de conveniência. Então, é bastante difícil se manter longe dele – e ficar longe das bebidas é fundamental para quem chegou ao alcoolismo", pondera Thiago Porto Machado, ex-usuário de drogas que, em 2003, passou a trabalhar como orientador de uma comunidade terapêutica voltada para o tratamento da dependência química, a Fazenda do Senhor Jesus, em Araxá, Minas Gerais.

A pesada publicidade em torno das bebidas alcoólicas também não ajuda quem precisa ficar longe delas. Para se ter uma ideia, só a Ambev, empresa líder no mercado brasileiro de cervejas e parte da maior cervejaria do mundo, a InBEv, investiu 1,6 bilhão em publicidade em 2018, posicionando-se em sétimo lugar no ranking dos maiores anunciantes do país, segundo relatório da consultoria Kantar IBOPE Media.[78] Segundo o relatório global sobre o uso de álcool publicado pela OMS, em 2018, estudos longitudinais vêm concluindo que pessoas jovens expostas ao marketing de bebidas alcoólicas são mais propensas a começar a beber – e, se já bebem, tendem a beber ainda mais.[79]

Pesquisadores da Universidade de Connecticut, na costa leste norte-americana, associados a outros grupos de estudo dos Estados Unidos, acompanharam 1.872 jovens entre 15 e 26 anos ao longo de dois anos. Durante esse período, verificaram a frequência e a intensidade com que os participantes da pesquisa consumiram bebidas alcoólicas e a quantidade de vezes que viram anúncios de cervejas, destilados e *drinks* na TV, no rádio, em revistas e em *outdoors*. Colheram ainda dados sobre a verba publicitária investida nos locais onde os jovens moravam.

Comparados os dados, os pesquisadores chegaram a duas conclusões objetivas: 1) para cada anúncio visto, os adolescentes e jovens consumiram 1% mais de bebidas alcoólicas; 2) para cada dólar adicionado aos gastos com publicidade de bebidas alcoólicas, nos mercados das regiões onde os jovens moravam, o consumo de álcool aumentou 3% entre eles. "Jovens que viviam em mercados com maior publicidade de álcool beberam mais, aumentaram os níveis de consumo de álcool ao longo do tempo e seguiram aumentando a quantidade de bebida até os 20 e tantos anos. Já os jovens que viviam em mercados com menos publicidade de álcool beberam menos e mostraram um padrão de consumo de álcool com crescimento modesto somente até os 20 e poucos anos, quando os níveis de ingestão de bebidas começaram a cair", escreveram os autores, que publicaram os resultados da pesquisa em 2006, na revista *Archives of Pediatrics & Adolescents Medicine*, da Associação Médica Americana.

Não há uma quantidade exata de bebida considerada segura para todos, uma vez que a reação ao álcool é bastante individualizada, de acordo com a idade, o sexo, a estrutura corporal, a ingestão de comida antes e durante o consumo de bebidas, o ritmo em que a pessoa bebe, o histórico familiar de problemas com o álcool, entre outras variáveis. O consenso entre os médicos é que uma relação saudável com o álcool se dá quando a pessoa consome bebidas alcoólicas em determinada frequência e quantidade que não cause prejuízos no trabalho, nas relações pessoais, na vida sexual, no desempenho físico, no bem-estar, na saúde e nas motivações para a vida.

Para saber se a sua relação com o álcool anda saudável, é útil se fazer alguns questionamentos a esse respeito. A página do Ministério da Saúde na internet traz um breve questionário que serve de parâmetro para as pessoas identificarem possíveis problemas com o álcool. Trata-se do questionário CAGE (acrônimo resultante das palavras-chave das perguntas, em inglês), que costuma ser utilizado em hospitais de pronto-socorro como um primeiro funil para avaliar as possibilidades de uma pessoa ter problemas com o álcool. Obviamente, avaliações posteriores mais detalhadas são necessárias, mas duas respostas positivas ao questionário sugerem a necessidade de procurar orientação especializada.

- Você já sentiu que deveria diminuir a bebida?
- As pessoas já o irritaram quando criticaram sua bebida?
- Você já se sentiu mal ou culpado a respeito de sua bebida?
- Você já tomou bebida alcoólica pela manhã para "aquecer" os nervos ou para se livrar de uma ressaca?

Outros questionamentos mais específicos também podem ser úteis. Seguem algumas sugestões de perguntas elaboradas por especialistas com base em situações recorrentes entre aqueles que consomem bebidas alcoólicas de maneira nociva:

- Você, com frequência, rende menos no trabalho, pede adiamento de prazos para cumprir tarefas ou falta ao expediente porque está de ressaca?
- Seu marido, sua esposa ou seus pais reclamam que você fica diferente quando bebe – antissocial ou sociável demais, por exemplo?
- Você tem dificuldades de se divertir em uma festa sem beber? Deixa de ir a um evento social se estiver tomando antibióticos e não puder consumir bebidas alcoólicas?
- É comum você se esquecer de coisas que fez porque exagerou na bebida?
- Com frequência, você deixa de ter relações sexuais ou as tem de forma insatisfatória por que bebeu demais?
- Você percebe que engordou ou se sente inchado por causa da bebida, nos últimos tempos?

- Você dirige alcoolizado? Já sofreu algum acidente, mesmo que leve, por causa disso?

Não se trata aqui de fazer autodiagnóstico. No entanto, se a sua resposta foi "sim" a várias dessas questões, é recomendável que você procure um médico, psicólogo ou outro profissional da área da saúde para se orientar sobre a sua relação com a bebida.

A Organização Mundial da Saúde (OMS) oferece uma referência de consumo moderado, que costuma servir para a maioria das pessoas: aos homens, recomenda-se o limite de duas doses de bebida por dia e, às mulheres, uma dose diária (uma dose equivale a uma lata ou *long neck* de cerveja, uma taça de vinho ou uma dose padrão de destilado). Mas atenção: não vale pegar o consumo da semana e calcular uma média de ingestão diária de bebidas. O saudável é beber um pouquinho por dia e não tudo num dia só, ainda que a quantidade total seja a mesma. A OMS sugere ainda que as pessoas se abstenham de bebidas alcoólicas em pelo menos dois dias da semana. Essas recomendações valem para aqueles que ainda mantêm uma relação saudável com o álcool, é claro. Aos que dobraram a curva do alcoolismo, repita-se, a dose segura é zero.

Beber de maneira pesada – grandes quantidades, em pouco tempo, numa mesma ocasião – muitas vezes não configura alcoolismo, mas é um comportamento que preocupa os médicos tanto quanto a dependência. A esse padrão de consumo que, popularmente, chama-se "tomar um porre", os especialistas dão o nome de *binge drinking*. Tecnicamente, é definido como a ingestão de quatro doses de bebida ou mais, num curto espaço de tempo (cerca de duas horas), no caso das mulheres, ou cinco ou mais doses, no mesmo período, no caso dos homens.

No Brasil, cerca de 38% da população bebe dessa maneira, se considerarmos aqueles que consumiram bebidas alcoólicas no último ano, de acordo com o III Levantamento Nacional sobre o Uso de Drogas pela População Brasileira (III Lnud), de 2017, estudo nacional mais recente sobre o tema, realizado em parceria do Ministério da Saúde com a Fundação Oswaldo Cruz (Fiocruz). Na estimativa da OMS para o Brasil, esse percentual é de quase metade daqueles que dizem consumir bebidas alcoólicas.[80] O hábito de beber em *binge* preocupa porque está intimamente associado a acidentes – batidas de carro, quedas, atropelamentos, afogamentos – e violência – assassinatos, roubos, brigas em festas, violência doméstica e sexual.

Os acidentes de trânsito figuram entre as dez principais causas de todas as mortes ocorridas anualmente no Brasil e no mundo.[81] Entre os homens jovens brasileiros, são *a* principal causa de morte.[82] No Brasil, apesar de o comportamento de dirigir embriagado ser considerado crime, 13,5% dos homens e 1,8% das mulheres costumam dirigir alcoolizados, segundo o III Lnud.[83] Boa parte deles, provavelmente, não sabe que a destreza, o reflexo, a visão periférica e outras habilidades exigidas na condução de um veículo são prejudicados muito antes de surgirem os sinais físicos da embriaguez. O risco de acidentes já aumenta após a ingestão de uma única dose de bebida, dobra após a segunda e, na quinta dose, eleva esse risco em até dez vezes.

Embora os dados nacionais sobre beber e dirigir ainda mereçam atenção, é preciso reconhecer que houve melhoras. O *I Levantamento nacional sobre os padrões de consumo de álcool na população brasileira*, divulgado em 2007 – portanto, uma década antes do III Lnud –, apontava que um quarto dos homens e 5% das mulheres tinham o hábito de dirigir depois de beber. O psiquiatra Guilherme Messas, professor da Faculdade de Ciências Médicas da Santa Casa de São Paulo, especialista em álcool e drogas, avalia que, à parte diferenças metodológicas entre os estudos, que possam ter alguma influência nos resultados, é plausível que tenha havido de fato, uma redução no hábito de dirigir alcoolizado no Brasil, como efeito do endurecimento da legislação, a partir de 2008, quando foi criada a chamada Lei Seca.

Até aquele ano, o Código de Trânsito Brasileiro estabelecia que a concentração máxima de álcool no sangue permitida aos motoristas era de 0,6 grama de álcool por litro de sangue (g/L), o equivalente a duas latas de cerveja, duas taças de vinho ou duas doses de uísque.* A Lei Seca de 2008 reduziu esse parâmetro para zero, com tolerância até 0,2 g/L, índice atingido com menos de uma dose de qualquer bebida alcoólica. E a punição com prisão, antes prevista somente para aqueles que fossem flagrados em situação de ameaça à própria vida e à vida dos outros (ultrapassando o sinal vermelho, por exemplo), estendeu-se a todos aqueles que apresentassem concentração de álcool no sangue superior a 0,6 g/L (em níveis intermediários de alcoolemia, de 0,21 g/L e 0,59 g/L, foram mantidas punições administrativas, como multa e suspensão do direito de dirigir). Entre 2012 e 2018, as penalidades endureceram ainda mais. O valor da multa aumentou (mediante qualquer quantidade de álcool consumida, sem direito à antiga tolerância dos 0,2 gramas de álcool por litro de sangue) e o tempo de prisão também ficou maior, nos casos em que há vítimas fatais ou feridos graves.[84]

Por ter consequências sérias, como as mortes no trânsito, o *binge drinking* resulta em custos sociais e de saúde até maiores do que o uso contínuo e dependente de álcool, em quase todos os países onde esse fenômeno foi estudado. Diz o psiquiatra Arthur Guerra de Andrade, professor do Instituto de Psiquiatra da Universidade de São Paulo (USP): "Beber em *binge* é um problema de saúde pública tanto quanto o alcoolismo. Preocupa muito a nós, médicos, porque, apesar de ter consequências graves, é tido como um comportamento normal, típico dos jovens".

---

* Doses calculadas para uma pessoa de 70 quilos, podendo variar conforme sexo, idade, hábito de beber, ingestão de alimentos antes ou durante o consumo de bebidas alcoólicas, entre outros fatores.

O psiquiatra Guilherme Messas explica que o *binge drinking* faz parte de um amplo espectro de situações relacionadas ao uso nocivo do álcool e que causam problemas para a sociedade. "A dependência é apenas a ponta do iceberg", comenta. Para abarcar esse espectro de situações, a classificação internacional dos transtornos mentais vem inclusive revendo suas categorias diagnósticas relacionadas ao consumo nocivo de álcool e outras drogas.

Antes, havia duas categorias de transtornos específicos nessa área: "abuso" e "dependência". Em 2013, a edição mais recente da Classificação Americana para os Transtornos Mentais, conhecida como DSM-5, unificou esses dois diagnósticos numa única categoria, chamada "transtorno por uso de substâncias". A gravidade de cada quadro passou, então, a ser definida de acordo com o número de critérios preenchidos. A nova Classificação Internacional de Doenças (CID 11), elaborada pela OMS, segue a mesma tendência, agrupando os problemas relacionados ao álcool e a outras substâncias num único guarda-chuva, no qual foi incluído também o *binge drinking,* entre outros comportamentos. A versão preliminar da CID 11 foi publicada em 2019. O psiquiatra Guilherme Messas faz parte do time de especialistas brasileiros convidados a avaliar a pertinência das novas categorias no cenário nacional.

O quadro a seguir traz os critérios estabelecidos pelo DSM-5 para o diagnóstico de transtorno por uso de substâncias, que vale para o álcool e também para as outras drogas.[85]

Critérios diagnósticos para transtorno por uso de sustâncias

Um padrão problemático de uso de substâncias, levando ao comprometimento ou sofrimento clinicamente significativo, é manifestado por pelo menos dois dos seguintes critérios, ocorrido durante um período de 12 meses:

1. Tolerância, definida por qualquer um dos seguintes aspectos:

- necessidade de quantidades progressivamente maiores da substância para atingir a intoxicação ou o efeito desejado;
- acentuada redução do efeito com o uso continuado da mesma quantidade de substância.

2. Síndrome de abstinência, manifestada por qualquer um dos seguintes aspectos:

- síndrome de abstinência característica para a substância;
- a mesma substância (ou uma substância estreitamente relacionada) é consumida para aliviar ou evitar sintomas de abstinência.

3. Desejo persistente ou esforços malsucedidos no sentido de reduzir ou controlar o uso da substância.

4. A substância é frequentemente consumida em maiores quantidades ou por um período mais longo do que o pretendido.

5. Muito tempo é gasto em atividades necessárias para a obtenção da substância, na utilização ou na recuperação de seus efeitos.

6. Problemas legais recorrentes relacionadas ao uso de substâncias.

7. Uso recorrente da substância, resultando no fracasso em desempenhar papéis importantes no trabalho, na escola ou em casa.

8. Uso continuado da substância, apesar de problemas sociais e interpessoais persistentes ou recorrentes causados ou exacerbados por seus efeitos.

9. Importantes atividades sociais, profissionais ou recreacionais são abandonadas ou reduzidas em virtude do uso da substância.

10. Uso recorrente da substância em situações nas quais isso representa perigo para a integridade física.

11. O uso da substância é mantido apesar da consciência de ter um problema físico ou psicológico persistente ou recorrente, que tende a ser causado ou exacerbado por esse uso.

Gravidade do transtorno:
- Leve: dois ou três critérios preenchidos.
- Moderado: quatro ou cinco critérios preenchidos.
- Grave: seis ou mais critérios preenchidos.

Fonte: Secretaria Nacional de Políticas sobre Drogas (SENAD).

Em termos de tratamento, uma vez que o uso nocivo do álcool atinge o nível da dependência, só existe uma forma reconhecida para controlar o problema: a abstinência. Parar de beber. Para sempre. Sem meios-termos. Segundo os especialistas, o alcoolista precisa raciocinar como uma pessoa que tem alergia – para evitar uma nova crise, precisa manter distância do fator desencadeante.

O primeiro passo do tratamento é a desintoxicação: o dependente interrompe o hábito de beber de uma vez, para que seu organismo passe por uma espécie de limpeza, depois de tanto tempo recebendo altas doses de álcool, uma substância tóxica ao organismo. Nesse processo abrupto de mudança de hábito, o corpo costuma reclamar, entrando na chamada síndrome de abstinência, descrita no começo do capítulo – a pessoa fica ansiosa, irritada, tensa, a pressão arterial aumenta, ela sente tremores nas mãos, suor excessivo e pode chegar a ter convulsões, alucinações e delírios.

Nos quadros mais graves de abstinência, com sintomas físicos muito intensos, o processo de desintoxicação costuma ser feito sob internação, durante uma a duas semanas. O uso de tranquilizantes ajuda a amenizar os sintomas desagradáveis. Se a síndrome de abstinência é mais amena e o paciente consegue se manter longe da bebida sem se internar, a desintoxicação pode ser feita ambulatorialmente – o paciente fica em casa, sob supervisão da família, e é acompanhado a distância pelo médico.

Nesse primeiro momento, além de iniciar o combate à dependência, o médico vai também identificar e cuidar dos danos à saúde física e mental causados pelo consumo abusivo de álcool: gastrite, hepatite, cirrose, diabetes, hipertensão, derrame, arritmias cardíacas, impotência sexual, cânceres, problemas de concentração e memória, além de demências como o Alzheimer, entre outros.

Depois da fase de desintoxicação, segue-se a etapa da manutenção da abstinência. Esse é um processo que vai durar a vida inteira e exigirá vigilância permanente. O início dessa fase pode ser feito ainda sob internação, durante 15 dias a um mês, envolvendo psicoterapia, orientação da família e medicamentos. Os remédios mais usados nessa etapa são a naltrexona, que ajuda a diminuir a vontade de beber, ao atenuar os efeitos prazerosos do álcool no organismo; o dissulferam, que tem ação aversiva ao álcool, causando reações desagradáveis, como ânsia de vômito e vermelhidão no rosto, caso a pessoa beba na vigência do medicamento; o topiramato, um anticonvulsivante que, além de diminuir os efeitos prazerosos do álcool, atenua alguns sintomas da abstinência; antidepressivos, caso a pessoa sofra alterações de humor no processo de largar a bebida; e tranquilizantes para controlar a ansiedade. Os remédios continuam sendo usados após a internação, por um período de três a seis meses, pelo menos.

Em termos de psicoterapia, a linha cognitivo-comportamental costuma ser útil para modificar padrões de pensamento automático e comportamentos nocivos associados ao consumo de álcool – por exemplo, desconstruir a ideia de que a pessoa só consegue dormir ou interagir socialmente se beber. Seguindo o modelo teórico da terapia cognitiva, é possível fazer um trabalho específico de prevenção de recaídas, em que o sujeito aprende a reconhecer situações, pensamentos, estados emocionais e comportamentos que o levam a ter vontade de beber, para, então, desenvolver maneiras de evitá-las.

Por meio dessa técnica, é possível explicitar a cadeia de decisões que levam à recaída, incluindo aí todos os detalhes que possam parecer irrelevantes, conforme explica o livro *Clínica psiquiátrica* (2011), do Departamento de Psiquiatria da USP: "Por exemplo, o terapeuta e o cliente descobrem que 'brigar com o chefe' é um fator de risco para a recaída, porém, também percebem que, no dia da recaída, o cliente tomou diversas decisões no trabalho que 'levaram' à briga com o chefe. Logo, a recaída ocorreu muito antes da briga com o chefe e do uso da substância".[86] O acompanhamento médico e psicológico costuma durar, no mínimo, um ano.

Após a primeira tentativa de parar de beber, a recaída é a regra, não a exceção. Cerca de 70% dos dependentes de álcool e outras drogas recaem nos três primeiros meses de abstinência – por isso, considerado o período mais crítico da recuperação. "É preciso conversar sobre isso com o paciente, caso ele tenha uma recaída, para que não volte à estaca zero. Ele precisa retomar o tratamento de onde parou. A família também precisa estar ciente, para não desanimar e desistir de apoiá-lo", explica o psiquiatra Arthur Guerra. "Até os profissionais precisam ser preparados para lidar com isso – à minha equipe, explico que a recaída faz parte do quadro clínico, ainda que todos torçam pela rápida recuperação do paciente", completa.

Guerra explica que há uma combinação de fatores que definem o sucesso do tratamento: em primeiro lugar, o paciente precisa entender – e, mais importante, aceitar – que tem uma doença e que a única maneira conhecida de controlá-la é a abstinência. Se ele não aceita essas duas ideias, acaba achando que pode beber moderadamente – e, fatalmente, recai, após os primeiros goles. Segundo: a pessoa que está buscando manter a abstinência precisa preencher os dias com atividades de estudo, trabalho e lazer – a ociosidade aumenta as chances de recaída consideravelmente. Terceiro: um bom suporte social e familiar é fundamental – amigos e parentes precisam entender que o dependente não pode mais beber e vão ajudá-lo a perseguir esse objetivo. Jamais vão sugerir ao alcoolista tomar "apenas um golinho" para aliviar a tensão ou comemorar algo, mesmo após longos períodos de abstinência. Se todos esses fatores estão presentes, as chances de recuperação ficam na casa dos 70%. Se não estão presentes, a taxa de sucesso do tratamento cai para 25% a 30%.

A fase mais longa do tratamento é reconstruir a vida que ficou para trás, por causa da bebida. Refazer a vida profissional e as relações afetivas, retomar os estudos e recuperar a saúde. Até que o alcoolista consiga conquistar uma estabilidade nessas diversas áreas e volte a obter prazer com essas atividades, o recomendado é que fique longe dos antigos hábitos, lugares e pessoas que estavam associados ao consumo de bebidas alcoólicas.

O *happy hour* com a turma do trabalho, as baladas, o churrasco regado a cerveja, o vinho na mesa de jantar, tudo isso fica de lado, até que a pessoa preencha a vida com outras fontes de prazer e se sinta segura para conviver com a bebida – sem consumi-la. Para alguns, essa convivência se torna possível pouco tempo após o começo da abstinência; para outros, nunca será viável. Ajuda, na manutenção mais prolongada da abstinência, a participação em grupos de autoajuda nos moldes dos Alcoólicos Anônimos e em comunidades religiosas de apoio, se a espiritualidade é parte da vida da pessoa.

Com a vida estabilizada, a proposta é manter-se firme "só por hoje", como dizem as pessoas que se recuperaram do alcoolismo. E aprender a desfrutar um dia de cada vez.

Crack: do estalo da pedra à ruptura na vida

O álcool é tido como prioridade, quando se fala do assunto das drogas em dimensão de saúde pública, porque é a substância consumida pelo maior número de pessoas e a que mais danos causa à sociedade. Sendo a "droga de batismo" para a maioria, ou seja, a primeira a ser consumida na vida, será também, para alguns, a que suspenderá a porta da censura para o uso de outras substâncias, como a maconha, a cocaína e o crack, capazes de causar dependência e outros danos. Ou seja, também pelos prejuízos indiretos, muitos especialistas entendem que é importante tentar postergar a idade em que o jovem começa a beber.

Nos últimos anos, no entanto, o crack vem dividindo com o álcool o lugar de prioridade nas preocupações dos que atuam no combate ao uso nocivo de drogas. Na população brasileira, aproximadamente 1,4 milhão de pessoas, entre adultos e adolescentes, já usou crack pelo menos uma vez na vida. Isso corresponde a 0,9% da população.[87] Parece pouco, quando comparado à magnitude do uso de bebidas alcoólicas, consumidas por 66% da população[88] e usadas de forma pesada por cerca de metade dos que bebem.[89] Mas merece atenção, em se tratando de uma droga poderosa, com grande potencial de gerar dependência, tanto pelas características de seu efeito no organismo quanto pelo fato de que atinge muitas pessoas em posição de alta vulnerabilidade social.

O crack nada mais é que uma versão mais poderosa da cocaína. Ele é feito a partir da mistura da pasta-base de coca (ou da cocaína já refinada) com bicarbonato de sódio, amônia e água, substâncias que tornam a droga volátil, em condição de ser fumada.[90] É produzido na forma de pedras, que, aquecidas a 95 °C, em cachimbos, latas ou tubos de PVC, exalam uma fumaça rica em cloridrato de cocaína – o princípio ativo da droga –, de cheiro doce e "gosto indescritivelmente bom", como (in)definem os usuários. O nome da droga tem origem no ruído crepitante produzido, quando a pedra é aquecida para ser fumada – *crack*, em inglês, significa "estalo". (Não) por acaso, crack também tem o sentido de "quebra", "ruptura" – o que reflete bem o efeito da droga na vida de boa parte dos usuários.

O risco de desenvolver dependência do crack é duas vezes maior que o risco de se viciar na cocaína em pó.[91] Essa potência maior não se deve a diferenças de composição – já que a substância ativa é a mesma. É sobretudo a diferença na forma de consumir as duas drogas que as distingue, em termos da intensidade do efeito e da capacidade de levar à dependência.

A cocaína em pó é absorvida pela mucosa do nariz, que tem uma área de apenas cinco a dez centímetros quadrados e está sujeita a vasoconstrições, por causa do efeito da própria droga – depois que a pessoa "cheira" duas ou três vezes, a capacidade de absorção da mucosa nasal é diminuída e o efeito da cocaína, reduzido. Já a fumaça do crack é absorvida pela ampla superfície dos pulmões, cuja área equivale à de uma quadra de tênis, se esticada, e funciona com muita eficiência, porque tem de garantir, na respiração, as trocas gasosas fundamentais à vida.

Este efeito potente, de início imediato e que dura poucos minutos, frequentemente leva à vontade de usar uma pedra depois da outra. No Brasil, os usuários de crack e/ou substâncias similares dizem consumir 13 pedras da droga,[92] em um dia "normal" de uso. O dado é da "Pesquisa Nacional Sobre o Uso de Crack", de 2014, realizada em parceria do Ministério da Saúde com a Fundação Oswaldo Cruz (Fiocruz), nas 107 maiores cidades do país, incluindo as capitais.

Uma vez inalada, a fumaça do crack causa um bem-estar intenso. O usuário fica eufórico, hiperativo, tem a sensibilidade aguçada para barulhos e movimentos, perde a sensação de cansaço e o apetite. Marcelo, 22 anos, dependente de crack desde os 17,* descreve sua experiência: "Teve uma época da minha vida que, para sustentar o meu vício, trabalhei como escolta para traficantes, num morro, em Vitória [Espírito Santo]. O meu papel era proteger os caras que vendiam a droga.

---

* Quando deu seu depoimento para este livro, Marcelo estava em tratamento. Internou-se voluntariamente pela quarta vez.

Se eu, lá no pé do morro, visse ou ouvisse a polícia chegando, tinha que subir os becos correndo e assoviando, pra avisar que os 'homem' tavam subindo.

Além de trabalhar na escolta, eu também buscava droga pros *playboy* que não queriam subir o morro pra comprar. Geralmente, eles paravam o carro, me davam R$ 50 e falavam: 'Busca dois 'pó' [cocaína] de 20 [reais] e fica com 10 [reais] pra você'. Aí eu buscava o 'pó' pra eles e comprava mais uma 'pedra' pra mim. Então, toda hora eu subia e descia o morro. Sob efeito do crack, nem cansava. E ficava com o ouvido supersensível: escutava até o barulho da formiga no chão. Via as coisas longe. Ficava muito alerta e ágil. Os caras [os traficantes] até falavam: 'O magrinho é atividade, coloca ele amanhã'. Eu recebia R$ 80 por dia pra ser escolta. Nem pegava meu pagamento em dinheiro, já trocava em 'pedra' – as de 10 reais, que eram maiores. Antes de experimentar o crack, eu fazia coisas de mais responsabilidade para os traficantes, tipo esconder drogas e armas em casa, mas, depois que me viciei em pedra, perdi a moral com eles".

Com o tempo de uso, aos efeitos agradáveis proporcionados pelo crack vão se juntando os efeitos ruins. Em algum momento, depois de horas ou dias – dependendo do grau de tolerância e dependência da pessoa –, a dinâmica de usar uma "pedra" depois da outra para repetir os efeitos rápidos e intensos se esgota. E aí o sujeito se sente exausto, deprimido, inquieto, irritado e agressivo. É comum, nesses casos, desenvolver a paranoia – daí os usuários serem popularmente chamados de "noia". Sob efeito da droga, eles têm delírios de perseguição – fecham as janelas do lugar onde estão consumindo o crack para se proteger de alguém que acreditam estar atrás deles, procuram inimigos escondidos atrás das portas e caminham olhando para os lados.

Há ainda as alucinações – alguns, manifestando o medo de serem pegos pela polícia, ouvem inexistentes sirenes de viaturas policiais depois de dar a primeira tragada. No médio e no longo prazo, os danos físicos também aparecem. Vão desde queimaduras e bolhas nos dedos, degeneração muscular – que, somada à redução de apetite causada pela droga, confere aparência esquelética ao usuário frequente –, dores no peito, febre e tosse seca com eliminação de sangue, podendo chegar a arritmias cardíacas, derrames, infartos, convulsões, bronquite, edemas pulmonares e destruição e alteração das células cerebrais, o que pode causar problemas de memória, crises de pânico e depressão, aumentando, assim, os riscos de suicídio.

Fora os danos físicos e psíquicos, as relações com a família, os amigos e a sociedade se deterioram – se é que os vínculos já não haviam se esgarçado antes. De acordo com a "Pesquisa Nacional Sobre o Uso de Crack", cerca de 30% dos usuários relataram que problemas familiares ou perdas afetivas foram o motivo principal para início do uso da droga.

Uma vez que a dependência do crack se estabelece, há um roteiro conhecido: a família começa a desconfiar de que algo está errado, pois o usuário some de casa constantemente sem dar explicações, perde interesse pelos estudos, começa a faltar com frequência ao trabalho. Além disso, afasta-se de amigos (os que não usam drogas), passa vários dias dormindo e comendo pouco, emagrece, fica com a pele ressecada e envelhecida. Parece estar sempre cansado e frequentemente irritadiço.

Para sustentar o vício, é frequente que se envolvam em crimes. Quase 42% dos usuários entrevistados na "Pesquisa Nacional Sobre o Uso de Crack" disseram ter sido detidos pelo menos uma vez no ano anterior ao estudo – 20% por assalto ou roubo e 19% por furto, fraude ou invasão de domicílio. Muitas vezes, os furtos e assaltos degringolam em crimes maiores. "O usuário de crack sai para assaltar e sabe que a vítima pode reagir e ele acabar machucando a pessoa. Mesmo assim, ele vai, porque a ânsia de usar a droga é muito forte. A pessoa só tem foco em conseguir o dinheiro para continuar usando", diz Thiago Machado.

Juliano, 30 anos, dependente químico que experimentou o crack pela primeira vez aos 23, relatou sua história para este livro enquanto estava internado para tratamento, e diz: "Só quem usa crack sabe as loucuras todas que faz. A pessoa não se ama. Não ama ninguém. Só idolatra aquela droga. Até que um dia acorda e se pergunta: 'O que eu fiz?' E, depois disso, muita coisa ainda acontece até ela ter vontade de mudar de verdade e conseguir reunir forças para isso".

Rapaz de sorriso bonito e olhos claros, nascido e criado em Araxá, cidade de aproximadamente 100 mil habitantes, no Triângulo Mineiro, Juliano vem de uma família de classe média. Estudou em colégios particulares até o ensino médio e frequentava as festas mais badaladas da cidade. "Gostava muito da noite" e "era muito curioso". Essa combinação o levou a experimentar cerveja e cigarros aos 15 anos de idade, maconha e cocaína antes dos 18, LSD e *ecstasy* até os 23. Sempre em festas, à noite, para se divertir. Quando experimentou o crack, perdeu o controle.

Com dois meses de uso, esgotou a poupança que tinha. Cinco meses depois, usando a droga dia e noite, pediu ajuda aos pais. "Uma insanidade. Usava uma 'pedra' depois da outra, esperando um resultado diferente. O resultado era sempre o mesmo, e eu me afundava cada vez mais. Passei a viver às margens da sociedade. Literalmente. Só frequentava as beiradas da cidade." Sete anos depois da primeira experiência com o crack, consciente de que tem uma doença, Juliano avalia: "Hoje eu já aceitei que sou diferente de uma pessoa que consegue beber uma cervejinha de leve ou dar um 'tapinha' e ter o controle. Eu não tenho. Mas eu posso ser o mesmo cara, tão correto e responsável quanto essa pessoa. Só preciso viver de outro jeito".

Quem consegue sair do turbilhão da droga e olhar de fora o fundo do poço onde já esteve costuma dizer que o crack é a droga dos "três c's": "clínica, cadeia ou caixão" são caminhos comumente percorridos pelos usuários. Um estudo de 2011 realizado por pesquisadores da Universidade Federal de São Paulo (Unifesp) acompanhou, durante 12 anos, 131 usuários da droga e mostrou que apenas um terço deles havia conseguido escapar ao círculo vicioso imposto pelo crack, mantendo-se abstinentes, ao final desse período.

Vinte por cento dos usuários haviam morrido (a maioria deles, assassinados), 10% estavam presos, 20% desaparecidos e 17% continuavam consumindo a droga.[93] Segundo a "Pesquisa Nacional Sobre o Uso de Crack", de 2014, o tempo médio de uso da substância, entre os usuários entrevistados, foi de 6 anos e 8 meses. Fora das capitais, esse período foi um pouco menor. Segundo os autores, uma das explicações possíveis é que "em cidades de menor porte, o consumo é mais evidente e próximo, social e geograficamente, de instâncias de controle e eventual sanção, como família e redes sociais [...]. Nesse sentido a trajetória de consumo poderia ser 'encurtada'".[94] Por causa do efeito instantâneo, intenso e efêmero do crack, até usuários "experientes" de cocaína em pó podem perder o pé da situação quando passam a fumá-lo, de acordo com o psiquiatra Ronaldo Laranjeira, professor do Departamento de Psiquiatria da Universidade Federal de São Paulo (Unifesp). Foi esse o caso de Mario, 28 anos, ex-usuário que começou pelo "pó" e sucumbiu na "pedra".

Mario começou a beber aos 14 anos, um pouco antes da idade média em que os rapazes brasileiros costumam se iniciar ao álcool (15,7 anos[95]). Sujeito tímido, ele encontrou na cerveja uma maneira de se sentir mais sociável. Aos 18, experimentou cocaína numa festa. E, de cara, gostou do efeito: "Me senti feliz, espontâneo, corajoso. Mais do que quando só bebia". Usou cocaína até os 22 anos, sem que a família ou os amigos percebessem.

Aliás, sem consciência ou intenção, os amigos de infância de Mario, que não tinham o hábito de consumir drogas, "aprovavam" o uso. Ele explica: "Eu ficava tão animado, que me tornava o centro das atenções nas festas. Diziam que uma festa comigo era uma, sem mim era outra. Eu brincava com todo mundo, deixava as pessoas à vontade. E não vou dizer que era ruim ser o palhaço dos outros. Naquele momento, era o que eu precisava. E, sem a droga, não conseguia ser assim".

Entre os 18 e os 22 anos, Mario chegou a ficar sem usar cocaína por um período de seis meses. Mas sentiu falta dos efeitos. "Sem a cocaína eu ficava muito quieto nas festas e os meus amigos notavam. Perguntavam se eu estava triste. Isso mexeu comigo. Eu achei que era uma pessoa mais interessante quando usava a droga. Aí eu voltei a consumir. Só que foi dobrado. Não mais só em festas, no fim de semana. Eu saía do trabalho numa segunda-feira, passava num bar para tomar uma cervejinha e já usava cocaína também. Sozinho. Ou seja, o meu objetivo inicial de ficar mais sociável, usando a droga, já tinha ficado de lado. Aos poucos, eu fui me isolando."

O crack entrou na vida de Mario nessa fase, meio "sem querer". "Até então, eu discriminava quem usava crack. Achava que era fim de carreira, que não prestava. Mas, um dia, cheguei na casa de uns amigos com quem eu costumava usar cocaína e vi que eles estavam fumando crack. Eu não sabia que eles fumavam. Fiquei observando a reação deles. Achei esquisito. Tinha um efeito muito rápido. Segundos depois de tragar, eles já se transformavam. Ficavam eufóricos, vendo coisas que eu não via, ouvindo coisas que eu não escutava. E não sei por que – até hoje, não sei por quê – resolvi experimentar.

Depois desse dia, eu não 'cheirei' cocaína mais. A compulsão pelo crack veio logo. Eu já pensava na droga de manhã. Sentia um frio na barriga só de pensar nela. Fazia o meu trabalho durante o dia, saía da empresa e ia para a casa dos meus amigos usar. Nós nunca fumávamos uma pedra só, porque o efeito é muito rápido e dá vontade de usar mais. Enquanto está usando, a pessoa não pensa em pai, em mãe, em amigos, em comer, em beber, não pensa em nada. Só em usar mais uma vez. Usávamos até a droga acabar. Depois que o efeito passava, vinha uma depressão grande, um arrependimento, uma tristeza. Uma sensação muito ruim."

Depois de uma noite inteira usando crack, nove meses após ter experimentado a droga pela primeira vez, Mario teve um momento de forte depressão e resolveu pedir ajuda aos pais. Internou-se durante seis meses e, três meses depois de sair da clínica, recaiu. "Me senti sozinho, porque meus amigos de infância não me chamavam mais para sair. Acho que eles tinham medo de eu ter uma recaída, numa festa em que estivesse com eles, e eles se sentirem responsáveis. Então, resolvi ir a uma boate, frequentada pela turma com quem eu usava crack antes. Bebi e bateu a vontade. Saí da festa e fui usar."

Depois de alguns dias em recaída, Mario superou a vergonha, tomou coragem e pediu ajuda novamente aos pais. E, um mês depois de sair da segunda internação, recaiu mais uma vez. "Nesse período, eu estava conseguindo me segurar para não sair à noite, mas ficava só do trabalho para a casa, da casa para o trabalho, não ocupava o meu tempo com outras coisas. Ocioso, voltei a fumar." Partiu, então, para a terceira internação. E, dessa vez, foi diferente.

Quando seis meses haviam transcorrido desde o fim de sua terceira passagem pela clínica de recuperação, Mario deu seu depoimento a este livro e disse estar se sentindo forte o suficiente para não voltar a usar drogas. "Depois de tanto tempo em tratamento, aprendi quais são as ferramentas que preciso usar para não recair e estou conseguindo colocá-las em prática – que é a parte mais difícil. Ocupo o meu tempo o máximo possível e não crio expectativas em longo prazo. Pensar em coisas muito distantes cria ansiedade, pode frustrar e servir de desculpa para uma recaída. Isso, para mim, não cola mais. Por isso, planejo só as coisas possíveis de serem cumpridas no dia de hoje.

Depois da última internação, sinto que criei uma fortaleza comigo mesmo. Passei por uma mudança grande de autoestima. Havia lá na clínica um coordenador bastante firme, que falou pra mim um monte de coisas que eu não queria ouvir, mas precisava. Ele me fez confrontar comigo mesmo, diante do espelho. Foi duro. Mas, a partir desse trabalho, eu consegui ver tudo o que tenho de bom e que a droga não me deixava enxergar. Hoje eu não tenho mais dificuldade de conversar com uma menina ou de falar com um chefe. E não guardo mais as coisas pra mim, que era algo que eu fazia muito e me sufocava.

Só depois dessa última internação, eu comecei a ver o quanto são maravilhosos a minha família, os meus amigos e o meu emprego. Os meus pais não me abandonaram, apesar de tudo. E a empresa onde eu trabalho não só me deu estabilidade no emprego, enquanto eu me tratava por três vezes, como manteve a confiança em mim. Recentemente, assumi uma função de coordenação que tem sido uma felicidade enorme, maior do que qualquer prazer que eu possa ter tido com a droga. Eu sei que consegui isso em função do meu mérito, do trabalho que desenvolvi, mas eles poderiam ter ficado com o pé atrás em relação a mim e não ficaram... Então, levando em conta tudo o que eu aprendi para lidar com a minha doença, todas as chances que tive das pessoas, e sabendo que talvez eu não tenha outra oportunidade, hoje eu sou bastante rígido comigo mesmo: não me dou a menor possibilidade de errar de novo."

Os fatores que aumentam o risco de desenvolver a dependência do crack são os mesmos que contribuem para levar ao alcoolismo: personalidade curiosa, desafiadora e impulsiva, baixa autoestima, sofrimentos emocionais, problemas na estrutura e nas relações familiares, dificuldades na escola, predisposição genética, convivência com pessoas que usam ou aprovam o consumo de drogas, ambientes violentos e socialmente vulneráveis.

As engrenagens biológicas do vício também são as mesmas – a ação repetida da droga sobre o sistema de recompensa do cérebro acaba levando à dependência. Com a diferença de que, no caso do crack, esse processo ocorre numa velocidade muito mais rápida.

Em termos de recuperação, o tratamento ambulatorial é, em geral, a primeira opção, como explica o psiquiatra Ronaldo Laranjeira: "Em medicina, você sempre tenta o tratamento mais básico e depois vai subindo os degraus na complexidade dos recursos disponíveis. Costumo fazer um trato com o paciente: se ele conseguir seguir as ações propostas no tratamento e se mantiver abstêmio sem internação, ótimo. Se não, proponho que ele passe um a dois meses numa clínica para ficar mais estável e conseguir aderir ao tratamento com tudo o que é necessário: psicoterapia, remédios, participação em grupos de apoio, etc.".

Na experiência de Laranjeira, a maioria dos usuários de crack precisa passar por um período de internação para conseguir alguma estabilidade psíquica, emocional e comportamental – diminuir a vontade de usar a droga, ficar menos agitado, manter-se longe da rede social de usuários, reduzir as brigas com a família – e, então, conseguir seguir o tratamento fora desses ambientes muito controlados.

Em casos extremos, sobretudo quando há risco de vida para o dependente químico ou para outras pessoas, pode ser o caso de recorrer à internação involuntária, em que a família ou responsável pelo doente, numa decisão tomada em conjunto com um médico, o encaminha para uma clínica ou hospital para tratamento, mesmo contra sua vontade. "Na prática clínica, a internação involuntária costuma ocorrer quando a pessoa está psicótica, muito fora do ar, é ameaçada de morte por estar devendo dinheiro, ou ameaça, por causa de sua psicopatologia, a integridade física de terceiros", exemplifica o psiquiatra Guilherme Messas. A internação compulsória, mais rara, é outra modalidade que pode ocorrer à revelia do usuário – nesse caso, por determinação judicial, quando o dependente químico perdeu vínculos familiares, por exemplo.

O tema é complexo e não há consenso a respeito. Parte dos especialistas e da literatura sobre o assunto sustenta que, no caso das internações à revelia, a taxa de recaídas é maior.

Outra parte afirma que a eficácia não difere significativamente nos dois casos, e que é comum que o dependente químico reconheça a necessidade do tratamento, após os primeiros dias de internação, quando já está sem o efeito da droga no corpo e com a síndrome de abstinência amenizada. O médico Guilherme Messas, professor da Santa Casa de São Paulo, avalia: "A internação involuntária é um fato clínico corriqueiro nesta área. O grande problema, a meu ver, é ensinar a população que a internação involuntária é um instrumento preferencial de tratamento. Isso ela não é. É um instrumento legítimo para ser usado quando existe risco iminente". Pessoalmente, o psiquiatra acredita que a internação à revelia funciona melhor quando é feita no contexto de uma relação de confiança – uma decisão tomada entre familiares e médico –, não como uma política pública generalizável, que pode acabar priorizando outras questões que não a saúde do dependente químico.

Mario, que, em suas duas primeiras internações, tratou-se voluntariamente numa clínica que também realizava internações à revelia, expõe sua opinião sobre o assunto: "Eu sou a favor da internação involuntária para os usuários de crack porque, muitas vezes, a pessoa que está dependente da droga não tem condições de pedir ajuda. Para entender a dimensão disso, basta olhar para a situação das cracolândias, que a gente vê na televisão. Por que aquelas pessoas ficam vivendo naqueles lugares horrorosos? O que elas acham ali? A droga. Se elas voltarem no dia seguinte, o que vão encontrar? A droga. Se elas voltarem ali todos os dias e continuarem tendo acesso à droga, elas não vão querer sair dali. Para elas, está bom. A sensação de usar é ótima, o sabor é gostoso, ninguém as incomoda... Elas não vão querer se tratar. O crack não deixa que elas queiram. Então, alguém precisa tirar aquelas pessoas dali. No começo, lógico, elas não vão querer ajuda. Mas, a partir do momento em que estiverem em sã consciência e virem que existe uma vida muito melhor fora dali, elas vão ter uma chance de decidir não usar mais.

Eu tenho certeza de que ninguém quer ficar naquele estado em que se encontram as pessoas que vivem nas cracolândias. É muito ruim. Mas a pessoa só consegue ver que é muito ruim quando não está usando. Apesar de eu nunca ter morado na rua, nunca ter roubado e ser de uma família de classe média, a única diferença que eu vejo entre mim e as pessoas que vivem nas cracolândias é que elas estão em uso e eu não. A droga iguala as pessoas por baixo. Tenho certeza de que essas pessoas têm alguma habilidade para o trabalho e capacidade de viver em sociedade, como eu, mas o crack não deixa elas se desenvolverem. Então, por existirem pessoas como essas, totalmente escravizadas pela droga, é que eu acho que a internação involuntária às vezes é necessária. Agora, é preciso que as clínicas de tratamento que vão receber essas pessoas tenham estrutura para lidar com o problema delas. E não é um probleminha: é um problemão. Passei por isso e sei que é muito difícil ficar sem usar o crack, principalmente nos primeiros dias. A pessoa fica muito ansiosa, agitada, nervosa. Pode querer se agredir e agredir alguém. E, nesses casos, não adianta trancar a pessoa num quarto e esperar a crise dela passar sozinha, porque ela vai sair disso ferida física e emocionalmente. Precisa ter um ambiente adequado e uma equipe preparada de médicos, psicólogos e enfermeiros para lidar com essas pessoas 24 horas por dia".

A taxa de sucesso dos tratamentos dos dependentes de crack fica em torno de 25% a 30%[96] – significa que apenas um quarto a um terço daqueles que se tratam conseguem se manter abstinentes por pelo menos um ano. Ou seja, assim como no caso do alcoolismo, a recaída é parte do quadro de dependência do crack. É preciso ter esse fato bastante claro; caso contrário, a frustração é certa.

O tempo de tratamento é um fator importante para o sucesso da luta contra a dependência. Segundo o psiquiatra Ronaldo Laranjeira, é preciso que o usuário de crack se exponha a uma "dose" terapêutica de, no mínimo, dois anos. Nesse período, ocorrerão, paralelos, o que ele chama de "tratamento em si" – trabalho feito com o apoio de psiquiatras, psicólogos e demais profissionais especializados em saúde mental – e a fase de "reabilitação", que inclui a participação em grupos de apoio, como o Narcóticos Anônimos, e o engajamento em atividades esportivas, profissionais, acadêmicas, assistenciais e o que mais ajude a preencher o vazio deixado pela droga e contribua para sustentar a recuperação.

O médico explica: "O 'tratamento' ajuda a pessoa a parar de consumir a droga. Mas, depois de tanto tempo usando, muitas vezes, ela se vê sem emprego, sem namorado(a), os estudos abandonados, uma rede social só de usuários, a relação com a família desgastada. Fica totalmente perdida. A abstinência não se sustenta num cenário como esse. Então, a pessoa precisa de uma rede de apoio para ajudá-la nesse trabalho de 'reabilitação', de 'preenchimento da vida', para que ela se mantenha longe das drogas". Em outras palavras: "Parar de usar a droga é parar de cavar o buraco em que o dependente se encontra. Mas ele ainda precisará escalar um longo caminho buraco acima para voltar a ter uma vida normal", compara.

Os profissionais da terapia ocupacional têm contribuições a dar no trabalho de manutenção da abstinência, ao ajudar as pessoas a organizar o próprio cotidiano, ampliar o repertório de atividades e relações sociais e afetivas, e, fundamentalmente, a desenvolver autonomia para gerir a própria vida. A terapeuta ocupacional Jô Benetton explica: "O trabalho da terapia ocupacional não é apenas terapêutico, mas também educativo. Ensinamos desde coisas muito básicas, como organizar horários e criar uma rotina, a coisas mais complexas, como estratégias para administrar o próprio dinheiro, habilidades para conseguir um trabalho e até ajudar a descobrir o que a pessoa quer fazer da vida".

O processo terapêutico e educacional se dá, essencialmente, por meio de atividades práticas – organização de agenda, preparação de livros-caixa para a administração das finanças, elaboração de currículos e tudo o mais que couber, conforme a necessidade. "Numa comparação, podemos dizer que, enquanto a psicanálise usa o recurso das palavras, a terapia ocupacional desenvolve seu trabalho por meio de atividades. A psicanálise olha para dentro e a terapia ocupacional olha para fora, para atender necessidades e resolver problemas", diz. A terapeuta reforça que, no caso do problema com as drogas, ajudar a pessoa a descobrir ou redescobrir coisas das quais ela gosta é o trabalho essencial. "A droga embota todos os pequenos e grandes prazeres que a pessoa pode ter na vida", diz.

Por enquanto, os remédios ainda têm uma eficácia limitada no tratamento da dependência de crack, mas alguns medicamentos ajudam a diminuir a vontade de usar a substância, amenizam problemas de memória e reduzem sintomas psicóticos, depressivos e de ansiedade, bastante comuns entre os usuários. Ou seja, a medicação reduz as sensações desagradáveis que surgem quando a pessoa interrompe o uso da droga, aumentando a adesão ao tratamento e as chances de o sujeito conseguir controlar a dependência.

Neste capítulo, as histórias de três jovens se cruzaram. Mario, Juliano e Marcelo. Cada um deles começou a usar drogas por um motivo. Mario, para lidar com sua timidez e baixa autoestima. Juliano, por curiosidade e diversão. Marcelo, por acreditar que seria mais respeitado entre os amigos, que também usavam drogas. As razões são diferentes. Os contextos familiar e socioeconômico em que viviam também. Mas os três tiveram suas trajetórias marcadas por um *crack* e só lhes resta reconduzir suas vidas a partir dessa ruptura.

Transtorno bipolar:
a vida a bordo de uma
montanha-russa emocional

MUDAR O ESTADO de espírito diante dos acontecimentos, dos mais triviais aos profundamente marcantes: essa é parte fundamental da substância da vida. É natural que uma pessoa fique irritada depois de algumas noites de insônia, em estado de graça no domingo em que o seu time de futebol é campeão, inconsolável no momento em que sua querida mãe morre. É com a ajuda das emoções e dos sentimentos – vividos de maneira sutil ou intensa, efêmera ou duradoura – que cada um atribui significados às pessoas e aos fatos e constrói sua história pessoal. Mas há uma linha de corte que separa as inconstâncias emocionais normais do ser humano da montanha-russa de sentimentos a que algumas pessoas se encontram atreladas.

Quando os ânimos oscilam de um extremo ao outro, em reações totalmente desproporcionais aos fatos da vida ou mesmo sem nenhum motivo aparente, e fogem ao controle, entramos num território em que a mente pode estar dominada pelo transtorno bipolar. Períodos de depressão e euforia se alternam, geralmente entremeados por fases em que está tudo normal, transformando o amanhã em algo ainda mais imprevisível do que já é para o restante da humanidade.

O transtorno bipolar é conhecido por alterar o humor, mas muda também a velocidade das ideias, o nível de energia das pessoas, seu grau de impulsividade e até a quantidade de sono que elas precisam para se sentirem revigoradas. Nas fases de euforia –

que os médicos chamam, tecnicamente, de "mania" –, tudo isso fica alterado para cima: o sujeito se sente altamente desinibido, interage com as outras pessoas sem constrangimentos, fala pelos cotovelos, veste-se de maneira mais ousada e comporta-se sem muitos freios. As ideias e os planos são muitos e grandiosos, a pessoa sente-se cheia de si (geralmente, a autocrítica vai para o espaço) e ela se comporta de maneira autoconfiante, assertiva e convincente.

A impulsividade fica a toda – tudo é feito de supetão, às pressas. Se lhe dá vontade de comprar, leva para casa coisas que nunca vai chegar a usar; se está com dor de cabeça, toma três comprimidos analgésicos de uma vez para que o incômodo passe logo. A energia também toca as alturas – quatros horas de sono por noite dão disposição suficiente para o dia seguinte.

O resultado da combinação entre aumento de energia, desinibição e impulsividade muitas vezes leva a comportamentos de risco, como fazer sexo com muitas pessoas de forma desprotegida, dirigir em alta velocidade, exagerar na bebida, fumar um cigarro atrás do outro, consumir drogas ilícitas além da conta e gastar desenfreadamente, acumulando dívidas ou dilapidando o patrimônio construído ao longo de uma vida inteira.

O ritmo acelerado imposto pela fase de euforia também acaba deixando o bipolar disperso, impaciente, irritadiço e até agressivo com as outras pessoas. O pavio encurta tremendamente. A mania é, em suma, um estado de excessos, uma fase de "'bem-estar perigoso', 'esplendor mórbido', uma euforia enganosa com abismos por baixo",[97] como descreve o célebre neurologista inglês Oliver Sacks, em seu livro *O homem que confundiu sua mulher com um chapéu* (1985).

Já durante a depressão, as pessoas portadoras do transtorno bipolar são lançadas no extremo oposto. Todos os pensamentos, sensações e comportamentos ganham um viés negativo, para baixo. Os sintomas centrais da fase depressiva são a perda de interesse e prazer em atividades que antes despertavam entusiasmo e satisfação, além de uma sensação persistente de vazio e tristeza. Outros sentimentos negativos costumam aparecer, como baixa autoestima, insegurança, medo, culpa, tédio, indiferença, desânimo e desesperança. Tomar decisões torna-se mais difícil que o normal e podem surgir pensamentos ligados a ruína financeira, doença e morte.

A irritabilidade também pode ser um sintoma de depressão, embora se manifeste de maneira diferente da irritação presente na fase de euforia. "A irritabilidade da mania é mais acentuada, explosiva, pode levar à agressão física facilmente, se a pessoa for provocada numa festa ou no trânsito, por exemplo. Já a irritabilidade da depressão não costuma ir tão longe – geralmente, a pessoa deprimida reclama apenas com quem é mais próximo a ela, porque nada lhe agrada, a doença a deixa mal-humorada", explica o psiquiatra Beny Lafer, coordenador do Programa de Transtorno Bipolar do Instituto de Psiquiatra da Universidade de São Paulo (USP). Há ainda os sintomas físicos: no caso da depressão característica do transtorno bipolar, são comuns o sono excessivo, o ganho de peso e uma sensação forte de cansaço e lentidão. São os sintomas da depressão atípica, abordada no terceiro capítulo deste livro.[*]

No livro *Uma mente inquieta* (1995), a psicóloga Kay Redfield Jamison, professora do curso de psiquiatria da prestigiosa Universidade Johns Hopkins, nos Estados Unidos, e uma das maiores autoridades mundiais em transtorno bipolar, descreve o curso da doença. A pesquisadora o faz não apenas do ponto de vista científico, mas com uma visão bastante íntima do assunto, uma vez que ela própria tem o transtorno bipolar, desde a adolescência:

---

[*] O terceiro capítulo deste livro é inteiramente dedicado ao tema da depressão, abordada lá como um transtorno em si, e não como uma fase da doença bipolar.

Quando se está para cima é fantástico. As ideias e sentimentos são velozes e frequentes como estrelas cadentes, e você os segue até encontrar algum melhor e mais brilhante. A timidez some; as palavras e os gestos certos de repente aparecem; o poder de cativar os outros, uma certeza palpável. Descobrem-se interesses em pessoas desinteressantes. A sensualidade é difusa; e o desejo de seduzir e ser seduzida, irresistível. Impressões de desenvoltura, energia, poder, bem-estar, onipotência financeira e euforia estão impregnadas na nossa medula. Mas, em algum ponto, tudo muda. As ideias velozes são velozes demais; e surgem em quantidades excessivas. Uma confusão arrasadora toma o lugar da clareza. A memória desaparece. O humor e enlevo no rosto dos amigos são substituídos pelo medo e preocupação. Tudo que antes corria bem agora só contraria – você fica irritadiça, zangada, assustada, incontrolável e totalmente emaranhada na caverna mais sinistra da mente. Você nunca soube que essas cavernas existiam. E isso nunca termina, pois a loucura esculpe sua própria realidade. A história continua sem parar, e finalmente só restam as lembranças que os outros têm do seu comportamento – dos seus comportamentos absurdos, frenéticos, desnorteados – pois a mania tem pelo menos o lado positivo de obliterar parcialmente as recordações. E então, depois dos medicamentos, do psiquiatra, do desespero, depressão e overdose? Todos aqueles sentimentos incríveis para desembaralhar. Quem está sendo educado demais para dizer o quê? Quem sabe o quê? O que foi que eu fiz? Por quê? E o que mais atormenta, quando vai acontecer de novo? Temos também os lembretes amargos – remédios para tomar, para se ressentir por ter tomado, para esquecer; tomar, ressentir, esquecer, mas sempre tomar. Cartões de crédito cancelados, cheques sem fundo a serem cobertos, explicações devidas no trabalho, desculpas a ser pedidas, lembranças intermitentes (o que foi que eu fiz?), amizades cortadas ou esvaziadas, um casamento terminado. E sempre, quando isso vai acontecer de novo? Quais dos meus sentimentos são reais? Qual dos meus eus sou eu? O selvagem, impulsivo, caótico, vigoroso e amalucado? Ou o tímido, retraído, desesperado, suicida, cansado e fadado ao insucesso? Provavelmente um pouco de cada lado. De preferência, que grande parte não pertença a nenhum dos dois lados.[98]

Kay Jamison ressalta um lado cruelmente irônico da doença: as "contas a pagar" que a mania deixa para o período de depressão. Às vezes, a cobrança vem na forma de inúmeros compromissos assumidos durante a fase de euforia, que precisam ser postos em prática nos dias mais modorrentos e melancólicos. Em outras ocasiões, a conta chega na forma de uma fatura de cartão de crédito mesmo. Ainda acompanhando Jamison:

> Quando estou nas alturas, não conseguiria me preocupar com o dinheiro, mesmo se tentasse. Por isso não me preocupo. O dinheiro aparece; eu tenho direito; Deus dará. [...] Pois eu já comprei doze kits para picadas de cobra com uma sensação de urgência e importância. [...] Durante um desses episódios em Londres, gastei algumas centenas de libras em livros com títulos que de algum modo me cativavam: livros sobre a história natural da toupeira, vinte exemplares variados da Penguim porque achei que ficaria bonito se os pinguins pudessem formar uma colônia. Uma vez roubei uma blusa de uma loja porque não ia conseguir esperar nem mais um minuto pela mulher-de-pés-de-melaço à minha frente na fila. Ou talvez eu tenha apenas pensado em roubar a blusa, não me lembro, minha confusão era total. Imagino que devo ter gasto mais de trinta mil dólares durante meus dois episódios mais importantes de mania, e só Deus sabe quanto mais gastei durante minhas frequentes manias mais brandas. [...] A mania não é um luxo que se possa sustentar com facilidade. É devastador ter a doença e irritante ter de pagar pelos remédios, exames de sangue e psicoterapia. Essas despesas, pelo menos, são parcialmente dedutíveis. Mas o dinheiro gasto enquanto se está maníaco não se encaixa nos conceitos da receita federal de despesas médicas ou prejuízos

na atividade comercial. Portanto, depois da mania, quando se está mais deprimido, é quando se tem ótimos motivos para aumentar ainda mais a depressão.[99]

Há dois tipos de bipolaridade reconhecidos em consenso pela comunidade médica. O transtorno bipolar tipo 1 é a doença em sua forma clássica e mais grave, que atinge algo entre 0,6% e 1% da população.[100] As pessoas acometidas por essa forma do transtorno têm fases de mania vigorosas, que duram semanas a meses, intercaladas com os episódios de depressão e períodos de normalidade. Cerca de 40% dos bipolares tipo 1 acabam tendo surtos psicóticos (delírios e alucinações) em algum momento da vida.[*]

Há ainda o transtorno bipolar tipo 2, em que a mania se manifesta de forma mais branda e breve (a chamada hipomania) e os episódios de depressão são mais duradouros – a impressão que se tem é que a pessoa sofre de uma depressão recorrente e, entre os episódios depressivos e os períodos sem sintomas, passa uma ou duas semanas mais acelerada, com excesso de atividades, sentindo mais energia, apesar de dormir pouco, e irritadiça além do normal. Os bipolares tipo 2 não têm surtos psicóticos. Esse segundo tipo de bipolaridade atinge aproximadamente 2% da população.[101]

Em geral, após o início da doença, os portadores do transtorno bipolar passam metade da vida com sintomas do distúrbio e a outra metade bem. Na bipolaridade clássica, a proporção de tempo que a pessoa passa em euforia ou em depressão é mais equilibrada. Já no bipolar tipo 2, o sujeito passa apenas 4% do período de sintomas levemente eufórico e o restante, depressivo.[102]

---

[*] Até a década de 1980, o transtorno bipolar (o tipo 1, clássico) era chamado de psicose maníaco-depressiva. A nomenclatura foi alterada depois que se constatou que nem todos os pacientes apresentavam sintomas psicóticos (delírios e alucinações).

De todas as facetas com as quais a doença se apresenta, a mais sofrida e perigosa são os chamados episódios mistos, em que sintomas de depressão e mania (ou hipomania) se misturam. Toda a aceleração e o excesso de energia da fase de euforia vêm perigosamente "aditivados" com os sentimentos e pensamentos negativos da depressão. Pensamentos aflitivos incessantes e uma angústia atroz levam ao desespero e conduzem a uma sensação de beco sem saída. "Os pacientes em estado misto grave chegam ao consultório dilacerados. Alguns acabam se suicidando violentamente, porque o sofrimento é muito pesado", diz a psiquiatra Doris Hupfeld Moreno, pesquisadora do Programa Transtornos Afetivos (Progruda) do Instituto de Psiquiatria da USP. Cerca de 30% a 40% dos portadores da bipolaridade apresentam episódios mistos no curso da doença.

Como se pode perceber, o transtorno bipolar é uma doença grave. Não só complica os relacionamentos, a carreira profissional e os estudos, como também está relacionada a maiores taxas de mortalidade. É a doença psiquiátrica mais associada a suicídios. A mortalidade por suicídio entre bipolares é 15 vezes maior que na população em geral, no caso dos homens, e 22 vezes maior, no caso das mulheres, segundo um estudo realizado na população sueca, que acompanhou 15 mil homens e mulheres portadores do transtorno, durante um período de duas décadas, e comparou os dados de mortalidade desse grupo com a população em geral. De acordo com a mesma pesquisa, o número de mortes por acidentes é quatro vezes maior entre bipolares; e a mortalidade total, duas vezes e meia maior que na população não acometida pelo transtorno.[103]

Foi depois da primeira de seis tentativas de suicídio que Amanda, atriz, 40 anos, recebeu o diagnóstico de portadora do transtorno bipolar. "Eu tinha 20 anos de idade. Estava meio perdida em relação ao que escolher como profissão, andava meio desmotivada com tudo e acabei de me desmotivar para a vida quando terminei com um namorado por quem estava muito apaixonada. Não creio que esses tenham sido motivos reais para eu tentar me matar. Acho que foram gotas d'água num copo que já estava cheio e acabou transbordando. Hoje eu vejo que já havia uma doença por trás.

De lá para cá, tenho vivido como uma fênix. A doença me faz viver assim. Eu entro num buraco, afundo, afundo, afundo, acho que não dá mais... Aí, de repente, ressurjo das cinzas, consigo voltar a fazer as coisas. Profissionalmente, é complicado porque há épocas em que eu estou ótima, trabalhando pra caramba, e há fases em que eu não consigo ser produtiva, porque a depressão me domina. Eu fiquei um ano inteiro sem conseguir trabalhar, entre setembro de 2010 e setembro de 2011, por causa de um processo depressivo muito sério. Acho que foi a minha depressão mais longa.

Nas fases muito graves da doença, chamo a minha mãe para cuidar de mim, porque sei que não estou de posse das minhas faculdades mentais mais perfeitas. As chances de eu tentar me matar de novo são reais. E, quando estou em depressão, não consigo fazer as coisas básicas: não consigo providenciar nada para comer, não consigo levantar da cama para tomar banho. É a minha mãe quem me empurra para debaixo do chuveiro, me dá comida e carinho. Tem que ser ela, que já sabe como as coisas são. Namorado, amigos e outras pessoas querem ajudar, mas não sabem muito bem como lidar. Se te veem jogada na cama, acham que você não está se esforçando para melhorar.

Na verdade, quando estou deprimida, passo a maior parte do tempo deitada, mas não descanso. O corpo dói. É horrível. Eu cheguei a ser internada umas cinco a sete vezes, em momentos de muita crise, mas, para mim, já deu. Fiquei em clínicas supercaras e de renome, sempre concordando em me internar, porque estava prestes a fazer uma besteira muito grande ou já tinha acabado de fazer, mas não é agradável. O ambiente é pesado, não tem jeito... Hoje, conhecendo bem a doença e os riscos, prefiro chamar a minha mãe para cuidar de mim na minha casa, com o médico acessível ao telefone. Espero que não seja necessária outra internação.

Uma coisa que aprendi nesses vinte anos de 'carreira' na bipolaridade é que não há nenhuma possibilidade de ficar sem os remédios. Em 2006, eu tive uma fase bem pesada da doença, porque estava sem tomar nenhuma medicação. Uma médica achou que o diagnóstico estava errado e suspendeu todos os remédios que eu estava tomando. Foi a pior fase da minha vida.

Um desconforto enorme, o coração doía. Eu tinha vontade de me atirar da janela. Era vigiada por duas enfermeiras o tempo todo, em casa, até na hora de tomar banho. Essa fase deixou bem claro para mim a importância da medicação. Ajuda muito. Agora,* por exemplo, estou tendo uma vida supernormal, estou feliz, conseguindo trabalhar, satisfeita com o meu trabalho. Só estou sentindo um certo cansaço, que, acredito, se deve ao fato de estar sem poder tomar um dos remédios, que é o estabilizador de humor. Tive uma alergia há uma semana ao estabilizador que eu estava tomando e o médico me mandou suspender. Estou me segurando só com um antipsicótico e um antidepressivo por alguns dias, até voltar ao médico para acrescentar outro estabilizador de humor. Acontece...

Hoje em dia, eu encaro a doença como um diabetes. Tenho que tomar os remedinhos, tomo e vamos em frente. Não é uma batalha ganha – às vezes, você desenvolve alergias, ou engorda demais (o que, na minha profissão, é um problema) e, muitas vezes, é preciso mudar o remédio, ajustar a dose, etc. Quando estou trocando de medicação, a minha vida para, porque, até começar a fazer efeito, leva umas duas semanas e eu não dou muito conta das coisas nesse período. Mas são os remédios que me dão energia e alguma estabilidade emocional para tocar a vida.

As medicações controlam muito a minha impulsividade, por exemplo. Sou daquelas pessoas que pulam de cabeça na

---

* A entrevista foi realizada em novembro de 2011.

piscina sem nem ver se tem água. A minha natureza continua sendo essa, mas o remédio me segura bastante. Quando me convidaram para fazer a peça de teatro que estou fazendo agora, por exemplo, só pude aceitar porque um dos remédios que eu havia trocado há pouco tempo tinha acabado de começar a fazer efeito. Se tivessem me chamado cinco dias antes, acho que eu não teria conseguido aceitar, porque estava mal ainda.

A terapia, uma vez por semana, também é útil porque me ajuda a me organizar. E trabalhar me ajuda muito. Aumenta a autoestima e tudo o mais... Muitas vezes, eu acho que o teatro me salva. Todos os meus problemas ficam de lado quando eu estou atuando. Parece que viro outra pessoa. Dizem que eu sou boa atriz... Vai ver que é porque no palco eu sou a personagem e a personagem não é bipolar (risos).

Tem uma coisa que eu preciso resolver ainda que é o consumo de álcool. Eu adoro cerveja. A cerveja, para mim, faz passar a angústia. Me faz sentir melhor dentro das calças, me ajuda a não me sentir tão desconfortável dentro do meu próprio corpo. Funciona como Rivotril [um tranquilizante]. Já tentei parar de beber uma vez, mas não deu certo. Depois de quatro, cinco dias sem, bate uma vontade muito grande e eu tenho que tomar. Quando estou sem trabalhar ou me sentindo muito angustiada, acabo bebendo mais. A cerveja vira uma muleta. Mas, quando eu estou me sentindo melhor, consigo moderar a quantidade. Não atrapalha a minha rotina.

Eu tive uma fase de euforia maravilhosa, aos 32 anos. Durou mais de um ano. Eu simplesmente não precisava dormir. Depois de ter saído à noite com os amigos, eu dormia quatro horinhas e já estava nova, linda, magérrima, na frente do espelho, me preparando para ir para a praia. Morava no Rio de Janeiro nessa época. Eu estava desempregada, não estava namorando, não tinha motivo nenhum para estar feliz, mas me sentia ótima. Eu era um polo. As pessoas se aglutinavam em volta de mim, queriam saber o que eu ia fazer, para ir junto (ao contrário do que acontece quando você está deprimida – aí as pessoas se afastam, porque não sabem lidar). Nessa fase de euforia, eu irradiava alegria, me sentia a rainha da festa, tinha a sensação de que podia tudo. Mas essa foi a única fase muito boa que eu tive na doença.

A euforia não é necessariamente boa. Já tive muitas euforias ruins também – eu fico muito acelerada, com uma ansiedade violenta, sinto muita angústia, dor no peito. E, mesmo se a sensação da euforia é boa, ela pode ter consequências ruins. Em 2010, eu estava num período eufórico bom, mas aí tive uma briga horrorosa com o diretor do grupo de teatro do qual eu fiz parte por oito anos e caí num buraco. Para mim, foi uma coisa forte, porque rompi com uma parte muito importante da minha vida e de uma forma gratuita, sem motivo.

Estávamos em Belém do Pará, apresentando uma peça, e íamos seguir para Manaus. Briguei com o diretor e deixei a temporada da peça no meio. Voltei para a minha casa, em São Paulo, comprei cocaína e me tranquei no meu apartamento. Fiquei três noites acordada usando. Foi a primeira vez que eu tive alucinações. Talvez a droga tenha contribuído para isso. Eu ouvia e via as pessoas do meu grupo de teatro dentro da minha casa e debaixo da janela do meu apartamento. Eu briguei com um deles, que eu achava que estava embaixo da minha janela, na rua. Peguei um livro do Nietzsche* e fui mostrar para ele, gritando: 'Seu burro, vai ler! Sai daqui!'. E a coisa ficou mais séria quando eu comecei a ouvir uma menina do teatro com quem eu não me dava muito bem me instigando a me matar. Ela dizia: 'Deixa ela, ela está muito cansada. Ela quer morrer, não aguenta mais. Deixa...'.

Eu só me dei conta de que essas pessoas não estavam no meu apartamento quando liguei para um amigo do teatro e ele me falou: 'Amanda, a gente está em Manaus. Não tem ninguém

---

* Friedrich Wilhelm Nietzsche (1844-1900), influente filósofo alemão do século XIX.

do grupo aí em São Paulo, muito menos no seu apartamento'. Mas eu não parava de ouvir e ver as pessoas. Para mim, aquilo tudo estava acontecendo. É como se eu estivesse tendo um pesadelo acordada. Fiquei apavorada. Me escondia debaixo dos lençóis, da cortina. Aí teve uma hora em que eu falei: 'Não aguento mais. Isso tem que acabar'. Montei um kit com facas, tesouras, tudo o que eu encontrei para cortar os pulsos. Vesti uma camisola, para não ser encontrada nua. Foi um desespero, a minha casa ficou toda pintada de sangue. Só que, graças a Deus, eu não consegui cortar nenhum lugar que fosse fatal, embora os cortes tenham sido profundos. Depois de oito horas de loucura, sangrando pela casa, numa frustração horrorosa de não conseguir morrer, eu pedi ajuda. Liguei para alguém que nem me lembro mais quem foi, que chamou o meu médico. Fiquei internada durante 22 dias para me estabilizar.

As minhas tentativas de suicídio foram todas em momentos muito sofridos. Eu queria realmente acabar com aquilo. Escapei por muita sorte. Outro dia, eu me confessei com um padre e achei muito interessante o que ele me disse. Eu falei: 'Padre, eu não entendo. Da última vez em que eu tentei me matar, eu recebi de penitência um Pai Nosso e uma Ave Maria. Não é muito pouco? Eu atentei contra a minha própria vida...'. Aí, ele me respondeu: 'Não, minha filha, está de bom tamanho, a sua vida já é uma penitência...'.

Tem dois frades com quem eu converso regularmente que me ajudam bastante com conselhos, orações... Eles dizem que oram por mim, que eu vou melhorar, para eu aguentar firme, que vai passar. É difícil se apegar à ideia de que você vai melhorar quando você está no olho do furacão. Eu tento sempre pensar: 'Eu já sobrevivi a tanta coisa, vou passar por mais essa, vai dar tudo certo'. Mas é muito difícil, porque dá desespero. Você acha que aquilo vai ser a sua vida, que é um beco sem saída. Mas, mesmo assim, essas pessoas com quem eu converso me ajudam muito.

O inferno é saber que são fases, que vai haver épocas em que eu vou ficar mal, que eu não vou poder trabalhar, fazer o que eu gosto... Essa imprevisibilidade é muito limitadora. Mas, enfim, agora estou numa fase boa e isso é muito bom."

Assim como aconteceu no caso de Amanda, o transtorno bipolar se manifesta, geralmente, no final da adolescência, entre 17 e 20 anos de idade. É uma doença essencialmente hereditária. Quem tem um parente de primeiro grau com transtorno bipolar tem aproximadamente 9% de risco de desenvolver a doença, cerca de dez vezes mais que a população em geral.[104] Depois do autismo, a bipolaridade é o transtorno mental com maior carga genética. Entre as pessoas que chegam a desenvolver a doença, de fato, calcula-se que 70% a 80% da origem do transtorno se deva aos genes. Os outros 20% a 30% são atribuídos a fatores externos, como as grandes perdas da vida (lutos e separações), os traumas de infância (agressões físicas, abandono, negligência, abuso sexual), o uso de drogas (maconha e cocaína, principalmente), o consumo imprudente de outras substâncias estimulantes, como inibidores de apetite anfetamínicos, e o uso de antidepressivos sem acompanhamento médico adequado.

Segundo a psiquiatra Doris Moreno, nos últimos anos, a humanidade também vem perdendo importantes fatores de proteção à saúde mental, em função do estilo de vida que vem sendo adotado pela maioria das pessoas, e isso tem contribuído para o desencadeamento do transtorno bipolar. A desvalorização do sono é um deles. "A humanidade nunca ficou acordada de madrugada como temos ficado nos últimos anos. O ser humano não está adaptado ao ritmo de vida que temos hoje. Não é porque agora nós achamos legal ir dormir cada vez mais tarde e cada vez menos horas que o nosso DNA vai mudar de repente e o corpo vai se adaptar a isso. Os bipolares, principalmente, não suportam essa mudança. Crianças e adolescentes que já têm predisposição genética para a bipolaridade e que ficam acordadas até de madrugada acabam manifestando a doença mais cedo", diz.

Por causa do caráter hereditário do transtorno, muitas mulheres portadoras da bipolaridade vivem um dilema em relação a ter ou não ter filhos. Essa é, sempre, uma escolha pessoal. Amanda, por exemplo, tomou a decisão de não tê-los. "Eu percebi que, no meu caso, não dá. Há momentos em que viver é muito difícil para mim. Quem vai cuidar dos meus filhos quando eu tiver deprimida? É uma decisão muito racional, no sentido de que eu não tenho condições de ter uma criança e também não quero correr o risco de passar o transtorno adiante." Já Patrícia, dona de casa, 50 anos, decidiu ter um filho aos 38, depois de já ter feito dois abortos. "Quando era mais jovem, acabei abortando porque não tinha condições de criar uma criança. A minha família também tinha muitas preocupações em relação a isso – como ficariam os remédios da bipolaridade durante a gravidez, as chances de a criança também ter o transtorno, além do fato de eu ter miomas [tumores benignos] no útero que poderiam dificultar a gestação...

Cheguei a ir a um 'aborteiro' na gravidez do meu filho. Mas quando o médico viu que eu estava hesitante, me perguntou se eu queria ter a criança. Eu disse que sim, e ele, então, falou que, se fosse da minha vontade, ele mesmo faria o parto do meu bebê. Foi uma história muito bonita. Eu quis muito ter o meu filho.

Durante muito tempo, enquanto eu não estive bem medicada, não consegui ser exatamente a mãe que gostaria. Levá-lo na escola era difícil, eu não conseguia monitorar direito o que ele estava comendo, tudo era pesado... Me sentia tão mal por causa da doença que, todos os dias, tomava uma caixa de cerveja antes do almoço e outra antes do jantar. Mas, hoje, com a medicação acertada, é ao meu filho que eu dedico a maior parte do meu tempo. Acordo diariamente às 5h30 para levá-lo à escola com a maior alegria. Quero muito vê-lo crescer bem. Meu filho me dá muita força."

A recomendação médica nos casos em que uma mulher portadora do transtorno bipolar deseja ter filhos é que ela discuta a questão com o psiquiatra antes de engravidar, e não quando já estiver esperando o bebê. Com planejamento, é possível preparar o terreno para uma gestação saudável. O médico avaliará os riscos e benefícios de manter parte da medicação durante a gravidez. Alguns remédios podem ser tomados, com baixo risco para a saúde do neném, mantendo o benefício de proteger a mãe de uma nova crise durante os nove meses de gestação. Outros, como os anticonvulsivantes carbamazepina e valproato, são terminantemente proibidos, por causarem má formação fetal.

Por via de regra, os portadores do transtorno bipolar chegam aos consultórios dos psiquiatras em depressão. Na mania, estão eufóricos demais para se considerarem doentes. "Pois naturalmente 'sentir-se bem' não é motivo de queixa – as pessoas apreciam isso, têm prazer com essas sensações, que são o polo mais distante da queixa",[105] pondera o neurologista Oliver Sacks. A não ser que "percebam algum indício de que há 'algo errado'", "seja graças ao conhecimento", "seja pelo próprio excesso de excesso". "Assim, embora um paciente dificilmente vá reclamar por sentir-se 'muito bem', pode desconfiar caso se sinta 'bem demais'."[106]

Na maior parte das vezes, no entanto, os portadores da doença perdem a autocrítica na fase de mania e acabam avaliando a euforia como uma melhora do quadro depressivo. Quando os médicos são procurados na fase maníaca da doença, geralmente o paciente foi conduzido ao consultório pela mão de um familiar, que se deu conta de que a irritabilidade excessiva, as brigas sem motivo e as encrencas em que o parente passou a se envolver repentinamente sinalizam que algo está fora do eixo.

Não é raro também que cheguem ao consultório em função de outros transtornos frequentemente associados à bipolaridade. Consumo exagerado de álcool e drogas, ataques de pânico, transtorno obsessivo-compulsivo (TOC), fobia social e bulimia, muitas vezes, são só a ponta do novelo que, uma vez desenrolado, levam à descoberta do quadro bipolar. O transtorno do pânico, por exemplo, é oito vezes mais frequente entre portadores de bipolaridade que na população em geral, e o TOC, cinco vezes mais comum.

Há ainda certa confusão entre o transtorno bipolar e o transtorno de personalidade *borderline*. São duas perturbações mentais diferentes, mas que compartilham alguns sintomas em comum. Bipolares e *borderlines* sofrem com grandes oscilações de humor, são impulsivos, costumam exagerar no consumo de bebidas alcoólicas e outras drogas, desenvolvem relações pessoais conturbadas e, frequentemente, têm comportamentos suicidas.

No transtorno bipolar, no entanto, esses comportamentos se apresentam em fases bem marcadas da doença, durante os episódios de mania ou depressão, ou nos estados mistos. No intervalo entre essas fases, tais características e atitudes tendem a desaparecer. Já no *borderline*, fazem parte de um padrão contínuo de comportamento, porque a personalidade da pessoa, o seu jeito de ser, é marcado pela instabilidade de humor e uma forte impulsividade. A combinação dessas características centrais com uma sensação crônica de vazio, dependência emocional em relação às outras pessoas e um enorme medo de ser abandonado, resulta, muitas vezes, em comportamentos perigosos e autodestrutivos, como o uso de drogas, a prática de sexo sem proteção e as tentativas de suicídio, também frequentes entre os bipolares. Mas as motivações de ambos são diferentes.

Em linhas gerais, pode-se dizer que os comportamentos de risco do *borderline* são motivados pela necessidade de chamar a atenção das pessoas amadas ou de agradá-las, para não ser abandonado (seu maior medo), ou são reações a situações em que ele já se sente rejeitado. Já nos bipolares, é o aumento de energia e a sintonia com coisas prazerosas (na mania) ou a falta de vontade de viver (na depressão) que conduzem a comportamentos nocivos. Em ambos, a impulsividade os impede de ter controle sobre seus atos perigosos.

Se a doença bipolar é deixada a seu próprio curso, os episódios de mania e depressão tendem a se tornar cada vez mais frequentes. O transtorno vai, aos poucos, tornando-se mais maligno. Há diversas hipóteses que explicam essa evolução. Alguns estudiosos acreditam que, a princípio, a doença seria desencadeada por uma reação exagerada do cérebro a estímulos externos – uso de drogas e outros estimulantes, eventos traumáticos de vida... – em pessoas geneticamente predispostas à bipolaridade. E, uma vez acionado o gatilho da doença, haveria uma sensibilização do cérebro que levaria ao desencadeamento espontâneo de novas crises, sem a necessidade de estímulos externos.

Outra linha de estudos propõe a hipótese de que a doença se agravaria com o tempo porque as próprias consequências do quadro o retroalimentariam – o rompimento de laços afetivos e familiares, a interrupção dos estudos, os tropeços na carreira, o uso de drogas e as noites em claro produziriam impactos psíquicos e cerebrais que acelerariam o relógio biológico do transtorno.

Existem remédios capazes de atenuar esse padrão de evolução da doença. As medicações disponíveis para o tratamento do transtorno bipolar conseguem evitar o número de recaídas em até 80%, no prazo de um ano. Os tratamentos farmacológicos reduzem a frequência e a gravidade das manias e depressões, evitando hospitalizações frequentes e tentativas de suicídio, permitindo que a vida transcorra sem tantos sobressaltos. Uma fase de mania não medicada dura de três a seis meses, geralmente; com remédios, é controlada em um mês a um mês e meio. A depressão não tratada, no quadro da bipolaridade, pode durar até um ano; com a medicação, é possível ter melhora em dois meses.

Se o médico consegue acertar a medicação e a dosagem exata para o paciente, o corpo responde bem ao remédio e o tratamento é seguido à risca, há pessoas que ficam até uma década sem ter nenhum episódio maníaco ou depressivo.

"Embora ainda não haja cura para o transtorno bipolar, os remédios tornam a doença mais benigna, ao longo do tempo", explica Beny Lafer.

Patrícia só conseguiu se acertar com a medicação aos 47 nãos de idade, apesar de fazer tratamentos psiquiátricos desde a adolescência. Ela afirma: "A medicação correta mudou a minha vida da água para o vinho. Antigamente, eu nunca tinha uma história com começo, meio e fim para contar. Era tudo cheio de *ups and downs* [altos e baixos]. E isso me cansava muito. Só agora, que estou estabilizada, tenho conseguido fazer as coisas com continuidade e me sinto mais no controle da minha vida. Estou sentindo que dá para levar uma vida normal".

Como muitos portadores da bipolaridade, Patrícia recebeu outros diagnósticos até ter seu transtorno corretamente identificado e tratado. Durante muito tempo, foi medicada como se tivesse apenas depressão. Esse é um engano comum, sobretudo em serviços de saúde menos especializados. E traz riscos. O uso isolado de antidepressivos, em pessoas com transtorno bipolar, pode induzir quadros de mania. A pessoa passa a ter insônia, fica acelerada e a euforia vem à tona. A mania induzida por antidepressivos costuma ser mais leve que o quadro de euforia espontâneo da doença, mas ainda assim, sempre que uma pessoa chega ao consultório médico com sintomas de depressão, o especialista precisa investigar ativamente a possibilidade de esse quadro depressivo ser parte de um transtorno bipolar.

Mesmo que seja difícil distinguir um quadro de depressão pura de uma depressão bipolar, o psiquiatra tem alguns elementos que o ajudam a identificar essa diferença. Se os sintomas aparecem precocemente (antes dos 20 anos de idade), o quadro é de uma depressão atípica (com excesso de sono, em vez de insônia; ganho de peso, em vez de emagrecimento), vem acompanhado de irritabilidade acentuada, envolvimento com álcool e drogas, e histórico de transtorno bipolar ou casos de suicídio na família, a luz vermelha se acende. É preciso ter muita cautela para receitar antidepressivos a uma pessoa deprimida com essas características, porque há indícios de bipolaridade. Estima-se que 10% a 20% de todas as pessoas consideradas deprimidas são, na verdade, portadoras do transtorno bipolar.

A base do tratamento do transtorno bipolar são os estabilizadores de humor. O lítio, primeira substância usada no tratamento da bipolaridade, a partir dos anos de 1970,[*] ainda é considerado o melhor remédio para o controle da doença. Ele é o único estabilizador de humor que consegue tratar, ao mesmo tempo, as fases de mania e depressão, evitar recaídas e diminuir os riscos de suicídios. Outros estabilizadores são menos completos, agindo somente nos episódios maníacos ou nas fases depressivas, e têm menor potencial preventivo para comportamentos suicidas.

Mas o lítio apresenta uma série de efeitos colaterais – pode causar ganho de peso, náuseas, tremores, problemas renais e na tireoide, dificuldade de concentração e memória, além de uma lista enorme de outros efeitos – e não é bem tolerado ou eficaz para todos os que o utilizam. Nesses casos, outros remédios, bem associados, também podem controlar o transtorno. Eles também têm efeitos colaterais, mas algumas pessoas se adaptam melhor a eles.

O tratamento medicamentoso da bipolaridade é uma equação complicada, em que os remédios são escolhidos de acordo com o grupo de sintomas específicos de cada paciente, a gravidade da doença, a fase do transtorno em que se encontra, entre outros fatores. Mas, em geral, usa-se, nos períodos de depressão, um estabilizador de humor (ocasionalmente, acrescenta-se um antipsicótico e um antidepressivo); na mania, um estabilizador

---

[*] Os efeitos do lítio no controle da bipolaridade foram descritos, pela primeira vez, em 1949. Contudo o uso da substância no tratamento do transtorno bipolar só foi difundido a partir do início da década de 1970.

de humor mais um antipsicótico (nunca um antidepressivo) e, fora das crises, apenas um estabilizador de humor (ou a combinação de dois deles) para prevenir novos episódios da doença. Sim, mesmo quando tudo parece bem, costuma ser necessário tomar a medicação continuamente, para manter a doença sob controle (sobretudo no caso da bipolaridade tipo 1, o transtorno em sua forma clássica e mais grave).

No livro *Uma mente inquieta*, a psicóloga Kay Jamison ainda apresenta uma sarcástica e bem-humorada lista de dicas para se dar bem com o lítio, que reproduzimos a seguir:

Normas para a aceitação sem tropeços do lítio na sua vida

- Esvazie o armário de remédios antes que cheguem convidados para jantar ou que namorados novos venham passar a noite.
- Lembre-se de devolver o lítio para o armário no dia seguinte.
- Não se envergonhe com sua falta de coordenação ou sua incapacidade de se sair bem nos esportes que no passado praticava sem dificuldade.
- Aprenda a rir do fato de derramar café, de ter a assinatura vacilante de alguém com oitenta anos e de não conseguir pôr um par de abotoaduras em menos de dez minutos.
- Sorria quando as pessoas brincarem a respeito de achar que "precisariam estar tomando lítio".
- Concorde, com um ar de inteligência e convicção, quando seu médico lhe explicar as inúmeras vantagens do lítio na eliminação do caos na sua vida.
- Seja paciente enquanto espera por essa eliminação. Muito paciente. Releia o *Livro de Jó*. Continue a ser paciente. Considere a semelhança entre as expressões "ser paciente" e "ser um paciente".
- Procure não se deixar irritar pelo fato de você não conseguir ler sem esforço. Encare isso com serenidade. Mesmo que conseguisse ler, provavelmente não se lembraria da maior parte.
- Adapte-se a uma certa falta de entusiasmo e vitalidade que você tinha antes. Procure não pensar em todas as noites

vibrantes que você já passou. Talvez fosse melhor não ter passado aquelas noites mesmo.

- Sempre tenha em mente como você está melhor. Todos os outros sem dúvida salientam esse ponto com suficiente frequência e, por irritante que seja, é provável que seja verdade.
- Seja grato. Nem mesmo chegue a considerar a hipótese de parar de tomar o lítio.
- Quando você parar, ficar maníaco e entrar em depressão, espere ouvir dois temas básicos da sua família, dos seus amigos e terapeutas:
 – Mas você estava se saindo tão bem. Simplesmente não entendo.
 – Eu disse que isso ia acontecer.
- Reabasteça seu armário de medicamentos.[107]

O psiquiatra Beny Lafer explica que o tratamento medicamentoso é fundamental, apesar de todos os efeitos colaterais causados pela medicação – e mesmo que os remédios tirem da pessoa o vigor das fases de euforia, motivo para muitas pessoas não quererem se tratar. "O médico precisa ter uma ótima relação com o paciente para conseguir mostrar a ele que a doença vai fazê-lo perder muito mais coisas do que os efeitos colaterais dos remédios. Lidar com relações machucadas, com a inconstância no trabalho ou com o sofrimento interno pode ser muito mais difícil que lidar com tremores ou ganho de peso. E não são todas as pessoas que têm efeitos colaterais. Para as que têm, o médico vai tentar otimizar o tratamento, ajustando dosagens, trocando a medicação ou sugerindo mudanças de hábitos que amenizem o problema. Mas o importante é ter em mente que a pessoa está sendo mais ajudada com o tratamento do que prejudicada com os efeitos colaterais".

São úteis no tratamento da bipolaridade ainda as chamadas sessões de psicoeducação – encontros com os pacientes ou suas famílias, em que são fornecidas informações básicas sobre a doença, explicações sobre o tratamento e sugestões de como lidar com sintomas e comportamentos problemáticos decorrentes do transtorno. Esses cursos costumam aumentar a adesão aos remédios, diminuindo o número de recaídas da doença.

Um estudo realizado por pesquisadores espanhóis e publicado na revista especializada *Archives of General Psychiatry*, da Associação Médica Americana, comparou o número de novos episódios de mania, hipomania, depressão e estados mistos, entre 120 pacientes bipolares devidamente medicados que participaram de 21 sessões de psicoeducação em grupo, ao número de recaídas em pacientes que só se tratavam com remédios, sem participar de encontros educativos. O resultado foi que, durante o período dos encontros, o percentual de pacientes com recaídas foi 22% menor no grupo que participou das sessões de esclarecimento sobre a doença. Dois anos depois, o número de recaídas foi reavaliado e o efeito das aulas se manteve: o percentual de pessoas com novas crises foi 25% menor entre aqueles que participaram dos encontros.[108] "A psicoeducação melhora o entendimento sobre a doença e aumenta a eficácia do tratamento", afirma Beny Lafer.

Os cursos educativos dedicados às famílias de portadores do transtorno bipolar explicam, por exemplo, que as crises de mania ou depressão não se instalam da noite para o dia – a euforia vai se estabelecendo ao longo de dias ou semanas e a fase depressiva pode ir chegando de soslaio, durante meses, até que sintomas mais graves venham à tona. É nesse período o momento ideal para procurar ajuda, e não quando a pessoa já está psicótica ou sem conseguir sair da cama. Se o paciente e sua família pedem auxílio no começo da recaída, fica mais fácil para o médico agir, evitando que os sintomas evoluam e, assim, contenha a crise.

Quando uma fase de euforia está se anunciando, é comum que o portador do transtorno durma menos horas que o habitual sem se sentir cansado, fique mais falante, cheio de si, agitado, disperso e irritadiço. E, antes que a depressão se instale de mala e cuia, é comum que passe a evitar situações sociais, mesmo com os amigos próximos, e tenha insônia ou mais dificuldade de sair da cama. Além disso, pode se sentir mais cansado, mais ansioso e mais preocupado que o normal.

Pesquisadores da USP, junto com especialistas de outros países, elaboraram um *Guia para cuidadores de pessoas com transtorno bipolar* (2011), com o objetivo de orientar familiares e outras pessoas que convivem com portadores da doença. Na cartilha, eles ensinam a identificar situações que funcionam como "gatilhos" para desencadear novos episódios do transtorno – situações, boas ou ruins, que envolvam uma carga grande de tensão: a perda de um emprego ou uma promoção na empresa, um casamento ou um divórcio, o nascimento de um bebê ou uma mudança de casa, por exemplo. Além disso, noites maldormidas, quebras de rotina, em função de viagens ou festas, excesso de estímulos externos (trânsito, barulho, multidões), consumo de substâncias estimulantes, como café e bebidas alcoólicas, e conflitos familiares ou no trabalho podem atuar como fatores desencadeantes.

Mapeando os gatilhos, os familiares podem ajudar seus parentes bipolares a evitar aquilo que for possível – estabelecer horários mais ou menos fixos para dormir e acordar, manter uma rotina básica, diminuir ou até cortar o consumo de café e álcool. E, quando não for possível evitar a fonte de estresse, o familiar pode orientar seu parente a aliviar a pressão, praticando exercícios (de preferência pela manhã), conversando com alguém sobre suas aflições ou fazendo alguma atividade manual, por exemplo.

O guia também antecipa dificuldades que surgem no relacionamento entre os familiares e o portador do transtorno, e orienta a família a seguir comportamentos que são difíceis de colocar em prática, mas um tanto necessários de perseguir: "Não pare de dar apoio à pessoa apenas porque aparentemente ela não está melhorando, apreciando ou retribuindo seus esforços. Enquanto a pessoa estiver deprimida é difícil apreciar seja o que for. No entanto, ela poderá ainda necessitar de seu apoio",[109] recomenda-se.

A psicoterapia também melhora os resultados do tratamento. Enquanto os remédios estabilizam o humor – desaceleram, quando preciso; dão energia, quando ela falta –, a terapia é o que ajuda a pôr ordem nas emoções, pensamentos e atitudes, atribuir sentido a tudo isso, construir aprendizados e desenvolver autocontrole. No relato de sua experiência pessoal, Jamison fala da complementaridade entre os dois recursos: "Nenhum comprimido tem condições de me ajudar com o problema de não querer tomar comprimidos. Da mesma forma, nenhuma quantidade de sessões de psicoterapia pode, isoladamente, evitar minhas manias e depressões. Eu preciso dos dois".[110] Diferente do que acontece no tratamento de algumas perturbações da mente, a ajuda psicológica não é capaz de, sozinha, resolver o problema do transtorno bipolar, segundo os especialistas.

Com todo o sofrimento que o transtorno bipolar pode causar, essa é uma doença sem par no sentido de proporcionar experiências prazerosas, intensas e grandiosas como nenhuma outra faz. Ao levar as pessoas aos limites da vivência humana, permite-lhes tocar em sensibilidades que a maior parte da humanidade jamais experimentou. Ao alterar o ritmo e o conteúdo dos pensamentos, pode dar origem a ideias e associações únicas. Não é lenda que a doença seja especialmente comum entre artistas e grandes líderes. O fato de as pessoas portadoras da bipolaridade percorrerem a vida em todos os seus limites e de experimentarem um nível de energia e impulsividade impossíveis de sustentar na normalidade faz de alguns deles grandes realizadores, capazes de criações e feitos que ficam marcados na história.

Estudos biográficos de artistas e escritores mostram que a incidência do transtorno bipolar é dez a vinte vezes maior entre eles que na população em geral.[111] O pintor holandês Vincent van Gogh, o compositor alemão Robert Schumann e o poeta americano Ezra Pound são apenas alguns dos grandes expoentes da arte mundial ditos bipolares, segundo especialistas que examinaram a fundo suas trajetórias pessoais, histórias de família, correspondências e produções artísticas.

A psiquiatra Doris Moreno analisa: "O transtorno bipolar é uma doença que muda a humanidade para o bem e para o mal. Tanto grandes artistas quanto ditadores sanguinários conhecidos de todos eram, ao que tudo indica, portadores da bipolaridade. De alguma maneira, creio que a humanidade precisa da sensibilidade, criatividade, ousadia e obstinação deles", diz. Reconhecer a unicidade do transtorno bipolar e os desdobramentos positivos que pode ter não significa revestir a doença de *glamour*. "As chances de se combinar genialidade com a abundância de energia da bipolaridade é mínima. É raro que a doença frutifique de maneira grandiosa. Se não tratado, em geral, o transtorno causa muito sofrimento e pode ter consequências desastrosas" ressalva Doris. Buscar ajuda para construir uma vida sem altos e baixos tão radicais pode ser um bom caminho nesse caso.

TESTE DE BIPOLARIDADE

O questionário[112] a seguir é a versão em português do *Mood Disorder Questionnaire* (MDQ), o instrumento mais utilizado no rastreamento de transtorno bipolar em todo o mundo. O resultado positivo do teste significa que a pessoa que o respondeu tem chances aumentadas de ter o transtorno. Por isso, se o seu teste der positivo, é recomendado que você procure um médico. Ele poderá fazer uma avaliação completa do seu caso e realizar um diagnóstico preciso. Não é seguro tomar medicamentos que não foram prescritos exclusivamente a você.

Questionário de Transtornos de Humor

1) Já ocorreu algum período na sua vida em que seu jeito de ser mudou? E que...	SIM	NÃO
...você ficava tão irritado a ponto de gritar com as pessoas ou começava brigas ou discussões?		
...você se sentia muito mais confiante em você mesmo do que o normal?		
...você dormia menos que de costume e nem sequer sentia falta de sono?		
...você falava muito mais ou falava mais rápido que o seu normal?		
...os pensamentos corriam rapidamente em sua cabeça ou você não conseguia acalmar sua mente?		
...você se distraía com tanta facilidade com as coisas ao seu redor, a ponto de ter dificuldade em manter a concentração ou o foco em uma atividade?		
...você ficou muito mais ativo(a) ou fez muito mais coisas que de costume?		
...você se sentia com muito mais energia que o seu normal?		
...você ficava mais dado com as pessoas e mais expansivo que o seu normal, por exemplo, telefonava para os amigos no meio da noite?		
...você ficava mais interessado em sexo que o normal?		
...você fazia coisas que não eram comuns para você ou que faziam outras pessoas pensarem que você era exagerado, bobo ou se arriscava mais?		
...gastar dinheiro causava problemas para você ou para sua família?		
2) Se você marcou SIM em mais de uma das perguntas acima: várias delas ocorreram durante o mesmo período de tempo? *Por favor, circule apenas uma resposta:*		
SIM	NÃO	

3) Até que ponto o seu problema o afetou – como sentir-se incapaz de trabalhar, ter dificuldades com a família, com dinheiro ou problemas com a Justiça, envolver-se em discussões ou brigas? *Por favor, circule apenas uma resposta:*	
Nenhum problema	Problema pouco grave
Problema mais ou menos grave	Problema muito grave

Fonte: *Revista Brasileira de Psiquiatria*

Resultado

Positivo: se você respondeu "sim" a sete ou mais questões; se vários dos comportamentos que você identificou nas respostas afirmativas ocorreram durante o mesmo período de tempo; e se essas atitudes causaram problemas "mais ou menos graves" ou "muito graves".

Negativo: se você respondeu menos de sete questões; se vários dos comportamentos que você identificou nas respostas afirmativas não ocorreram na mesma época; e se suas atitudes não lhe causaram "nenhum problema" ou resultaram apenas em problemas "pouco graves".

Esquizofrenia: o mundo pelas lentes de um caleidoscópio

O ANO DE 1996 não foi dos melhores para Elisa. Tendo acabado de se formar em administração de empresas, aos 27 anos de idade, estava sem trabalho, desanimada e perdida. Sentia-se cansada e para baixo, também, por causa da situação do pai, que acumulava as sequelas de um acidente vascular cerebral (AVC). Foi duro para a família ver um homem ativo e com qualidades intelectuais admiradas tornar-se uma pessoa dependente de cuidados e seriamente deprimida por suas limitações nos últimos anos.

Elisa pensou, então, que mudar de ambiente por algum tempo seria bom para tomar novo fôlego e tentar encontrar um norte. Juntou suas economias e decidiu passar um ano na Califórnia, Estados Unidos, estudando inglês. Quem sabe, faria depois uma pós-graduação que lhe apontasse novos rumos na vida profissional.

Partiu para os Estados Unidos em janeiro de 1997, logo depois de seu aniversário de 28 anos. Estava animada. Mas, alguns meses depois, passado o entusiasmo inicial com a vida no outro país, começou a se sentir muito nervosa, agitada e com a sensibilidade à flor da pele. Tudo ao seu redor – pessoas, conversas, barulhos – chamava-lhe a atenção. Passou a ter dificuldade de se concentrar nas aulas. Afastou-se dos amigos que recém fizera e perdeu dias de curso, pois se sentia mais confortável em casa. Ficou ainda mais abalada emocionalmente ao receber a notícia de que o pai falecera, no Brasil.

Era mês de agosto. Elisa não teve forças para viajar às pressas para o velório. Mas resolveu retornar em outubro daquele ano, dois meses antes do que havia planejado. Assim que chegou à sua cidade, procurou um psiquiatra. Pensava estar deprimida. O médico ouviu seu relato e lhe receitou um antidepressivo. Disse que, se ela não melhorasse, haveria a possibilidade de reavaliar o quadro e trocar o remédio. Elisa sentiu-se um pouco melhor com o medicamento. Passou a virada do ano no Brasil, com a família, e, no começo de 1998, resolveu voltar aos Estados Unidos para concluir o curso de inglês e ver se vingava o projeto da pós-graduação. Pouco tempo depois de pisar em solo estrangeiro novamente, no entanto, a jovem voltou a ficar mal.

Dessa vez, foi tomada por uma forte sensação de estranheza. Elisa tornou-se muito perceptiva às pessoas por quem passava na rua. Um olhar mais demorado em sua direção lhe enchia a cabeça de perguntas: "Será que essa pessoa me conhece? Será que eu a conheço? Por que ela está olhando dessa maneira para mim?". As dúvidas e o incômodo não passavam. Ela se sentia perseguida. Tinha medo de todos ao seu redor e preocupava-se seriamente com sua integridade física. Apavorava-se diante de fatos casuais: "Um dia, recebi telefonemas de uma pessoa perguntando se eu estava alugando um quarto, que preço eu cobraria, se podia visitar o local... Eu não tinha colocado nenhum anúncio no jornal, morava num *studio*,[*] não tinha quarto para alugar... Provavelmente, foi um simples engano, mas eu comecei a fantasiar um monte de coisas. Na minha cabeça, a ideia de que algo ruim estava prestes a me acontecer era muito real. Fiquei aterrorizada", conta.

Sentindo-se insegura, ela retornou mais uma vez ao Brasil, três meses depois de partir. E, tão logo chegou ao país, voltou ao psiquiatra. O médico, então, mudou a análise a respeito de seu quadro de saúde: "Com base nos novos sintomas que eu estava descrevendo e no meu histórico familiar – há três pessoas na minha família com esquizofrenia – ele disse que eu estava

---

[*] *Studio*, em francês, é o nome que se dá ao apartamento de um só cômodo.

tendo delírios de perseguição e desenvolvendo a mesma doença dos meus familiares. Como eu vi uma pessoa do meu convívio íntimo adoecer de esquizofrenia, fiquei bastante assustada. Esse meu familiar não aceitou que precisava se tratar e passou a viver numa realidade paralela.

Com medo de passar pelo mesmo processo, comecei logo a tomar a medicação antipsicótica que o médico prescreveu e, em três meses, as ideias de perseguição haviam desaparecido por completo. O problema é que o remédio tinha um efeito colateral de ganho de peso muito forte. Eu fiquei com um apetite inexplicável. Engordei dez quilos em quatro meses. E aí parei de tomar o medicamento. Um mês depois de interromper o uso do antipsicótico, eu já estava completamente alucinada de novo.

Todas as ideias de perseguição voltaram. Eu estava morando sozinha nessa época. Minha família tinha acabado de se mudar para São Paulo, em função de um tratamento de saúde da minha mãe, que estava com câncer. No estado em que eu me encontrava, tornou-se perigoso para mim ficar só. Eu andava na rua sempre achando que alguém estava me seguindo. Ficava olhando para trás. Quando a sensação era muito forte, saía da calçada e andava pela rua, correndo o risco de ser atropelada. Em casa, ouvia vozes me xingando: "Sua inútil!". Dialogava com elas. E ficava apavorada, porque olhava em volta e não via ninguém. Atormentada por todas essas sensações e pensamentos, eu não conseguia providenciar algo para comer. Às vezes, passava um dia inteiro tomando só café com leite. Emagreci muito, cheguei a ficar anêmica. De tão assustada, eu também não conseguia dormir direito. Passei várias noites em claro. Fiquei refém de mim mesma.

Durante dois meses e meio, fui definhando. Tinha os olhos vidrados. O porteiro do meu prédio começou a estranhar o meu comportamento, uma prima também me viu e ficou assustada. Nesse ponto, um tio meu avisou a família sobre o meu estado. Meu irmão mais velho agiu rápido. Entrou em contato com o meu médico, eles conversaram e, juntos, decidiram me internar numa clínica, em São Paulo. Acompanhada do meu irmão, do psiquiatra e de dois enfermeiros, fui levada de avião de uma cidade para a outra. Sedada, porque estava completamente desorientada, agitada, fora da realidade.

Na clínica, assim que abri os olhos, tive uma alucinação. Enxerguei o rosto do meu pai no lugar do rosto do médico que estava ao meu lado. Era apavorante tudo aquilo. Mas logo comecei a ser medicada e fui melhorando. Meu irmão me visitava sempre na clínica, e isso também me deixava mais segura. Minha mãe não conseguia me visitar, por causa do tratamento dela, mas nós nos falávamos diariamente, por telefone. Em pouco mais de um mês, recebi alta. Saí de lá já sem as ideias de perseguição, sem ouvir vozes e sem me sentir acuada pelos delírios e pelas alucinações. Mas, claro, altamente fragilizada, triste, deprimida. Isso era inevitável...

Os cinco anos seguintes foram os mais difíceis. Eu fiquei completamente perdida, insegura, sem conseguir tocar a vida direito. Fazia alguns cursos livres para me manter ocupada, mas não tinha iniciativa para procurar trabalho, não sabia o que fazer. Após o surto, tive muito medo de não voltar a ser eu mesma. Quer dizer, de alguma forma, nunca vai voltar ao que era. Tenho as lembranças de tudo o que me aconteceu, de como eu perdi a razão, dos absurdos que eu tomei como verdade, das coisas desconexas que falei. Isso faz parte da minha história. Mas o meu maior medo era me tornar uma pessoa inválida, não conseguir mais trabalhar, ficar para sempre perdida nos meus devaneios...

Hoje, estou contente, porque consegui retomar a minha vida. Estou há seis anos num emprego que eu gosto. Trabalho no setor de recursos humanos de uma empresa. Em 2009, fiz uma pós-graduação relacionada à minha atividade no trabalho. É fundamental, para mim, estar ativa e fazer parte de alguma coisa, porque assim eu me sinto viva, útil. Além de me sentir produtiva trabalhando, a relação com os meus colegas de trabalho é algo que me faz muito bem. É legal saber que eu sou querida por eles – no meu último aniversário, eles fizeram um cartão com mensagens de todo mundo, superbacana.

Ultimamente, tenho estado bem comigo mesma. Tomo o remédio, há 13 anos, sem problema nenhum. Me adaptei melhor ao antipsicótico que eu uso desde a internação do que ao medicamento que havia tomado antes. De lá para cá, não tive mais nenhum surto. Me consulto semanalmente com o meu psiquiatra, para acompanhamento. É o mesmo que me atendeu na clínica. E faço um trabalho de terapia cognitiva também, porque noto que tive uma pequena perda da minha capacidade de concentração. Não é nada que me atrapalhe no trabalho, mas sinto que fiquei um pouco mais distraída, às vezes repito uma pergunta que já fiz, coisas do tipo... Então, uma vez por semana, me encontro com uma terapeuta ocupacional com quem jogo xadrez, gamão, enfim, atividades que me estimulam a manter o foco. E é uma coisa prazerosa, que eu gosto de manter.

Perder a noção da realidade foi uma experiência horrorosa. Ser internada com pessoas que eu achava ainda mais malucas que eu não foi nada agradável também. Mas, olhando para trás, acho que a minha família fez o mais sensato. Me levar para uma clínica foi o jeito que eles encontraram de me proteger e a maneira de eu receber tratamento logo para poder ficar boa. Aconteceu. E passou. Está tudo bem agora. Hoje estou com a doença sob controle e levando uma vida tranquila".

A esquizofrenia é o transtorno mental que mais se aproxima do imaginário coletivo sobre a loucura. A medicina considera a esquizofrenia um tipo de psicose, uma doença que turva a razão, desconecta as pessoas da realidade, cria mundos imaginários, apresenta-se em surtos e deixa marcas indeléveis na vida de quem é acometido por ela e de quem está à sua volta. Um problema que atinge cerca de 1% da população mundial.

Aproximadamente 2 milhões de pessoas apenas no Brasil.[113] Entre elas, Elisa.

O caso de Elisa retrata um padrão clássico de como a esquizofrenia surge na vida das pessoas, aos poucos e de maneira nebulosa, para depois vir à tona com tudo, exibindo a face inconfundível da insanidade. Na infância, não há nenhum sinal definitivo da doença. A criança pode ter um comportamento completamente normal – ser sociável, alegre, dar-se bem com os familiares e ir bem na escola. Em alguns casos, até apresenta certas características peculiares – demora mais para andar, é tímida ou excessivamente agitada e tem alguma dificuldade escolar –, mas são elementos que pouco indicam, pois podem estar presentes na vida de qualquer menino ou menina saudável.

Os primeiros sinais de que algo está realmente errado surgem, geralmente, no final da adolescência ou no início da vida adulta, entre os 15 e os 30 anos de idade. Essa é a fase que antecede o primeiro surto, chamada pelos médicos de *pródromo*. Pode durar meses ou anos e é caracterizada por uma série de sintomas que causam uma sensação de estranheza na própria pessoa e naqueles que estão à sua volta. É muito comum a pessoa sentir-se inquieta, tensa e desconfiada. Ela fica com a sensação de que está com a sensibilidade aflorada, percebendo coisas ao seu redor que antes passavam despercebidas e que ninguém mais nota. Passa a ter dificuldades para se concentrar, porque essas percepções excessivas a distraem. Todas as coisas "estranhas" em que começa a reparar parecem lhe dizer respeito. Elisa, por exemplo, cismava que pessoas por quem nutria certa antipatia reuniam-se para tramar algo contra ela. "Não tem lógica, mas, quando você está doente, faz o maior sentido", explica.

Ao falar repetidamente sobre suas desconfianças aos amigos, a jovem cansou de escutar que devia estar com a cabeça "cheia de minhocas" por não estar trabalhando e faltar-lhe um objetivo na vida. Mas, na verdade, o que ocorre é o processo contrário:

por estar cheia de confusões e receios na cabeça é que a pessoa se recolhe, acuada – frequentemente, interrompe os estudos ou o trabalho, ainda nessa fase antes do surto. Quando isso acontece, é comum que passe a maior parte dos dias sozinha, no quarto, pensando, lendo ou escrevendo.

Por causa dos sintomas de introspecção e falta de iniciativa, é muito frequente que casos de esquizofrenia em fase inicial sejam confundidos com quadros de depressão. A pessoa parece estar desmotivada e sem energia, como alguém depressivo, mas, na verdade, está alheia ao mundo à sua volta porque seu universo interior se encontra em ebulição.

Os especialistas no tratamento da esquizofrenia acreditam que essa fase reclusa anterior ao surto tem por trás não só o objetivo de proteger a pessoa do que ela teme, mas de permitir a busca de explicações para todas as suas dúvidas, estranhamentos e suspeitas. Muitas vezes, nesse período, ela começa a se interessar por temas religiosos, assuntos místicos ou astronômicos que possam trazer uma resposta para suas interrogações. É nesse momento que está se formando a crença central de suas fantasias. Elas virão à tona mais adiante.

As "teorias conspiratórias" e os seres imaginários que compõem o senso comum sobre a loucura estão mesmo entre os principais sinais de manifestação da esquizofrenia. Eles são o que os médicos chamam de sintomas psicóticos. Ocorrem principalmente nos momentos de crise aguda – os surtos – e podem ser de dois tipos: as *alucinações* e os *delírios*.

Alucinações são as sensações falsas que o sujeito com esquizofrenia tem. Ele ouve vozes, vê pessoas e coisas, sente gostos e cheiros que não são reais, embora tenham todas as características de verdade. A alucinação auditiva é a mais comum dessas sensações ilusórias. O jurista alemão Daniel Paul Schreber (1808-1861), considerado o mais célebre psicótico da história da psicanálise, por ter se tornado um dos famosos casos descritos por Sigmund Freud, apresentou com riqueza de detalhes o que eram as vozes que ouvia, os tormentos que elas lhe impunham e os comandos sacrificantes que lhe davam. O relato que Schreber escreveu, em sua autobiografia *Memórias de um doente dos nervos* (1903), deu a Freud a possibilidade de interpretar os sintomas de sua doença, embora o pai da psicanálise não o tenha conhecido pessoalmente. A descrição a seguir se refere ao segundo surto do jurista, quando ele esteve internado na clínica psiquiátrica da Universidade de Leipzig, na Alemanha:

> Certa ocasião entraram em minha cabeça, na qualidade de almas, para nela encontrarem seu fim, 240 beneditinos de uma só vez. [...] Todas essas almas apareciam na minha cabeça na qualidade de "vozes", de um modo mais ou menos indiferenciado, sem que nenhuma soubesse da presença da outra. Qualquer pessoa que não pretenda considerar toda essa exposição como mero produto doentio de minha fantasia* poderá avaliar a confusão desesperadora que surgia na minha cabeça. Entretanto nessa época as almas ainda tinham pensamento próprio e por isso eram capazes de dar informações do maior interesse para mim e também podiam responder a perguntas, ao passo que agora, já desde muito tempo, todo o discurso das vozes consiste apenas em uma repetição espantosamente monótona das mesmas frases (aprendidas de cor) que retornam continuamente. [...] Além dessas almas, que se davam a conhecer como indivíduos, sempre se apresentavam ao mesmo tempo outras vozes, que vinham a ser a própria onipotência de Deus, em instâncias cada vez mais elevadas, às quais as citadas almas individuais pareciam servir de postos avançados.
> [...] Totalmente cortado do mundo externo, sem qualquer relação com minha família, só nas mãos de rudes

---

* Schreber nunca aceitou ser portador de uma doença mental. Considerava-se "doente dos nervos, sim, mas não uma pessoa que sofre de turvação da razão", conforme explica a tradutora de suas memórias, a psicanalista Marilene Carone.

enfermeiros, com os quais brigar de tempos em tempos me fora tornado, por assim dizer, um dever pelas vozes interiores, como prova de minha coragem viril, não podia portanto surgir em mim nenhum outro pensamento que não o de que qualquer outro tipo de morte, por mais terrível que fosse, seria preferível a um fim tão ignominioso. Decidi então dar um fim à minha vida com a morte pela fome, recusando qualquer alimento, ainda mais que as vozes interiores diziam-me que era de fato meu dever morrer de fome, por assim dizer, desse modo, oferecendo-me a Deus em sacrifício, e que o prazer de cada refeição, que meu corpo, no entanto exigia continuamente, era uma fraqueza indigna. A consequência disso foi a organização do chamado "sistema de alimentação", isto é, os enfermeiros que me cercavam, essencialmente sempre os mesmos – além do citado R., um certo H. e ainda um terceiro cujo nome ignoro – à força introduziam-me a comida na boca, o que às vezes acontecia com a máxima brutalidade.[114]

Diferente das *alucinações*, que são *sensações irreais*, os *delírios* são as *ideias fantasiosas* nas quais as pessoas com esquizofrenia acreditam e que outras pessoas não conseguem dissolver com argumentos, raciocínio lógico ou evidências. Quando os delírios são muito absurdos, do tipo "os marcianos estão atrás de mim" ou "a antena de TV do vizinho está comandando meus pensamentos", é fácil para as outras pessoas identificá-los. No entanto, quando são plausíveis – "os vizinhos dão risada de mim" ou "o porteiro do prédio me persegue" –, fica mais difícil distinguir o que é fantasia e o que é realidade.

Essa é, aliás, a principal dificuldade da pessoa com esquizofrenia, principalmente quando está em surto. Ela não consegue diferenciar o que são as verdades criadas por sua cabeça do que é a realidade compartilhada pelas pessoas ao seu redor. A crença nas suas ideias delirantes acaba guiando o modo como ela se comporta e interpreta as atitudes alheias.

Há vários *tipos de delírio*. O mais comum são as ideias fantasiosas de *perseguição*, que atormentaram Elisa. É a famosa *paranoia*. Os delírios persecutórios provocam comportamentos arredios de medo. A pessoa pode ficar demasiadamente assustada, desconfiada, ou assumir uma postura defensiva, podendo reagir com irritação a pequenas contrariedades – em sua cabeça, ela está se resguardando de uma agressão. Já as ideias delirantes de *grandeza* fazem a pessoa se achar importante, poderosa, e assumir uma postura de quem sabe mais do que os outros. Rodrigo, um rapaz do interior de Minas Gerais que passa os dias realizando atividades ocupacionais e de socialização na ala psiquiátrica de um hospital, gaba-se de ter tido como babá, quando criança, ninguém menos que Lady Di. Ele se descreve como alguém paciente, que suporta quase tudo nas pessoas, menos falta de cultura.

A esquizofrenia pode produzir também delírios com conteúdos *místicos e religiosos*. É comum, nesses casos, que a pessoa acredite ser um enviado de Deus com alguma missão especial na Terra. Há ainda os delírios de *influência* – o paciente com esquizofrenia acha que pode ter seus pensamentos, atitudes e até o funcionamento de seus órgãos comandados por outro alguém, via hipnose, sinais de rádio, satélite ou *chips* implantados em seu corpo.

Apesar de os delírios e as alucinações serem os sinais mais evidentes da esquizofrenia, eles não acometem todas as pessoas portadoras da doença. Além disso, há outros transtornos mentais, como depressão, bipolaridade, alcoolismo e dependência de drogas, que podem causar delírios e alucinações, nos casos mais graves. Portanto, os sintomas psicóticos não são suficientes para definir a esquizofrenia. É preciso estar atento a outros elementos para identificar corretamente a doença.

As classificações internacionais das doenças psiquiátricas, em suas edições mais recentes, concordam que as manifestações da esquizofrenia podem ser classificadas nos seguintes grupos de sintomas:

- Positivos ou psicóticos: alucinações e delírios;
- Negativos: redução da vontade e do interesse e deficiência na capacidade de expressar emoções;
- Desorganizados: desorganização do pensamento e do comportamento;
- Cognitivos: capacidade reduzida de abstração e de execução de tarefas;
- Afetivos e ansiosos: depressão, excitação e ansiedade.

A *desorganização do pensamento* é uma característica importante do transtorno. A pessoa com esquizofrenia não tem distorcidos apenas os conteúdos das ideias, como se nota nos delírios. A forma como seu pensamento se estrutura também se encontra alterada, muitas vezes. Sobretudo nos momentos de crise, a fala de uma pessoa com esquizofrenia pode ser difícil de acompanhar, porque reflete um pensamento desconexo: os assuntos se misturam, emendando cacos do começo de uma história com fragmentos de outra e finalizando com outro tema completamente sem ligação com o primeiro. Em português direto: ela não diz nada com nada.

O grau de organização do pensamento varia de uma pessoa para outra. Elisa, por exemplo, expressa-se muito bem. Passado o único surto que teve da doença, recuperou seu discurso claro e bem concatenado. Mas, nos casos mais extremos, a pessoa fica tão confusa e a comunicação torna-se tão difícil que ela evita falar. Isso ocorre em 20% dos casos, estima-se.

Quanto aos *sintomas negativos*, eles são assim denominados porque indicam que alguma coisa está em *falta* – o *ânimo* e a *expressão das emoções*, no caso (por analogia, os *sintomas psicóticos* são também chamados "positivos", porque se referem a elementos que estão em excesso: visões, vozes e pensamentos delirantes). Os sintomas negativos são mais duradouros que os sintomas positivos. Permanecem depois que o surto é controlado, na forma paranoide da doença, e predominam nos casos de esquizofrenia em que a pessoa não tem muitos delírios e alucinações.

A pessoa tende a apresentar um quadro típico de *apatia*. Se ainda estava estudando ou trabalhando, deixa de frequentar as aulas e abandona o emprego, passa a acordar sempre tarde e perde o interesse até pelas atividades mais cotidianas, como conversar com a família ou organizar o próprio quarto. Falta-lhe vontade, disposição e iniciativa para tudo. Assim como a introspecção da fase do pródromo, essa apatia que se instaura depois que a doença foi desencadeada também pode ser confundida com um caso de depressão. A diferença é que essa apatia não tem o componente de angústia que a depressão muitas vezes apresenta.

Há ainda outro sintoma negativo, que os médicos chamam de *embotamento afetivo*. O sujeito acometido pela esquizofrenia costuma demonstrar certo distanciamento emocional – fala de coisas muito alegres ou muito sofridas de forma indiferente. É capaz de sentir raiva, medo e alegria, mas tem *dificuldade de expressar essas emoções*. Seu rosto é pouco expressivo, e sua voz, monótona, o que confere ao seu discurso um tom plano. A fala impessoal dá a impressão de estar contando a história de outra pessoa, e não de si mesmo. Ele é capaz de falar sobre coisas que o atormentam muito – "a minha mente está sendo lida e controlada", por exemplo – sem demonstrar angústia. Ou falar sobre questões familiares sensíveis, na mesa do café da manhã, como se estivesse fazendo um comentário banal sobre o pão. "Ele não tem clara noção do quanto aquilo afeta emocionalmente as pessoas, porque ele próprio perdeu a capacidade de se colocar no lugar delas e de expressar suas emoções, em função da doença", explica o psiquiatra Helio Elkis, coordenador do Programa de Esquizofrenia do Instituto de Psiquiatria da USP.

Além de ter dificuldade de demonstrar seus sentimentos, o sujeito pode apresentar certa *ambivalência afetiva*. Está alegre, mas age como se estivesse com raiva. Sente-se triste, mas ri.

Não se trata de um caso de dupla personalidade, de alguém que ora age de um jeito, ora de outro. A pessoa com esquizofrenia tem dificuldade de adequar suas expressões emocionais ao seu estado de espírito, num mesmo momento. Faltam-lhe nexos.

É justamente essa desconexão que dá nome à doença: *eskizo*, em grego, significa "divisão" e *phrenos* quer dizer "mente". Pacientes com esquizofrenia são pessoas com "mentes divididas", ou seja, que possuem várias alterações em suas funções psíquicas. Nos casos mais leves, pode-se dizer que suas mentes sofreram apenas "pequenas rachaduras". Nos quadros mais graves, é como se seus pensamentos, emoções e atitudes estivessem tão fragmentados quanto os pedacinhos de vidro que compõem um caleidoscópio.

Embora haja diferenças entre o quadro de apatia da esquizofrenia e a depressão, pode acontecer de a pessoa com esquizofrenia também apresentar um quadro depressivo associado. Ou, ainda, sintomas de ansiedade e excitação excessiva (parecida com um quadro de mania do transtorno bipolar). Esses são os chamados *sintomas afetivos*.

Há ainda uma série de comportamentos difusos típicos da esquizofrenia. Agitação, irritabilidade e insônia são comuns e costumam surgir, sobretudo, nos períodos anteriores aos surtos, quando o sujeito fica muito confuso e preocupado com as estranhezas que se passam em sua cabeça. Já a agressividade, apesar de estar presente em algumas pessoas acometidas pela doença, sobretudo nos momentos de crise, é revestida de certo mito. A maior parte dos pacientes com esquizofrenia – afirmam categoricamente os médicos e as pesquisas – não é agressiva. Ao contrário, eles costumam ser passivos além da conta, principalmente devido aos sintomas negativos. "É uma ideia equivocada e estigmatizante a de que pessoas com esquizofrenia são violentas", afirma o médico Leonardo Palmeira, pesquisador do Instituto de Psiquiatra da UFRJ e um dos autores do livro *Entendendo a esquizofrenia: como a família pode ajudar no tratamento?* (2009).

Algumas pessoas acometidas pelo transtorno têm ainda o hábito de falar sozinhas (podem estar dialogando com as vozes e pessoas imaginárias que povoam sua imaginação), riem sem motivo e cultivam algumas manias – repetem hábitos rígidos para se alimentar, tomar banho, sair de casa, etc. O uso compulsivo de cigarros e outras drogas também é frequente. Acredita-se que o hábito de fumar tenha a ver com o fato de a nicotina ser estimulante, atenuando os sintomas negativos da doença. Já o uso de maconha e de bebidas alcoólicas, também muito comum, ajuda a aplacar a ansiedade dos momentos mais desorganizados ou muito atormentados por delírios e alucinações. O índice de suicídios também é alto – cinco vezes maior que na população em geral.[115]

Na base da esquizofrenia, existe um problema físico: um desequilíbrio na comunicação entre neurônios de certas regiões do cérebro. É como se ocorresse uma série de curtos-circuitos que causam distorções na percepção da realidade. Assim, as pessoas acometidas pela doença passam a ouvir vozes que não existem, a ver coisas onde não há e a criar fantasias delirantes. Além disso, essas falhas de comunicação entre os neurônios desorganizam o pensamento lógico, comprometem a atenção e a memória e deixam bagunçadas as emoções.

A ciência explica que tais "curtos-circuitos" cerebrais estão ligados à produção excessiva de uma substancia chamada dopamina. A dopamina é um dos chamados neurotransmissores, ou seja, um dos mensageiros químicos responsáveis por fazer a comunicação entre os neurônios. No cérebro das pessoas com esquizofrenia, essa substância encontra-se excessivamente ativa em áreas responsáveis pelas emoções e pelos cinco sentidos – audição, visão, olfato, tato e paladar –, atuando, assim, na produção de sensações que não existem. "É como se o cérebro abrisse, espontaneamente, arquivos contendo imagens, cheiros ou gostos, sem que existam elementos reais com essas características diante da pessoa", explica o psiquiatra Helio Elkis.

No caso das alucinações auditivas, especificamente, tem-se por hipótese que, em função dos tais curtos-circuitos neuronais, o sujeito passa a perceber como vozes alguns de seus próprios pensamentos. Ou seja, a alucinação auditiva seria uma interpretação equivocada que o cérebro faz de uma ideia interna como se fosse uma voz externa. Um processo que os pesquisadores chamam de "sonorização do pensamento".

Já no caso dos delírios, a explicação é um pouco mais complexa. Por causa das limitações cognitivas típicas da esquizofrenia, as pessoas com o transtorno têm uma grande dificuldade em focar a atenção numa única coisa. Tudo o que acontece em volta, por mais irrelevante que seja, as distrai. Um exemplo: enquanto estudantes não acometidos pelo transtorno conseguem acompanhar a explicação de um professor, sem perder o fio da meada, ainda que esteja no meio de tantas outras pessoas tendo conversas furtivas, mexendo-se em suas cadeiras e levantando-se aqui e ali, o sujeito com esquizofrenia tem muitas dificuldades de selecionar o que é mais importante nesse cenário. Uma pessoa qualquer que, ao se retirar da sala de aula, passe rente à sua mesa pode lhe roubar completamente a atenção, levando-o a pensar que há um motivo importante e obscuro por trás desse fato "inusitado". E, então, ele começa a divagar sobre os significados desse acontecimento. Assim, iniciam-se as ideias delirantes.

O delírio que se originou, então, com um problema de atenção passa a ser enriquecido com o repertório de vida, as características de personalidade e as preocupações da pessoa naquele momento. Se ela faz parte de uma família muito religiosa, por exemplo, pode achar que o sujeito que lhe atraiu a atenção, passando ao seu lado, precisa lhe entregar uma mensagem divina. E assim a trama delirante vai ganhando mais fios, tornando-se mais forte e mais convincente.

O mesmo vale para os estímulos internos: se uma ideia qualquer lhe surge à mente, no meio de uma conversa, pode ganhar uma importância desproporcional, mudar completamente a direção de seus pensamentos, fazendo-o embarcar no delírio e passar a agir conforme suas crenças delirantes. Esse processo pelo qual um fato, um pensamento ou uma sensação irrelevante é salientado, desviando a atenção do esquizofrênico e fazendo-o "fantasiar" a realidade, é o que os pesquisadores chamam de "teoria da saliência aberrante", que, em parte, explica a formação dos delírios. Acredita-se que esse fenômeno também esteja ligado ao excesso de dopamina.

Se, por um lado, os sintomas psicóticos e a desorganização do pensamento estão ligados ao excesso de dopamina em certas áreas do cérebro, teoriza-se que a diminuição dessa substância em outras regiões cerebrais, como o lobo frontal, favoreça o surgimento dos chamados sintomas negativos – apatia, desinteresse e embotamento afetivo, explica Elkis.

Atualmente, entende-se que todas essas alterações cerebrais envolvidas na manifestação da esquizofrenia vão ocorrendo ao longo de anos, durante o desenvolvimento do sistema nervoso do indivíduo, da infância até a adolescência, sob a influência de fatores genéticos e ambientais.[116] O próprio aumento da neurotransmissão da dopamina, associado a diversos sintomas, estaria ligado a falhas num processo chamado de *poda neural*, essencial nesse processo de desenvolvimento. Funciona assim: o que acontece normalmente no cérebro de todas as pessoas, desde que são bebês (ou mesmo antes, ainda durante a gestação), é que vão se formando conexões entre os neurônios que permitem a eles "conversar entre si", repassando informações sobre sensações, aprendizados, sentimentos, memórias e estímulos de toda sorte. Quando o sujeito chega à adolescência, há, normalmente, mais conexões neuronais em seu cérebro do que ele precisa de fato. Ocorre aí, então, o que se chama de *poda neural*: assim como se cortam os galhos de uma árvore que estão prejudicando o desenvolvimento da planta, "cortam-se" as conexões neuronais que estão "sobrando", de forma que o cérebro continue a funcionar de maneira harmônica. Nas pessoas predispostas à esquizofrenia, essa poda não acontece corretamente e, então, com a interação de fatores genéticos e ambientais, ocorrem os desequilíbrios na química cerebral que desencadeiam a doença.

Em termos genéticos, ter pais, irmãos, tios, primos ou avós com o transtorno aumenta os riscos de desenvolvê-lo, na seguinte proporção: para quem tem um irmão com o transtorno, o risco sobe de 1% (prevalência na população geral) para 10%; se esse irmão for gêmeo não idêntico, o risco é de 18%; e, se for gêmeo idêntico, a chance sobe para 50%. Para quem tem os dois pais com esquizofrenia, as chances também chegam a 50%.[117] Ou seja, se há uma pessoa com esquizofrenia na família, é o caso de ficar mais atento a mudanças de comportamento e procurar um médico quando elas surgirem. Mas não é o caso de temer a predisposição genética como se ela fosse uma sentença trágica.

Calcula-se que metade das causas se deva aos genes e a outra metade a fatores externos, como complicações na gravidez (diabetes gestacional e pressão alta), infecções que a mãe adquire durante a gestação (gripe e rubéola, por exemplo), agressões físicas e abuso sexual na infância e uso de maconha na adolescência.

Viver em grandes cidades ou migrar na infância ou na juventude são também considerados fatores de risco para a esquizofrenia. Todos esses elementos ambientais vão deixando marcas no cérebro da pessoa, ao longo de seu desenvolvimento, que podem contribuir para originar a doença. Acontecimentos estressantes – como a perda de alguém querido, como aconteceu a Elisa – podem também servir como a gota d'água que traz a doença à tona.

Da mesma maneira que ocorre nos demais transtornos mentais, nem os genes, nem os fatores externos são capazes de, sozinhos, desencadear a esquizofrenia. Prova disso é que há milhões de mães que já tiveram problemas na gravidez e seus filhos não desenvolveram esquizofrenia depois de crescidos (ou seja, o fator ambiental, isolado, não é suficiente). Há também muitos casos de irmãos gêmeos idênticos, que possuem exatamente a mesma genética, em que apenas um deles desenvolveu a doença ao longo da vida (quer dizer: a genética, por si só, também não dá conta do recado). Pela observação de fatos como esses, reitera-se que precisa haver a combinação de fatores genéticos e ambientais para que a esquizofrenia seja desencadeada.

O tratamento para a esquizofrenia é feito à base de remédios da classe dos antipsicóticos, que eliminam ou, ao menos, reduzem bastante os delírios e as alucinações. Sua função principal é a de bloquear ou diminuir o excesso de neurotransmissão da dopamina. Em duas semanas, já é possível notar uma redução dos sintomas. E, em um mês e meio, eles conseguem tirar a pessoa do surto. No entanto, mesmo depois disso, é preciso seguir usando a medicação, para evitar recaídas. "Se o paciente toma os remédios corretamente, as chances de ter uma recaída são mínimas. Mas, se ele para de tomar, é quase certo que terá novas crises", explica o psiquiatra Helio Elkis.

A maioria dos pacientes consegue ter uma boa resposta aos remédios, apenas 30% a 40% são resistentes aos antipsicóticos de primeira e segunda geração (os mais antigos, desenvolvidos nas décadas de 1950 e 60, e os mais novos, lançados a partir da década de 1980, respectivamente). Para esses, há a opção do antipsicótico clozapina. Ele é altamente eficaz, mas apresenta um pequeno risco de causar diminuição de certos glóbulos brancos chamados neutrófilos, as células sanguíneas responsáveis por fazer a defesa do organismo. Por isso, para usar a clozapina, o paciente com esquizofrenia precisa realizar exames de sangue semanais, durante seis meses, e quinzenais, após esse período, o que limita bastante o seu uso.

Para os casos extremos, em que as pessoas com esquizofrenia são resistentes também à clozapina (cerca de 30% dos que usam esse medicamento), há evidencias de eficácia da eletroconvulsoterapia (ECT), que utiliza o estímulo elétrico para gerar convulsões com efeito terapêutico. Diferente das chamadas sessões de "eletrochoque" feitas antigamente, a ECT moderna é feita sob anestesia e com uso de relaxante muscular, para que o paciente não tenha tremores e espasmos. Dois eletrodos colocados na parte frontal da cabeça induzem a convulsão, que é vista apenas no monitor do eletroencefalograma, aparelho que analisa a atividade elétrica cerebral. A sessão dura cerca de 30 minutos. Pode haver perda temporária de memória.[118]

Mesmo nos casos em que os delírios e as alucinações não desaparecem completamente com o uso de remédios, há um ganho importante na qualidade de vida. Isso porque os sintomas psicóticos reduzidos já não são fortes o suficiente para atormentar tanto a pessoa com esquizofrenia e comandar seus comportamentos. E, com os sinais da doença amenizados, o indivíduo também tem mais chances de começar a desenvolver uma consciência sobre seus devaneios. Ou seja, ele pode até cogitar, por alguns instantes, que uma buzina do outro lado da rua, um comercial na TV ou um olhar mais demorado de um desconhecido trazem embutidas mensagens para si, mas, logo em seguida, é capaz de perceber que essas ideias são, na verdade, sintomas do transtorno. Assim, ele não se deixa influenciar pelos pensamentos distorcidos. É um processo que os médicos chamam de *insight sobre a doença* e ocorre, em geral, quando a pessoa já tem o transtorno há algum tempo.

O filme *Uma mente brilhante* (2001), citado por dez entre dez psiquiatras especializados no tratamento da esquizofrenia como exemplo de uma bela apresentação sobre a doença, retrata a trajetória de adoecimento do matemático John Nash, ganhador do Prêmio Nobel que teve sua excepcional carreira acadêmica interrompida por esse transtorno. Depois de anos vivendo num universo paralelo recheado de códigos secretos e agentes de espionagem, Nash aprendeu a distinguir os frutos de sua imaginação da realidade. O *insight* veio justamente de uma de suas visões: uma criança que o visitava sempre, sobrinha de um colega de faculdade igualmente imaginário. Quando o matemático se dá conta de que a menina nunca cresce, consegue perceber que ela não pode ser real. No final do filme, um ex-colega de faculdade (esse, de verdade) pergunta a Nash se ele ainda tem alucinações, e ele diz: "As visões não foram embora e talvez nunca irão. Mas me acostumei a ignorá-las e elas acabaram desistindo de mim".

Sessões de psicoterapia, fora dos momentos de surto, podem ajudar o indivíduo a desenvolver a capacidade de reconhecer os próprios delírios. O tratamento psicológico também ajuda as pessoas com esquizofrenia a compreender e aceitar a doença, evitar as situações que resultam em recaídas e melhorar a adesão ao uso dos remédios. "Nos casos mais graves, nem sempre a pessoa chega a aceitar que tem uma doença, porque, mesmo fora do surto, os delírios dela continuam presentes e têm o peso da realidade. Mas se a psicoterapia conseguir fazer com que ela aceite as próprias limitações, independentemente do diagnóstico, e trabalhe para superá-las, já é um ganho enorme", explica o psiquiatra Leonardo Palmeira.

É trabalho do psicoterapeuta, por exemplo, ajudar o paciente a identificar os pensamentos, as sensações e situações que estão na origem de seus comportamentos ruins: o que o deixa irritado e agressivo? O que o angustia e faz fumar um cigarro atrás do outro ou dá vontade de usar drogas ilícitas? Que dificuldades, preocupações e medos o impedem de ajudar nas tarefas de casa, cuidar da própria aparência ou procurar um trabalho? O que torna difícil iniciar uma conversa com outras pessoas? A partir desse mapeamento, o profissional pode ajudar o paciente a bolar estratégias que lhe permitam desviar-se daquilo que resulta em atitudes nocivas. E, o mais difícil: colocar as estratégias em prática.

O filme *Uma mente brilhante* tem também o mérito de deixar claro algo fundamental para quem convive com uma pessoa acometida pela esquizofrenia: confrontar suas fantasias, além de não ajudar em nada, pode ter consequências desastrosas. Numa sequência do filme, quando John Nash é internado depois de surtar, sua mulher, Alicia, tenta convencê-lo de que o trabalho de decifrar códigos secretos em jornais para o governo americano não passava de um delírio. Para persuadi-lo, ela mostra os pacotes com as análises confidenciais do marido, que haviam permanecido intocados, durante anos, na caixa de correio que ele acreditava usar para se comunicar com um espião-chefe imaginário, o personagem William Parcher.

Depois de colocar os pacotes sobre a mesa, Alicia diz calmamente, com todas as letras: "[Os envelopes] nunca foram abertos. Não é real. Não existe conspiração, John. Não existe nenhum William Parcher. Só na sua mente. Você compreende, amor? Você está doente". Depois de ouvir a esposa, o matemático, atordoado, corre para o seu quarto no hospital psiquiátrico e faz um corte profundo no antebraço esquerdo. Ele não tinha a intenção de se matar, nem de chamar a atenção de ninguém. Queria apenas encontrar o *chip* que acreditava ter sido implantado em seu braço, quando ingressou no "serviço secreto". Nash precisava encontrar uma prova de que tudo o que vivera nos últimos anos era real. "Imagine de repente descobrir que as pessoas, os lugares e os momentos mais importantes para você não se foram, nem morreram, mas pior: nunca existiram. Que espécie de inferno seria?", indaga o psiquiatra que tratou do matemático, no filme, ao descrever o que ele considera ser o maior pesadelo da esquizofrenia.

Na vida real, tentar mostrar a um indivíduo acometido pela esquizofrenia as criações de sua cabeça também impedirá qualquer aproximação e tentativa de ajudá-lo. "Isso produzirá nele mais desconfiança ou um sentimento de que está desacreditado, sozinho no centro da conspiração que ele mesmo criou",[119] escrevem os autores do livro *Entendendo a esquizofrenia*. Ao se sentir solitário, ele provavelmente deixará de partilhar suas suspeitas e teorias e ficará ainda mais suscetível às consequências de seus devaneios.

Embarcar no delírio, por outro lado, incrementando o enredo fantasioso com mais detalhes, também não é recomendado. A pessoa em surto caminhará para ainda mais longe em seu universo paralelo e ficará mais difícil resgatá-la de lá. Além disso, dar corda para os devaneios exigirá uma energia enorme das pessoas em volta, que precisarão viver em função de fantasiar a realidade. O comportamento indicado pelos especialistas é dar crédito às crenças do indivíduo apenas como forma de deixá-lo seguro e convencê-lo a se tratar, mas sem reforçar suas ideias infundadas.

A título de exemplo, a psicóloga Jonia Lacerda conta a história de uma família que conseguiu agir corretamente para cuidar de seu familiar, a partir do primeiro surto da doença que ele teve: "Certa vez, atendi a família de um rapaz que havia ido trabalhar em outra cidade, longe dos pais, e eles começaram a ficar preocupados porque não conseguiam mais contato com o filho. Os pais foram se informando com outras pessoas e descobriram que o rapaz estava com um comportamento estranho, achando que alguém o estava perseguindo e, por isso, não saía mais de seu apartamento. Eles, então, pediram que um tio do garoto, delegado, que morava na mesma cidade, tentasse falar com ele. Não deu outra: para o tio que trabalhava na polícia, o rapaz se abriu e contou toda a história fantasiosa da perseguição que o estava atormentando.

O tio não questionou se nada daquilo era verdade. Apenas disse que não se preocupasse porque ele tinha meios de protegê-lo. Pediu que o jovem deixasse o apartamento para que eles embarcassem num avião para a cidade da família. Os pais, então, buscaram o rapaz no aeroporto e o levaram prontamente ao psiquiatra. Só um mês depois, quando o jovem já estava com os sintomas controlados pela medicação, os familiares começaram a tocar no assunto de que ele havia adoecido, mas sem ficar apontando os delírios dele.

Essa conduta vale inclusive para mim, como terapeuta. Para você ter uma ideia, tempos depois, quando esse rapaz já estava começando a tomar consciência sobre seus delírios, ele me perguntou: 'Jonia, você tem absoluta certeza de que não tem um rádio na minha cabeça?'. Eu respondi: 'Eu sei que, para você, tem'. Aí ele refez a pergunta: 'Para você não?'. E eu disse: 'Eu não escuto, mas eu sei que para você tem mesmo, né?'. Aí ele falou: 'É. E tem até volume'. Aí eu expliquei para ele: 'Pois é, eu sei que para você existe esse rádio na sua cabeça, mas, se você tomar o remédio corretamente, você também não vai mais ouvi-lo'. Eu nunca falei: 'Não tem rádio nenhum, isso é um delírio'. Se eu faço isso, é fim de papo. A gente não consegue mais conversar", explica a psicóloga. O caso desse rapaz deixa claro como o tratamento imediato, logo no primeiro surto, é crucial para que o sujeito tenha maiores chances de se recuperar.

Os antipsicóticos são eficazes para controlar os sintomas positivos da doença (delírios e alucinações), mas não são tão eficazes na melhora dos sintomas negativos (dificuldade na expressão de emoções e perda da vontade e do interesse). Alguns compostos já foram testados para o tratamento dos sintomas negativos (a bitopertina é um deles), mas seu efeito não se mostrou mais eficaz que placebo. A melhora dos sintomas cognitivos (capacidade de abstração, raciocínio e funções de execução) também ainda é um desafio no tratamento da esquizofrenia.

À parte os remédios, alguns outros recursos podem ser úteis. Atividades desenvolvidas por psicólogos e terapeutas ocupacionais, por exemplo, ajudam a recuperar capacidades cognitivas, habilidades sociais e a motivação, proporcionando ganhos na autonomia, melhorando a organização da rotina, facilitando as relações em família e em sociedade e dando um empurrão a mais para a volta ao trabalho e aos estudos. Uma das técnicas utilizadas por psicólogos é a terapia cognitivo-comportamental (TCC), que ajuda os pacientes a lidar com alucinações e com suas crenças distorcidas que levam aos delírios.[120] Outra modalidade é o *treino de habilidades sociais* – geralmente em grupos, os pacientes simulam situações de interação social e exercitam papeis que ajudam a melhorar o contato com outras pessoas, a expressão afetiva e a iniciativa.[121] Na terapia ocupacional, um dos métodos modernos que vem sendo utilizado chama-se OGI (sigla para *Occupational Goal Intervention, em inglês*). Ele ensina as pessoas com esquizofrenia as etapas necessárias para se executar tarefas, melhorando sua capacidade de tomar decisões: PARAR para pensar o que está fazendo, LISTAR as etapas, APRENDER as etapas, VERIFICAR se está fazendo o que planejou.[122] O treinamento cognitivo de certas funções, como a memória e a atenção, pode também ajudar.[123]

A inclusão da família no tratamento, por meio de qualquer estratégia – orientações dadas pelo próprio médico, cursos educativos que oferecem informações detalhadas sobre a doença e grupos de terapia familiar –, melhora o ambiente doméstico e, assim, aumenta a adesão da pessoa com esquizofrenia ao uso dos remédios, reduz o número de recaídas e a necessidade de internação. "Os familiares precisam ser orientados tanto quanto o próprio paciente, porque o adoecimento mental é um fator de sobrecarga tão grande para eles, exige-lhes tanto emocionalmente, que, sem que eles percebam, acabam tendo reações que dificultam ainda mais a situação", explica a psicóloga Jonia Lacerda.

A primeira reação da família tende a ser a negação do problema. Os parentes se apoiam na ideia de que a mudança de comportamento do familiar é algo passageiro – uma crise da adolescência ou uma fase de estresse. Quando notam que "o problema não está passando", é comum passar da negação à revolta. Muitas vezes, a pessoa com esquizofrenia acaba se deprimindo, ao se dar conta da dor que provoca em seus familiares. E se desmotiva para aceitar a doença e o tratamento, pois quer apenas "voltar no tempo" para deixar de causar sofrimento às pessoas que tanto ama.

A raiva dos familiares em relação ao adoecimento, muitas vezes, leva a apontar culpados entre si. Muitas brigas e desgastes ocorrem durante o longo caminho que leva à aceitação da doença. A orientação da família, portanto, é fundamental para que os familiares compreendam o que é a esquizofrenia, entendam que não são culpados pela doença, rearranjem suas expectativas em relação à pessoa que adoeceu e saibam como ajudá-la, sem superprotegê-la, massacrá-la com cobranças excessivas ou desgastar-se além da conta (*mais detalhes no capítulo "Como a família pode ajudar no tratamento"*).

Jorge, engenheiro casado com uma pessoa portadora do transtorno, viu a esposa ter o primeiro surto da esquizofrenia paranoide aos 24 anos de idade. Convivendo com a doença desde 2002, ele já aprendeu bastante sobre o assunto e tornou-se um grande aliado do médico para mantê-la sob controle. Jorge relata: "Sei, pelo semblante da minha esposa, que ela não está bem. Se ela começa a ficar com o olhar muito distante, a andar pela casa arrastando os chinelos, a dizer que está com a cabeça confusa e me pede várias vezes para buscar as crianças na escola, coisa que ela é quem faz, geralmente, já fico atento, porque pode estar vindo uma crise.

Digo isso porque ela não tem muitos sintomas negativos da doença. Cuida da casa, leva as crianças à escola, à natação, à psicóloga... E é vaidosa, vai à academia. Terminou o curso de Direito mesmo depois de ter desenvolvido a esquizofrenia. Então, se ela começa a ficar muito amuada e descuida da aparência, sei que algo está errado. Converso com ela e ligamos para o médico, que nos orienta e avalia se é preciso alterar a dosagem da medicação.

Devido a essa relação próxima que nós temos com o psiquiatra, a minha esposa não tem crises desde 2010. Ela teve apenas duas crises durante esses anos todos. Ambas foram em momentos de grande tensão nas nossas vidas. Na primeira, ela estava tendo muitas dificuldades para engravidar e ficou abalada por isso e, na segunda, um dos nossos filhos estava com um problema de saúde delicado. Ela não precisou ser internada em nenhum dos surtos.

Mas precisava de alguém cuidando dela 24 horas por dia, porque podia se colocar em risco sem querer. Eu já peguei a minha esposa no meio da rua durante a madrugada – ela disse estar seguindo orientações das vozes que ela ouvia. Então, não dá para descuidar nesses momentos. Mas, com os remédios, ela fica muito bem. Se ela sentar para conversar com você, você não diz que ela tem um problema sério como esse. É uma pessoa como outra qualquer".

Com os recursos disponíveis para tratamento, cerca de 60% dos pacientes com esquizofrenia conseguem ficar com os sintomas sob controle, viver bem com sua família e levar a vida com autonomia. Os outros 40% não têm um desfecho tão positivo – metade deles consegue manter-se longe dos surtos psicóticos, mas fica dependente dos familiares para as tarefas cotidianas e não consegue retomar uma vida produtiva, enquanto a outra metade persiste tendo crises e precisa ser internada de tempos em tempos.

A internação ainda é um assunto controverso, fonte de temor para as pessoas portadoras de transtornos mentais graves, como a esquizofrenia. É importante considerar que a conduta hoje é diferente da do passado, quando os recursos de tratamento eram praticamente inexistentes e o destino quase certo dos esquizofrênicos era ir e voltar pela "porta giratória" dos asilos e hospitais psiquiátricos, onde passavam anos de suas vidas. Hospitalizados, recebiam dosagens altas de medicamentos com efeitos colaterais fortes, que deixavam a pessoa com os músculos rígidos e o corpo travado – o que rendeu aos primeiros antipsicóticos a alcunha de "camisa de força química".

A própria internação excessivamente prolongada acabava sendo nociva para o paciente. "A falta de estímulos para uma vida produtiva, a rotina manicomial, o distanciamento da família, a escassez de relações afetivas, enfim, o isolamento da sociedade e do mundo, tornavam os pacientes mais retraídos e apáticos, permitindo que os sintomas negativos da esquizofrenia se cronificassem. O retorno ao lar ficava mais difícil à medida que o tempo de internação se prolongava. Muitos pacientes relutavam em deixar os hospitais com medo da realidade distante que encontrariam lá fora", escreveu o médico Leonardo Palmeira, em artigo publicado em seu site "Entendendo a Esquizofrenia", que, como o livro homônimo, dedica-se à orientação de familiares de pessoas portadoras do transtorno. Porém, hoje, há outro cenário.

Os antipsicóticos modernos não causam mais efeitos colaterais tão fortes, como rigidez muscular e sedação intensa. Seu principal efeito adverso é o ganho de peso, possível de se contornar com mudanças na dieta e a prática de atividades físicas. E, mesmo os remédios antigos, hoje são usados em doses mais baixas, que reduzem os efeitos colaterais. Atualmente, a internação se restringe aos momentos em que a pessoa com esquizofrenia oferece riscos à própria vida ou à integridade física dos que estão em volta – fica muito agitada, começa a usar drogas que lhe fazem perder ainda mais o controle sobre seu comportamento, para de se alimentar, ameaça colocar fogo na casa, tem ideias de suicídio, foge de casa com frequência, envolve-se em brigas ou discussões na rua ou passa a frequentar lugares violentos, por exemplo. Se a pessoa está em crise e recusa se tratar, essa é também uma prerrogativa para a internação, pois, sem tratamento, seu quadro tende a se agravar, e as chances de ela se recuperar ficam reduzidas. Entende-se, então, que ela está colocando em risco a própria saúde.

Em todos os casos, a internação costuma durar cerca de um mês – o suficiente para tirar a pessoa da crise e permitir que ela continue se tratando em casa. "A maioria dos meus pacientes nunca precisou ser internada", diz Elkis. "Eu, assim como muitos psiquiatras, evito ao máximo usar a internação, porque sei que é uma situação dramática. Mas, infelizmente, às vezes, é uma medida necessária", completa. Tão necessária quanto internar uma pessoa que está sofrendo um infarto ou um derrame. Não é agradável, mas ninguém discute a necessidade de hospitalizá-la.

No caso da esquizofrenia, é difícil convencer a pessoa de que ela precisa ser internada. Ela não se considera doente, justamente porque seu julgamento da realidade encontra-se prejudicado pelo transtorno. Por isso, a internação involuntária pode ser necessária, em alguns casos – sempre mediante recomendação médica.

Os conhecimentos sobre a esquizofrenia e os recursos para lidar com a doença avançaram bastante nos últimos 50 anos. Tanto que, às vezes, surpreendem até os médicos que tratam do transtorno cotidianamente. O psiquiatra Helio Elkis relata: "Vira e mexe, quando um paciente diagnosticado com esquizofrenia consegue completar os estudos, volta a trabalhar e se casa, eu e meus colegas nos pegamos pensando: 'Será que era esquizofrenia mesmo?'. É o tipo de pensamento que tem a ver com a formação que tivemos em outro tempo, quando o desfecho da doença era, por via de regra, ruim. Hoje, ainda bem, sabemos que não é assim".

Doença de Alzheimer: quando, ao fim da vida, não se pode mais contar a própria história

ERNESTO, 91 ANOS, sempre foi um sujeito esquecido. "Avoado", como dizem seus filhos. Do tipo que a vida inteira revirou a casa procurando os óculos de leitura, praguejando contra quem os teria "escondido", até ser informado de que o dito cujo repousava sobre a própria testa. Já foi até tradição, nas festas da família, recordar as histórias de seus esquecimentos, como a de um dia, nos anos 1970, em que saiu para fazer compras com seu caminhãozinho Ford, verde, modelo F3, esqueceu-se que fora motorizado e voltou de ônibus, carregando as sacolas. E o detalhe mais surpreendente da anedota: de dentro do coletivo, a caminho de casa, Ernesto ainda viu um caminhão estacionado na rua "muito parecido" com o seu e achou interessante a semelhança. Ele, claro, só se deu conta de que o veículo que vira era o seu próprio caminhão quando chegou a sua casa e viu a garagem vazia.

Episódios como esses se passaram quando Ernesto ainda era um homem ativo, forte e saudável, chefe de uma família de oito filhos, vários deles herdeiros de seu jeito aéreo de ser. Bem-humorado, quando passava o agastado da situação, ele costumava rir de si mesmo, reconhecendo que vivia mesmo no mundo da lua.

Justamente porque Ernesto fora sempre assim, desatento, sua família demorou a suspeitar que poderia haver algo errado com sua saúde, quando a memória começou a faltar-lhe de verdade, na velhice. Por volta do ano 2000, ele já contando 80 anos, foram ficando recorrentes os episódios em que saía de casa com o objetivo de comprar um ingrediente de última hora para o almoço e voltava sem nada, constrangido. Não conseguia se lembrar do que Lucia, filha que morava com ele à época, havia pedido.

Nesse mesmo período, Ernesto adquirira o hábito de fazer a contabilidade de sua poupança, todos os dias, à tarde. Depois de muitas somas e subtrações, ele chegava sempre à mesma conclusão: as contas não fechavam. Passou a desconfiar de que o gerente do banco o estava roubando. Vira e mexe, ia pessoalmente à agência bancária tomar satisfações da quantia da qual dera falta. Mas, o que se passava, na verdade, é que Ernesto não se lembrava das retiradas em dinheiro que havia feito nos últimos tempos. Até então, Lucia supunha que tais episódios eram nada mais que "esquecimentos normais da idade". "Pensei que o envelhecimento tinha reforçado uma característica pessoal do papai, que sempre foi muito distraído", conta.

O alarme soou em 2003, quando Lucia começou a notar que o pai não estava apenas esquecido, mas confuso. Ela lembra como se fosse ontem o dia em que Ernesto foi servir-se o almoço e, a cada vez que descansava o prato na pia da cozinha para destampar uma panela, esquecia-se do que havia começado a fazer e voltava tudo do princípio. Quando Lucia se deu conta, o pai havia servido quatro pratos, todos iniciados e nenhum concluído. Num outro episódio, ele se pôs a fechar o portão de casa em cima do carro da filha, sem esperar que ela retirasse totalmente o automóvel da garagem.

Foi nesse ponto que Lucia passou a acompanhá-lo nas idas ao geriatra. Até então, Ernesto, sempre cuidadoso com a saúde, ia às consultas sozinho, a cada seis meses. Lucia soube, àquela altura, que o médico do pai começara a suspeitar de um quadro de demência e estava reunindo informações para o diagnóstico. Aproveitou a presença da filha para aprofundar as perguntas. Depois de algumas conversas, uma avaliação neuropsicológica completa, vários exames de sangue e uma tomografia computadorizada do cérebro, o geriatra comunicou a Lucia: "Os exames indicam que Ernesto sofre da doença de Alzheimer".

A doença de Alzheimer é o tipo mais comum de demência. Atinge essencialmente as pessoas com mais de 60 anos de idade e aumenta com o avançar da idade. O quadro é muito conhecido pelas falhas de memória que provoca logo no início, mas a verdade é que acaba comprometendo todas as capacidades intelectuais da pessoa. O significado da palavra "demência" deixa isso bem claro: o termo, em latim, quer dizer "ausência de mente". Ao fim de seu curso, que dura, em média, oito anos, a doença debilita também a saúde física do idoso.

Os sinais iniciais mais comuns da doença de Alzheimer são:

- **Falhas de memória:** a pessoa esquece onde guardou objetos, não consegue se lembrar de pagar contas dentro do prazo de vencimento e perde compromissos – marca com o filho de almoçar, por exemplo, e não aparece. Ernesto, com seu bom humor típico, resumiu bem o que acontecia à sua memória no começo do quadro: "Eu costumo falar que eu não guardo as pessoas e as coisas, eu escondo", disse à psicóloga que o avaliou para o diagnóstico. No princípio da doença, só a memória recente é afetada. Os fatos muito bem sabidos, como a data de aniversário do próprio casamento ou o nome e a fisionomia das pessoas mais próximas, permanecem intactos.
- **Dificuldade de orientação espacial:** a pessoa pode sofrer um apagão momentâneo – num dia qualquer, chega em casa muito atrasada para o jantar porque se perdeu no caminho de volta do trabalho, que ela faz rotineiramente. Ou, então, vai ao supermercado que tem o hábito de frequentar e, depois que sai de lá, não sabe mais onde está.
- **Fuga de palavras:** termos comuns desaparecem do vocabulário e, às vezes, o sujeito usa palavras inadequadas

para substituí-los. Comunicar-se começa a ficar um pouco mais difícil para o idoso.

- **Mudanças de personalidade:** a pessoa que costumava ser bem-humorada mostra-se irritadiça, com pavio curto; o indivíduo que era extremamente reservado passa a se comportar de maneira desinibida e sociável. Em seu livro *O lugar escuro* (2007), a escritora Heloisa Seixas conta a transformação que se deu no jeito de ser de sua mãe, nos primeiros anos da doença: "Aos poucos, ela se transformou no avesso de si mesma, deixando aflorar tudo que havia passado a vida negando ou escondendo. Onde havia liberalidade, surgiu um conservadorismo tacanho. A mulher seca foi dando lugar a uma pessoa manhosa, cheia de vontades, exigindo da filha e neta todos os abraços, beijos, carícias que nos tinham sido negados a vida toda. [...] E, de uma hora para outra, passou a exigir sempre a melhor parte do frango".[124]
- **Sintomas depressivos:** é frequente que idosos sejam levados ao médico por estarem melancólicos e, uma vez tratados com antidepressivos, melhoram os sintomas de depressão e ficam evidentes sinais de demência. A depressão é uma manifestação comum nos quadros iniciais de Alzheimer. Ao mesmo tempo, é fator de risco para a doença: pessoas que tiveram episódios depressivos ao longo da vida têm as chances de desenvolver um quadro demencial aumentadas em 80%.[125]

No princípio da doença, os sintomas já começam a causar algumas dificuldades no cumprimento de tarefas do dia a dia e problemas de relacionamento, mas a pessoas acometidas ainda se mantêm independentes. Embora o avanço do transtorno varie muito de uma pessoa para outra, o primeiro estágio da doença costuma durar três anos.

Na fase intermediária do quadro, o idoso passa a ter dificuldades em acompanhar as conversas. Por isso, tende a ficar quieto quando está num grupo de pessoas, ou faz comentários que já não são tão ricos e pertinentes quanto antes. O declínio da memória recente se aprofunda, e ele já não é capaz de se lembrar de coisas prosaicas – por exemplo, o que comeu no almoço do dia. Além disso, passa a ter dificuldade de reter o conteúdo que acabou de ver na TV ou leu no jornal. As histórias do passado, em compensação, ficam cada vez mais presentes. O doente de Alzheimer fala delas de forma vívida, como se estivesse sido transportado de volta a vinte, trinta, quarenta anos atrás. Na verdade, em sua mente, ele foi. Exatamente por isso, começa a perder a noção de tempo – engana-se ao dizer em que ano, mês ou dia está.

Nesse estágio da doença, o idoso deixa também de reconhecer pessoas que não são de seu círculo mais íntimo de familiares, como genros e noras. A orientação espacial piora, e ele pode se perder até dentro de casa – abre a porta do armário imaginando que vai entrar em seu quarto, por exemplo, e fica bastante confuso. Surgem com mais frequência problemas de comportamento, como agressividade e desinibição sexual, além de alucinações e delírios. O sono fica alterado. A pessoa não consegue mais controlar o próprio dinheiro e lembrar-se de tomar remédios sozinha. Frequentemente, passa a precisar de ajuda para preparar as refeições, fazer compras, vestir-se e cuidar da higiene pessoal. Já não é seguro que ela more só.

Foi em 2007, quatro anos após o diagnóstico, que a família de Ernesto se deu conta de que não era possível mais deixá-lo desacompanhado, nem por breves períodos. Ernesto esteve prestes a provocar um incêndio em casa enquanto tentava preparar um inocente escalda-pés para si. Confuso, encheu de água um balde de plástico e o colocou em cima do fogão. Teve sorte de uma neta tê-lo flagrado antes que ele acendesse o fogo. A partir daí, os filhos começaram a se revezar para fazer-lhe companhia, visitando-o sempre que possível ou levando-lhe para passar o dia em suas casas. O segundo estágio da doença de Alzheimer corresponde geralmente ao período que vai do terceiro ao sexto ano da doença.

Na fase grave, ou seja, do sexto ano em diante, as memórias mais antigas da pessoa se perdem. Na maioria dos casos, ela já não é capaz de reconhecer os próprios filhos ou de dizer o próprio nome. É nessa fase em que Ernesto se encontra. Quando se vê diante do espelho, balança a cabeça positivamente e dá um sorriso simpático, como se cumprimentasse algum passante na rua. Não consegue mais se distinguir diante do próprio reflexo. Como todas as pessoas que se encontram no estágio avançado da doença, Ernesto passa agora a maior parte do tempo na cama. Precisa de ajuda para se locomover, alimenta-se de caldos pastosos, pois tem dificuldades de deglutição, e pouco fala. Durante o dia, é ajudado por uma cuidadora profissional. À noite, enquanto dorme, tem sempre a companhia de algum dos filhos. Em certos momentos, mesmo sem se lembrar de todos eles, ainda consegue retribuir-lhes o afeto, dar gargalhadas e arrancar sorrisos da família. Mas perdeu a capacidade de contar a própria história. Descolou-se de sua identidade.

Afinal, que tipo de *eu* pode ser preservado em um homem que perdeu a maior parte de sua memória e, com ela, seu passado e seu ancoradouro no tempo? – pergunta-se o célebre neurologista inglês Oliver Sacks, em seu livro *O homem que confundiu sua mulher com um chapéu* (1985). Ele mesmo responde, mais adiante: "Para sermos nós mesmos", diz, "precisamos 'rememorar' a nós mesmos, rememorar o drama íntimo, a narrativa de nós mesmos. Um homem *necessita* dessa narrativa, uma narrativa íntima contínua, para manter sua identidade, seu eu". "Cada um de nós *é* uma biografia, uma história".[126]

Para que não se criem preocupações desnecessárias, é preciso, já na largada, diferenciar os lapsos de memória que sinalizam o início da demência de Alzheimer, esse tipo de amnésia que leva consigo a história e a identidade de uma pessoa, daquilo que se costuma chamar de "esquecimentos normais da idade", que surgem aqui e acolá sem mudar radicalmente o rumo final da vida de ninguém. Fazer essa distinção não é tarefa das mais fáceis nem para profissionais, quanto mais para a família e para a própria pessoa acometida. Mas os especialistas oferecem algumas orientações que ajudam a identificar quando algo está errado.

Em primeiro lugar, é preciso observar se há *mudança* no comportamento. Pessoas que desde a juventude esqueciam onde colocavam as chaves, perdiam o carro no estacionamento, ou deixavam a água do café fervendo até secar porque se distraiam vendo TV provavelmente vão continuar fazendo essas coisas na velhice. Portanto, esse tipo de atitude não sinaliza um problema de saúde – denota muito mais uma falta de atenção que sempre existiu do que uma falha de memória que está surgindo com o avanço da idade. Isso posto, é preciso observar se os *esquecimentos* deixaram de ser restritos às situações específicas de sempre e se tornaram *generalizados* no dia a dia da pessoa e *mais frequentes que o habitual*, assim como aconteceu com Ernesto. Aí, sim, é o caso de solicitar uma avaliação médica e psicológica.

Além disso, o que costuma ser referido pelas pessoas como "problema de memória normal da idade" é diferente da perda de memória do Alzheimer num quesito fundamental: o idoso saudável é capaz de se lembrar de fatos e informações recentes, se outra pessoa puxar para ele o fio da meada, adiantando alguns detalhes da história; já o idoso com Alzheimer não consegue recordar fatos recentes porque sequer chegou a registrá-los no cérebro. Por exemplo: o idoso saudável até pode se esquecer de dar o recado de um telefonema a um familiar, mas, se o parente lhe pergunta se alguém ligou, ele é capaz de responder (ainda que não se lembre de todos os pormenores do recado). Já um senhor ou senhora demenciado nem ao menos se lembrará de ter atendido um telefonema algumas horas antes.

A psiquiatra Rita Ferreira, do Programa Terceira Idade (Proter) do Instituto de Psiquiatria da USP, explica que aquilo que percebemos como "perda de memória natural do envelhecimento" não é exatamente um processo de perda de memória. Trata-se, na verdade, de um processo de lentificação do raciocínio, que torna mais difícil para as pessoas com mais de 60 anos aprender informações novas e, então, registrá-las. Mas não há um defeito nos mecanismos cerebrais de memorização propriamente ditos.

Se o idoso saudável tiver mais tempo para compreender e gravar dados inéditos que lhe são apresentados, será capaz de fazê-lo tão bem quanto um jovem. E se alguém lhe ajudar a selecionar o que é importante nas situações também. Explica o psicogeriatra Cássio Bottino [*in memoriam*], do Instituto de Psiquiatria da USP: "Se eu dou uma tarefa envolvendo habilidades de memória para um grupo de idosos e para um grupo de jovens, sem dar instruções antes, em geral, os jovens se saem melhor. Mas, se eu oriento os idosos anteriormente quanto ao que eles terão de fazer, o desempenho deles se aproxima do resultado dos jovens. O idoso precisa que alguém lhe contextualize as informações e lhe prepare para fazer as coisas, porque ele não tem mais a agilidade de um jovem para se situar diante de situações novas e, a partir disso, atingir metas rapidamente".

No entanto, o que acontece no cérebro das pessoas com a demência de Alzheimer é mais do que esse processo natural do envelhecimento. No cérebro das pessoas acometidas pela doença, ocorre uma destruição progressiva dos neurônios, provocando os sintomas conhecidos do quadro. Embora não se conheça completamente os mecanismos que levam a essa perda progressiva, a teoria mais aceita é que ela ocorre devido ao acúmulo de uma proteína chamada *beta-amiloide*. Paralelamente, ocorrem lesões por causa da alteração de outra proteína, de nome *tau*.

À medida que a doença vai avançando, a perda neuronal vai aumentando e os sintomas vão se tornando mais numerosos e graves. Assim, pouco a pouco, a doença que geralmente provoca a perda da memória recente, no início, vai provocando também a perda das memórias antigas, prejudica todo o raciocínio e debilita a saúde física do sujeito.

Embora essas distinções entre o envelhecimento saudável e os quadros de Alzheimer existam, fazer o diagnóstico desse tipo de demência não é simples. Primeiramente, o médico – que pode ser um geriatra, um psiquiatra ou um neurologista – precisa conversar com o idoso e com um familiar próximo a ele, para entender se as queixas de memória ou as mudanças de comportamento que levaram o paciente ao consultório são mesmo sinais de Alzheimer. Diante da suspeita, em geral, o especialista pede ao paciente que realize exames de sangue para descartar a hipótese de que haja outras doenças e alterações no organismo causando sintomas semelhantes ao Alzheimer – a carência de vitamina B12 e de ácido fólico, os quadros de sífilis e HIV estão entre eles.

Além dos exames de sangue, é realizada uma avaliação neuropsicológica, que consiste na aplicação de testes padronizados ao idoso, para analisar habilidades cognitivas como atenção, memória visual e verbal, linguagem, raciocínio, orientação espacial, planejamento e execução de tarefas. Muitas vezes, os familiares são incluídos na avaliação e respondem a questionários que buscam mensurar os prejuízos que o idoso vem tendo no cumprimento de tarefas do dia a dia.

A avaliação neuropsicológica inclui cerca de vinte testes, que, em geral, são realizados em duas a três sessões de uma hora e meia. Os exercícios são selecionados para cada pessoa, de acordo com a escolaridade dela e a atividade profissional que desempenhou ao longo da vida (mais ou menos exigente do ponto de vista intelectual). Assim, tenta-se evitar que um sujeito vá muito bem no teste simplesmente porque os exercícios eram fáceis demais para ele (ocorreria aí o "efeito teto", como se diz no jargão dos psicólogos avaliadores) ou, ao contrário, que o paciente vá muito mal porque os exercícios eram muito complexos para seu nível de instrução (o "efeito solo").

Devidamente selecionados, os testes permitem indicar com boa precisão se a pessoa apresenta um declínio de suas faculdades mentais característico da doença de Alzheimer. A avaliação dos resultados também é feita com base na idade do sujeito e em sua escolaridade. Para pessoas mais velhas e com menos anos de estudos, esperam-se pontuações mais baixas. E vice-versa.

Por fim, para completar o diagnóstico, o paciente é submetido a um exame de imagem do cérebro – uma tomografia computadorizada ou uma ressonância magnética. Os exames de imagem servem tanto para excluir a possibilidade de que tumores cerebrais estejam causando sintomas parecidos com as manifestações da doença de Alzheimer quanto para confirmar o diagnóstico de demência.

Incentivar o familiar com mais de 60 anos de idade a procurar um médico assim que se começa a perceber falhas de memória e mudanças de comportamento sugestivos da doença de Alzheimer é a melhor atitude que se pode tomar pela própria pessoa e para os que convivem com ela. "O diagnóstico precoce permite que o tratamento seja iniciado ainda no começo do quadro. E, agindo rápido, é possível manter o paciente por mais tempo num estágio leve da doença, de modo que ele tem um ganho importante na qualidade de vida", ressalta a psiquiatra Rita Ferreira. "E, além do mais, há muita pesquisa na área de medicamentos contra o Alzheimer. Quem sabe uma pessoa que começa a se tratar bem no começo agora ainda pode se beneficiar disso? É preciso manter a esperança", diz Rita.

As demências atingem cerca de 50 milhões de pessoas em todo o mundo, segundo dados da Organização Mundial da Saúde (OMS).[127] Isso corresponde a algo entre 5% e 8% da população com mais de 60 anos de idade.[128] E os números não param de aumentar. A organização calcula que a quantidade de pessoas acometidas por esse tipo de doença será de 82 milhões em 2030 e 152 milhões, em 2050, triplicando o atual número de indivíduos demenciados.[129] Por isso, o problema é considerado "prioridade de saúde pública".[130]

O aumento dos quadros de demência, incluindo Alzheimer, acompanha o envelhecimento da população. A idade avançada é o principal fator de risco para a doença. Na década de 1950, quando o brasileiro vivia, em média, até os 43 anos de idade, as chances de desenvolver Alzheimer eram muito pequenas. Hoje, a expectativa de vida no país é de 73 anos, portanto, o número de pessoas suscetíveis ao problema é muito maior. A partir dos 60 anos de idade, à medida que se avança na pirâmide etária, os casos de Alzheimer e outras demências aproximadamente dobram a cada período de cinco anos. Trocando em miúdos: se, aos 60 anos de idade, apenas 1% dos idosos desenvolve o problema, na faixa dos 70 anos, esse número sobe para 4% e, aos 80, cerca de 16% são afetados. Aos 90, em torno de 40% dos idosos são acometidos. Suspeita-se que por volta dos 95 anos de idade a progressão deixe de aumentar e o número de casos se estabilize.[131] O bônus, infelizmente, é para poucos...

Além da idade, alguns outros fatores predispõem ao desenvolvimento da doença de Alzheimer. Quem tem pelo menos um parente de primeiro grau com a doença – ou seja, o pai, a mãe ou um irmão – tem risco três vezes maior de ser afetado. Traumatismos cranianos e depressão também estão relacionados ao problema. No caso da depressão, a associação com o Alzheimer existe sobretudo nos casos mais graves, em que a pessoa precisou ser internada, ao longo da vida, por conta dos quadros depressivos. Explica Bottino: "A depressão está associada ao aumento dos níveis de cortisol, o hormônio do estresse, que causa danos em áreas cerebrais fundamentais para a memória. Provoca também um aumento de substâncias inflamatórias no cérebro, que favorece o surgimento da doença de Alzheimer", diz. O mal que leva à "ausência da mente" é ainda duas vezes mais frequente entre mulheres que em homens.

A doença de Alzheimer encontra-se na fronteira entre a neurologia e a psiquiatria. Pode-se dizer que é um mal neurológico em sua origem e psiquiátrico em sua manifestação.* Melhor explicando: os sintomas da doença são desencadeados por lesões que vão degenerando o cérebro aos poucos e causando danos na mente e no corpo, do mesmo modo que danos cerebrais mais grosseiros, provocados em acidentes, podem comprometer os movimentos e a sensibilidade das pernas ou dos braços – daí a natureza neurológica. Trata-se de um processo diferente em relação a outros transtornos mentais, como a depressão e a ansiedade exagerada, que, apesar de virem à tona sob a influência de alterações químicas no cérebro, são fortemente relacionados a fatores psicológicos e ambientais, como crises conjugais, lutos, desemprego, violência e outras fontes de estresse.

Ao mesmo tempo, a doença de Alzheimer se manifesta, em grande parte, por meio de sintomas psiquiátricos – mudanças na personalidade, comportamentos agressivos, delírios, alucinações e depressão estão presentes em 75% dos casos.[132] Não foram uma ou duas as vezes em que Ernesto foi visto falando "sozinho", sentado ao sofá de sua sala, enquanto dizia estar conversando com seu pai e um irmão já falecidos. Também não foram poucas as vezes em que foi visto desolado, chorando, por acreditar que algum de seus filhos tinha morrido. "Houve uma vez em que ele chegou a se arrumar para o velório", conta sua filha Marcia.

Muitas vezes, são as mudanças no humor, no temperamento e nas atitudes que fazem a família levar o idoso ao médico, antes mesmo que as falhas de memória sejam percebidas como um problema. O primeiro caso de Alzheimer descrito na história, em 1906, pelo neuropatologista alemão Alois Alzheimer, já demonstrava essa dimensão psiquiátrica da doença: a senhora

---

* A mais recente edição do DSM-5, classificação norte-americana para os transtornos mentais, adotada internacionalmente, classifica o Alzheimer como um transtorno neurocognitivo.

Auguste foi internada num sanatório em Frankfurt, aos 51 anos, devido a um delírio de ciúme que começou a apresentar subitamente em relação ao marido. Só depois o médico notou que a paciente vinha apresentando também alterações de memória, que seriam então descritas como um sintoma importante do quadro.

Quando a doença de Alzheimer emerge no seio da família, são muitas as dúvidas que surgem em relação à maneira correta de lidar com o idoso. Uma das primeiras questões que aparecem é: deve-se insistir em corrigir a pessoa em seus enganos, causados pelas falhas na memória, como quando ela diz repetidamente que vai visitar uma pessoa que já morreu, por exemplo? "Não", responde, taxativamente, a psiquiatra Rita Ferreira. Dar a notícia de que alguém querido faleceu pode causar um sofrimento desnecessário à pessoa – mesmo que por um breve momento, até ela se esquecer novamente da informação. Nesses casos, diz a especialista, o melhor é distrair o idoso com outra coisa – uma música, outro assunto, um programa na TV, que o fará esquecer a história imediatamente. Também não é nenhum "pecado" dizer à pessoa algo como "amanhã faremos a visita que o senhor ou a senhora quiser". É uma forma de encerrar o assunto sem maiores sofrimentos.

E quais são os momentos de lucidez do idoso com Alzheimer? Quando ele está totalmente alheio ao que se passa em volta? Essas também são dúvidas frequentes dos familiares, sobretudo quando o quadro de demência já está avançado. São perguntas difíceis de responder. É certo que, mesmo no estágio grave da doença, o idoso pode ainda compreender algumas coisas, embora não alcance mais as palavras para dar respostas adequadas ou dizer o que quer. Ele pode se manifestar com expressões faciais ou um simples aceno de cabeça. É preciso estar atento para compreendê-lo.

Ernesto se saiu com uma nova forma de expressão já na fase avançada da doença, que surpreendeu sua filha Marcia: a imitação. Estava ele, um dia, sentado no sofá da sala de TV, quando ouviu a voz de Lucia, sua outra filha, ao portão. Imediatamente, levantou um dos braços na direção da entrada da casa. Marcia lhe perguntou o que ele estava fazendo com o braço erguido. Com alguma dificuldade, trinta segundos depois, Ernesto respondeu: "Ela". A filha não entendeu: "Ela quem?". Ernesto pôs-se, então, a imitar com perfeição a gargalhada de Lucia e, então, Marcia entendeu o que ele quis sinalizar.

Exatamente porque não se sabe em que momentos a pessoa é capaz de compreender o que se passa em volta, é preciso ter cuidado com o que se diz ao seu lado. "Não comente com outras pessoas os problemas de comportamento do ente querido na presença dele. Só porque alguém não é mais capaz de se comunicar verbalmente não significa que ele ou ela não entende mais o que se passa ou o que se diz. Pense em como se sentiria em uma situação semelhante e seja sensível. Sempre presuma mais entendimento e compreensão do que realmente vê",[133] escreve a norte-americana Sharon Mooney, professora de enfermagem e gerontologia, em seu livro *Alzheimer: cuidar de seu ente querido e cuidar de você mesmo* (2010).

Também já na fase grave da doença, é possível que o idoso tenha *flashes* de memória e recobre, por instantes, informações e pessoas que já estavam há muito tempo esquecidos. Marcia conta, emocionada, uma dessas histórias, que vivenciou ao lado do pai, em janeiro de 2012: "Era um dia comum. Eu e um de meus irmãos nos sentamos à mesa com o papai para lhe fazer companhia, enquanto ele almoçava. De repente, o meu irmão olhou para o papai, apontou para mim e perguntou: 'Você sabe quem é ela?'. É uma pergunta que nem se recomenda fazer, segundo li em livros, porque coloca a pessoa numa situação delicada, contra a parede. Mas, para a minha surpresa, ele falou sem titubear: 'Sei, é minha filha'. Havia três anos que ele não me reconhecia. Foi o maior presente que eu poderia ter recebido". Por reconhecer no pai pequenos instantes de lucidez, Marcia diz que nunca deixa de falar que o ama quando o encontra. "Acho que, em alguns momentos, ele entende. E, quando ele se for, quero que vá com a certeza de que foi muito amado."

Antes de ser reconhecida por um instante pelo pai, já na fase avançada da doença, Marcia tinha uma dúvida íntima: por que, nos últimos anos, Ernesto conseguia se lembrar do nome de três dos oito filhos, e não dos demais? Por que ela, que se preocupava em estar com o pai praticamente todos os dias, há tantos anos, havia lhe fugido da memória? Por mais que tentasse dizer para si mesma tratar-se de algo que não podia ser explicado, uma característica insondável da doença e que não deveria estar atrelado ao amor que o pai sentia por todos os filhos, no fundo, a seletividade da memória de Ernesto a intrigava. É fato que os caminhos da memória são muito sofisticados e estão ainda longe de serem totalmente compreendidos. Alguns elementos, no entanto, podem ajudar a entender esse tipo de situação.

O primeiro ponto é o seguinte: a memória humana não funciona como um CD ou um *pen drive*, que armazena todos os dados da mesma forma. "No cérebro, as informações que ficam registradas de maneira sólida, com mais chances de serem lembradas mesmo na velhice, são aquelas que foram recordadas o maior número de vezes durante a vida", explica o neuropsicólogo Pedro Zuccolo, pós-doutorando na Faculdade de Medicina da USP. Por isso, as últimas pessoas a serem esquecidas por um idoso costumam ser aquelas que fazem parte de sua vida há mais tempo – especialmente nos casos de Alzheimer, que deteriora as memórias recentes primeiro. Seguindo esse raciocínio, pode acontecer de os filhos mais velhos serem esquecidos mais tardiamente do que os filhos mais novos, numa família numerosa como a de Ernesto, em que quinze anos separam o primogênito do filho caçula.

Porém, a partir de certo ponto, quando as lembranças remotas também são afetadas pela doença, o fator cronológico tende a perder peso. Influenciam aí outras questões, como as associações de informações, que ajudam a localizar as memórias: um filho que canta para o pai canções de longa data muito marcantes, por exemplo, aumenta as possibilidades de ser lembrado. Isso acontece porque a associação de ideias, informações e experiências amplia o número de caminhos para se acessar uma memória – se uma "estrada cerebral" que leva até uma memória está bloqueada, há outras rotas alternativas para se chegar ao mesmo destino. Mas, à parte as hipóteses que a ciência tem a esse respeito, o fundamental é entender que o fato de o idoso lembrar-se de um filho e não de outro não quer dizer que ele goste mais de um do que de outro.

Há ainda outro ponto de hesitação bastante comum entre familiares de pessoas com Alzheimer: até que ponto é positivo estimular o idoso a realizar as tarefas diárias com autonomia e quando é hora de ajudá-lo a fazer o que tem dificuldade? Segundo Pedro Zuccolo, a regra geral é deixar o idoso fazer sozinho (ou com o mínimo de auxílio) tudo o que ele dá conta, desde que isso não ofereça riscos. "Se o idoso com Alzheimer já esqueceu a panela no fogão alguma vez, é melhor estar sempre por perto quando ele quiser cozinhar. Se está com problemas de equilíbrio, é hora de auxiliá-lo a caminhar para evitar uma queda. Mas não é porque um idoso tem dificuldades de locomoção que o familiar precisa dar comida na boca dele. Parece óbvio, mas isso acontece – o idoso deixa de conseguir fazer uma coisa específica e quem cuida dele acha que tem de auxiliá-lo em tudo. O ponto-chave é não extrapolar o cuidado para além do necessário, para que a pessoa se mantenha independente o máximo de tempo possível", explica Zuccolo.

É inevitável, no entanto, que, aos poucos, os papéis de pais e filhos se invertam, porque o idoso com Alzheimer vai precisando de mais e mais cuidados, a cada dia. Com a memória e o raciocínio turvos, muitos idosos demenciados chegam a chamar seus filhos de "mãe", "pai", "avô", ou "avó". Marcia, a filha de Ernesto diz: "É difícil para mim vê-lo como pai hoje. Eu tenho em relação a ele as mesmas preocupações que tenho com meus filhos de 7 e 5 anos de idade: se está bem alimentado, se tomou um bom banho, se está gripado... Só de bater o olho nele, sei se está triste ou se está de bom humor... Para mim, não houve como não mudar o olhar sobre ele".

O tratamento da demência na doença de Alzheimer inclui obrigatoriamente medicação. Por mais que os remédios disponíveis ainda não possam trazer a cura, eles conseguem frear o avanço dos sintomas e oferecer à maior parte dos pacientes uma vida mais longa e com mais qualidade. Durante um período de mais ou menos três anos, os medicamentos são capazes de estabilizar a perda da memória e de outras capacidades cognitivas. Após essa fase, porém, a doença segue seu curso.

As medicações utilizadas podem trazer efeitos colaterais, como náuseas e diarreia. Mas há diferentes opções de medicamentos disponíveis, que podem ser testados pelo médico, até que os efeitos desagradáveis sejam minimizados tanto o quanto possível. Segundo os especialistas, os benefícios dos remédios compensam os efeitos colaterais. A família de Ernesto, por exemplo, considera que o saldo do uso dos medicamentos foi positivo: "Eu conheço idosos com Alzheimer que não tomam remédios e, em dois anos, já estão totalmente dependentes. Muito diferente do papai, que demorou seis anos, a partir do diagnóstico e do início do tratamento, para começar a ser ajudado a caminhar, tomar banho e se alimentar. E ainda há dias em que ele come sozinho até hoje", diz Marcia.

Paralelamente ao uso da medicação, durante todo o curso da doença, é fundamental realizar atividades que ajudem a preservar, pelo máximo de tempo possível, as capacidades mentais e físicas do idoso. Para isso, a família pode se valer da orientação e dos serviços de psicólogos, terapeutas ocupacionais, fisioterapeutas e fonoaudiólogos. No início do quadro de Alzheimer, é útil usar estratégias para estimular a memória. Por exemplo: ter em casa um grande calendário de parede e pedir que o idoso vá até ele diariamente identificar em que dia, mês e ano está, riscando as datas à medida que passam, pode ajudá-lo a preservar a noção de tempo por um prazo maior.

Deixar álbuns de fotografia acessíveis para que, de quando em quando, ele rememore as pessoas próximas e conte histórias do passado também contribui para que mantenha a consciência sobre si mesmo e sobre os outros por um período mais longo. Um familiar pode ajudá-lo a colocar etiquetas nas fotografias, identificando o nome das pessoas, assim, ele exercitará essas memórias, aumentando as chances de se lembrar delas por mais tempo. Espalhar objetos de grande valor afetivo pela casa também contribui para ampliar o tempo durante o qual o idoso reconhecerá o próprio lar. E evite mudar os objetos de lugar. "Ter as coisas em locais conhecidos ajuda a memória, do mesmo modo que manter a rotina familiar",[134] afirma a professora de enfermagem e gerontologia Sharon Mooney.

Quando a memória começa a falhar, o uso de auxílios externos, como agendas, alarmes, bilhetes na geladeira e caixas de medicamentos divididas por dia e horário, faz toda a diferença para manter a independência do idoso no dia a dia. São recursos extremamente simples, mas que muitas pessoas em idade avançada não têm o hábito de utilizar. Facilitar a identificação dos cômodos da casa também é uma boa tática. "Algumas clínicas de repouso orientam seus residentes colocando seus nomes ou fotografias do lado de fora de seus quartos. Você também pode fazer isso em casa. Se o ente querido já não reconhece uma fotografia pessoal, pendure algum tipo de peça de roupa identificadora, como um velho chapéu ou suéter familiar. Minha mãe começou a identificar seu quarto quando penduramos um retrato de seus avós na porta. Antes disso, ela vivia se perdendo",[135] escreveu Sharon Mooney, em seu livro para familiares de pessoas portadoras da doença de Alzheimer.

Exercícios com uma fonoaudióloga podem ajudar a preservar a fala e a capacidade de deglutição do paciente, na fase avançada da doença. Por causa da dificuldade para engolir os alimentos, Ernesto sofreu um engasgo em 2009 que quase lhe custou a vida. "Ele estava comendo um pão de queijo, não conseguiu engolir um pedaço e começou a sufocar. Acho que ele pensou que ia conseguir resolver a situação sozinho e foi para o banheiro. Um dos meu irmãos, que estava em casa no momento, encontrou ele quase desfalecido. Ao entender o que tinha acontecido, deitou o papai no chão e conseguiu desobstruir a garganta dele. O papai inclusive teve alguns micro AVCs,[*] nesse episódio, porque ficou algum tempo sem respirar, mas não teve sequelas perceptíveis. Desde então, ele come apenas alimentos pastosos, por orientação da fonoaudióloga que cuida dele. E faz exercícios toda semana com ela, para preservar a deglutição e a fala. Nós não percebemos, na época, mas ele já vinha dando sinais dessa dificuldade de engolir os alimentos, ao diminuir a quantidade de comida nas refeições. Só depois eu e meus irmãos associamos uma coisa à outra", conta Marcia.

Lidar com a agressividade é um capítulo à parte nos quadros de Alzheimer. Mesmo as pessoas mais tranquilas durante a vida podem desenvolver comportamentos agitados e hostis em algum momento da doença. As recomendações dos especialistas são:

1) Não leve para o lado pessoal as ofensas que o idoso lhe dirigir. Lembre-se de que o raciocínio dele está completamente alterado e ele pode acusá-lo de roubos, maus-tratos e desamor, movido por memórias do passado que nada têm a ver com você ou por motivos completamente insondáveis.

2) Não discuta, não entre em conflito; tente sempre mudar o foco de sua atenção. Colocar uma música tranquila, oferecer o rosário para que a pessoa faça uma oração, caso ela tenha sido religiosa ao longo da vida, e convidá-la a fazer outros rituais que foram parte importante de seu passado podem ser muito úteis para acalmá-la. Em seu livro *O homem que confundiu sua mulher*

---

[*] Pequenos derrames cerebrais.

com um chapéu, o neurologista Oliver Sacks relata o efeito da religiosidade e da arte sobre um paciente com a síndrome de Korsakov, uma doença associada ao alcoolismo que também afeta a memória de forma definitiva – primeiro, as lembranças recentes e, por fim, as reminiscências mais remotas, à semelhança do que acontece na doença de Alzheimer. Quando supunha que a amnésia profunda tinha tornado seu paciente completamente alheio ao mundo e a seus significados, fazendo dele um sujeito de "alma perdida", Sacks surpreendeu-se ao vê-lo participar de uma missa: "Observei-o ajoelhar e receber a hóstia na língua, e não pude duvidar da plenitude e totalidade da comunhão, do perfeito alinhamento de seu espírito com o espírito da missa. [...] Ele estava completamente tomado, absorvido por um sentimento. Não havia esquecimento, nem síndrome de Korsakov naquele momento [...]. Ver Jim [o paciente] na capela abriu-me os olhos para outros reinos onde a alma é chamada e mantida, e apaziguada, na atenção e comunhão. A mesma intensidade de absorção e atenção seria encontrada em relação à música e à arte: notei que Jimmie não tinha dificuldade para 'acompanhar' a música ou dramas simples, pois cada momento na música e na arte refere-se a outros momentos e os contém. [...] Talvez haja nisso uma lição filosófica além de clínica: na síndrome de Korsakov, ou na demência e outras catástrofes semelhantes, por maior que seja o dano orgânico e a dissolução humeana,* permanece intacta uma possibilidade de reintegração pela arte, pela comunhão, pelo contato com o espírito humano".[136]

3) Em caso de tentativas de agressão física, apenas se proteja. Não há nada de errado em se afastar do ente querido ao perceber que a situação está fora de controle. O mais provável

---

* Referente ao filósofo escocês David Hume (1711-1776). Segundo Oliver Sacks, o pensador iluminista definiu o homem como um conjunto de sensações que se sucedem num fluxo contínuo e desconexo. Jimmie seria a personificação da "quimera filosófica de Hume".

é que a crise de agitação passe sozinha em alguns instantes. Se os episódios se tornarem frequentes, converse com o médico do idoso, pois pode ser o caso de usar algum remédio calmante, que ajudará a todos a lidar melhor com a situação.

Embora o principal fator de risco para a doença de Alzheimer seja o envelhecimento – e esse não é exatamente um elemento que se possa evitar –, há muito o que fazer em benefício próprio para tentar prevenir o surgimento dessa doença. As pesquisas na área já comprovaram que, quanto mais se utiliza a memória e o raciocínio, por mais tempo eles ficam preservados. Ler conteúdos e narrativas de todos os tipos e tamanhos, em jornais, revistas, livros e *sites* na internet, exercitar o intelecto em jogos de tabuleiro ou *games* eletrônicos, ir ao cinema e ao teatro são todas atividades estimulantes para o cérebro, que ajudam a reduzir as chances de desenvolver uma demência como o Alzheimer. Mas não são apenas as atividades mentais que fazem bem à saúde do cérebro – as atividades físicas também têm benefícios comprovados. Um estudo publicado, em 2001, na revista *Archives of Neurology* (atualmente, *JAMA Neurology*), da Associação Médica Americana, acompanhou 4.615 homens e mulheres canadenses com mais de 65 anos de idade, por um período de cinco anos, e mostrou que aqueles que tinham um alto nível de atividade física inserido em sua rotina – exercícios mais vigorosos que caminhar, praticados três ou mais vezes por semana – tiveram o risco de desenvolver a doença de Alzheimer reduzido em 50%, em relação aos participantes sedentários. Mesmo aqueles que tinham um nível de atividade física mais baixo, nos níveis leve a moderado, tiveram o risco reduzido em 33%.[137] Cultivar as amizades e participar de encontros sociais, já se comprovou, também contam a favor da memória e do raciocínio, à medida que a idade avança. O segredo, como se vê, é cultivar uma vida ativa e estimulante, mesmo na velhice.

Como a família pode ajudar no tratamento

QUANDO UMA PESSOA da família tem uma doença grave, mãe, pai, irmãos, filhos, marido e esposa acabam também desgastados pelo problema. Isso acontece quando o ente querido sofre de uma doença física – um infarto, um derrame ou um câncer, por exemplo –, e também quando sua mente e alma adoecem.

Depressão profunda, bipolaridade, personalidade *borderline*, anorexia, autismo, alcoolismo, dependência química, esquizofrenia e doença de Alzheimer são todos problemas psiquiátricos sérios, que provocam rupturas e obrigam os familiares a aprender novos jeitos de compreender a pessoa adoecida e de se relacionar com ela.

Os casos severos assustam e colocam uma carga emocional tão pesada sobre os familiares que, sem que eles percebam, acabam tendo reações que podem dificultar ainda mais a situação. A família precisa de orientação, tanto quanto os próprios pacientes.

Já é dado científico comprovado que a inclusão da família no tratamento, por meio de qualquer estratégia – orientações dadas pelo próprio médico, cursos educativos sobre a doença, grupos de apoio, terapia de casal ou de família –, melhora o ambiente doméstico e, com isso, aumenta a adesão da pessoa doente ao tratamento, reduz recaídas, diminui a necessidade de internação e aumenta as chances de controlar o transtorno.[138,139]

Estudos apontam que a psicoterapia de família aplicada especificamente aos casos de esquizofrenia é capaz de diminuir as taxas de recaídas em até 70%.[140] "Do contrário, quando a família não é bem orientada e amparada, a eficácia dos recursos de tratamento – medicamentos, inclusive – é posta em risco", afirma a psicóloga Jonia Lacerda, que trabalha com orientação a famílias, no Serviço de Psiquiatria da Infância e da Adolescência do Instituto de Psiquiatria da USP.

Para dar alguma contribuição nesse sentido, serão apresentadas, a seguir, oito dicas práticas de comportamentos, hábitos e posturas que os familiares podem adotar para ajudar no tratamento dos problemas emocionais de seus entes queridos. As orientações foram elaboradas com a ajuda da especialista Jonia Lacerda.

1. Procure afastar as culpas

Quando se deparam com a notícia de que têm em casa um parente com um problema psiquiátrico grave, via de regra, os familiares reagem com um misto de incredulidade e revolta. "Por que com a gente?", perguntam-se. Com frequência, culpam a si mesmos e aos outros pelo adoecimento. "Onde foi que eu errei?"; "qual a minha parcela de culpa no aparecimento desse problema?"; "qual o grau de participação do restante da família?", questionam.

Pais e mães se põem a refletir se foram muito rígidos com seus filhos ou permissivos além da medida, se o excesso de trabalho os fez ausentes, se os tapas que deram nas crianças deixaram sequelas emocionais. Irmãos acalentam uma dúvida íntima: "Será que as brigas que tive com ele, quando criança, tiveram alguma influência?". Maridos e esposas se indagam se os problemas conjugais deixaram o parceiro doente.

Questões como essas quase sempre vêm à cabeça de quem tem um familiar com um transtorno mental grave. E acabam alimentando comportamentos que atrapalham a evolução do quadro psiquiátrico e a vida de toda a família.

É comum que um dos parentes – geralmente, a mãe ou o pai – abandone completamente a própria vida para reparar a culpa que sente em relação ao adoecimento do ente querido. Isso dificulta a recuperação da autonomia da pessoa que adoeceu e traz infelicidade para ambas as partes.

Movidos por um senso de responsabilidade explícito ou inconsciente, muitos familiares acabam também cobrando excessivamente a pessoa que se desequilibrou mentalmente e pressionam para que ela retome logo antigos hábitos e atividades. É uma maneira de dizerem para si mesmos que estão fazendo tudo o que podem para ajudá-la a se reerguer.

O contrário também ocorre com frequência: a família não exige coisas mínimas da pessoa, nem lhe impõe nenhuma contrariedade, por pensar que não pode cobrar esforços de alguém que já sofre tanto – talvez até por sua culpa, fantasiam. Todos esses comportamentos são prejudiciais ao paciente e à vida familiar.

Por isso, um dos primeiros temas abordados por psicólogos, médicos e demais profissionais envolvidos na orientação das famílias de pacientes psiquiátricos é justamente a origem do problema mental. Eles tratam logo de esclarecer que problemas complexos como os desequilíbrios psíquicos e emocionais não são desencadeados por uma única causa, nem são culpa de uma só pessoa. Por mais que, em alguns casos, haja influência das relações familiares e do ambiente doméstico no desencadeamento desses transtornos, há uma conjunção complexa desses elementos com fatores genéticos, questões de personalidade, experiências de vida e diversos outros componentes ambientais. "Querer explicar o porquê das coisas é um desejo emocional do ser humano. Nós não lidamos bem com o inexplicado. Mas dizer que foi precisamente isso ou aquilo, fulano ou sicrano que levou a um problema mental é uma fantasia onipotente. Ninguém é capaz de dizer exatamente como as coisas se conformaram para chegar àquele quadro – nem os médicos, nem os psicólogos, e menos ainda os familiares, que estão totalmente imersos emocionalmente no problema", diz Jonia Lacerda.

Mesmo em situações extremas, em que o pai agredia o filho sistematicamente antes do adoecimento, por exemplo, não se pode dizer que o problema se originou exclusivamente desse fator. "Ninguém em sã consciência deixará de reconhecer que há na agressão física uma influência, mas o total da situação é resultado de vários elementos. Tanto que há pessoas que passam por maus-tratos e não desenvolvem um transtorno psiquiátrico. Além disso, muitos desajustes no comportamento da família já são resultado da presença do transtorno em casa – um filho que vai ficando muito difícil de lidar desperta reações que talvez os pais não tivessem com outro filho que funcionasse do outro jeito", explica a psicóloga.

Suspender a culpa é importante para que os familiares baixem a guarda, saiam da posição de acusarem a si mesmos e aos outros e consigam reunir forças para ajudar o parente que está precisando. É importante também que a família compreenda que o profissional de saúde mental não trabalha com o dedo em riste na direção de nenhum deles. A preocupação fundamental do especialista é auxiliar os familiares a compreender o adoecimento, ajustar expectativas e estabelecer relações menos desgastantes e mais afetivas. Além disso, irá ajudá-los a reconhecer os próprios limites e comemorar as melhoras, para que a vida de todos siga da melhor maneira possível. "As famílias têm sempre as suas teorias sobre o adoecimento. Elas não acabam. Se eu falar com a família cinco anos depois do primeiro contato, vai haver uma nova teoria. Isso é inevitável. O que não pode acontecer é que essas teorias impeçam mudanças", diz Jonia Lacerda.

2. Ajuste as expectativas de forma realista

Lidar com as dificuldades impostas por problemas de saúde psíquicos costuma ser mais complicado do que compreender limitações trazidas por deficiências físicas. Em seu livro *Entendendo a esquizofrenia*, o médico Leonardo Palmeira, a psicóloga Maria Thereza Geraldes e a pedagoga Ana Beatriz Bezerra explicam por que é tão custoso para os familiares entender esse tipo de problema: "Por não existirem incapacidades físicas para o trabalho, estudos, vida social e afetiva, os pais têm grande dificuldade em compreender por que seus filhos não conseguem se aprumar na vida. Na maioria das vezes é mais fácil culpar o próprio paciente pelos seus fracassos do que aceitar que a doença lhe tirou a capacidade de crescimento e independência",[141] escreveram.

Em quadros de alterações mentais graves, que geralmente afloram no auge da juventude, demoram a ser controlados e têm muitas recaídas, é preciso um grande esforço da família e do próprio paciente para readequar suas expectativas em relação à vida, levando em conta o problema de saúde que se apresentou. Do contrário, a decepção surge de forma muito concreta para todos.

A título de exemplo: a um aluno de psicologia que, certa vez, veio se queixar de ter sido reprovado em duas disciplinas quando saía de um período depressivo, a psicóloga Jonia Lacerda, disse: "Você há pouco estava com uma depressão supergrave. Não é razoável se cobrar de passar em todas as disciplinas agora. Não dá para pôr a doença na gaveta, agir como se nada tivesse acontecido e querer que tudo volte ao normal imediatamente. Isso não é realista. Se a coisa for encarada assim, é maior a chance de vir uma nova crise pela frente. Então, dê-se o direito de reconhecer que você adoeceu e que está se recuperando aos poucos. Haverá ganhos – não da maneira e no ritmo que você previa, mas eles virão. E virão também outras conquistas importantíssimas, que você nem tinha previsto – essas conquistas significam sobrevivência, reação, saúde e paz de espírito recuperadas". Com o estudante de psicologia, futuro colega de profissão, Jonia pôde ser bem direta, mas, com as famílias em psicoterapia, o ajuste de expectativas costuma ser trabalhado aos poucos, à medida que os familiares conseguem se dar conta das mudanças na situação de vida.

Quando não recebem informação suficiente sobre a doença, nem apoio emocional especializado, os familiares tendem a ficar eternamente nostálgicos do tempo em que seu filho, irmão ou cônjuge não tinha um problema psiquiátrico. Como esses transtornos são problemas crônicos, a sensação que os parentes têm é de que a pessoa "não melhora nunca". Essa frase, dita geralmente em tom de cansaço e frustração, revela que a vida do familiar adoecido está sendo analisada em contraste com um ideal perdido. E, em relação a esse ideal, a realidade atual só pode mesmo ser vista de forma muito crítica, desencantada, sem que a família consiga reconhecer a luta implicada nos pequenos e grandes movimentos que a pessoa consegue fazer.

3. Reconheça e comemore as melhoras

Muitas vezes, o desgaste imposto pelos transtornos psiquiátricos crônicos vai, aos poucos, detonando a capacidade de ver algo que não sejam os problemas causados pela doença. Os familiares precisam de ajuda para conseguir enxergar e comemorar as melhoras. A psicóloga Jonia Lacerda cita como exemplo o caso de um garoto de 15 anos, que, três meses após uma tentativa de suicídio, fruto de uma depressão severa, estava já recebendo muitas cobranças da mãe. "Uma pessoa de fora era capaz de ver claramente a desproporção entre os fatos: como é que ela está brigando com um filho que acabou de tentar suicídio porque ele deixou os sapatos na sala? Como é que ela quer que, três meses depois de tentar se matar, ele corra atrás de um supletivo para voltar a estudar? Mas a mãe, envolvida até o limite na situação, não conseguia ver isso. Só conseguia ver na frente dela o fato de que o filho estava fora da escola e que isso era ruim para ele. Naquele momento, ela não estava ainda em condições de pôr as coisas em perspectiva, para lembrar, por exemplo, que, quando nós começamos a trabalhar juntos, o garoto não saía do quarto e chorava o tempo todo. Aos poucos, foi voltando a sair com os amigos, interessou-se por uma menina, parou de querer bater na irmã, começou a frequentar uma aula de música... Essas coisas são ganhos. Faz parte do meu trabalho ajudar a mãe desse menino a reconhecer isso."

A psicóloga recomenda que as melhoras sejam avaliadas em comparação ao momento anterior que a pessoa estava vivendo, não em relação a um passado distante ou a um ideal de futuro. "Para alguém que há pouco precisava de ajuda para comer e tinha de ir ao psicólogo discutir motivos para não desistir da própria vida, tomar a iniciativa de arrumar o próprio quarto, cuidar da própria aparência, sair para fazer compras e tomar a medicação corretamente são avanços importantes", diz Jonia. Uma recuperação mais ambiciosa pode e deve seguir acontecendo e é possível que a pessoa recupere sua vida produtiva e volte a ter uma existência rica. Mas as pequenas melhoras precisam ser reconhecidas para que a pessoa se motive a seguir em frente.

4. Busque moderar o tom e a quantidade de críticas

Quando a família não consegue reconhecer os avanços alcançados pela pessoa em tratamento e se fixa nas perdas que a doença psiquiátrica trouxe, abre-se uma brecha para constantes críticas, comentários amargos e ofensas diretas. Com o tempo, sem que se perceba, esse tipo de relação se cristaliza. Até as conversas mais cotidianas, como pedir para baixar o volume da TV ou retirar o prato da mesa de jantar, ocorrem em tom acusatório, carregados de ironia e desdém, servindo para apontar defeitos no outro.

Esse tipo de postura acaba provocando sentimentos de raiva, inferioridade, remorso e culpa em ambos os lados envolvidos. Muitas vezes, os familiares perdem completamente o hábito de elogiar uns aos outros, fazer comentários carinhosos ou demonstrar afeto com um abraço ou um sorriso. Se o objetivo não é criticar o outro, pouco se fala em casa. O clima pesa uma tonelada.

Quando essa atmosfera de hostilidade excessiva se instala, os especialistas dizem que há entre os parentes um alto nível de emoção expressa. Os profissionais de saúde mental se preocupam bastante com isso, porque altos níveis de emoção expressa em casa funcionam como fatores estressantes para os pacientes psiquiátricos, comprometendo a eficácia do tratamento, favorecendo recaídas e exigindo internações.

Contar até dez antes de explodir de raiva; observar o melhor momento de falar; escolher palavras amenas; usar um tom de voz que, apesar de firme, não seja agressivo; aproximar-se de maneira afetuosa, mesmo quando for para falar sobre um problema; fazer uma crítica de cada vez; criticar atitudes pontuais da pessoa, e não ela (ou seja, dizer que está chateado com determinado comportamento, mas reassegurar o sentimento de amor e carinho pelo familiar); elogiar, sempre que couber. Essas são dicas difíceis de pôr em prática, mas fundamentais de se perseguir. Costumam ser mais facilmente conquistadas quando os cuidados em relação à pessoa com transtorno mental são divididos entre os membros da família. É esse o assunto do próximo tópico.

5. Distribua os cuidados entre os familiares

Pessoas com problemas psiquiátricos graves requerem da família um alto grau de dedicação. Sujeitos em profundo estado depressivo precisam de ajuda para se alimentar, tomar banho, fazer uma caminhada, ir ao médico e frequentar sessões de psicoterapia. O familiar acaba se vendo na posição de suprir toda a energia que falta à pessoa para que ela faça coisas básicas por sua saúde, até que o tratamento comece a surtir efeito e o indivíduo consiga voltar a andar pelas próprias pernas.

Indivíduos com esquizofrenia geralmente precisam ser lembrados todos os dias de tomar o remédio, para não correrem o risco de entrar em crise. Dependem também do incentivo alheio para cuidar da própria aparência, envolver-se em relações sociais e se engajar em alguma tarefa produtiva.

Pessoas com transtorno bipolar também demandam muita paciência dos que estão em volta, pois, em fases de euforia, ficam com o pavio curto e têm tendência a comprar descontroladamente, além de abusar do álcool e das drogas.

A maior dificuldade das famílias, no entanto, não é somente ter de prover uma enorme quantidade de cuidados – e sim o fato de que, na maioria das vezes, a dedicação requerida pela situação não se distribui igualmente entre todos. Frequentemente, observa-se um padrão de comportamento polarizado entre os membros de uma mesma família: um dos parentes deixa de lado a própria vida para se dedicar exclusivamente aos cuidados do filho, marido, pai ou irmão que adoeceu, enquanto os outros levam a vida normalmente, como se não tivessem um familiar que exige alto grau de atenção. Os dois extremos costumam ter consequências ruins para todos.

O superenvolvimento de um dos familiares, apesar de ter a melhor das intenções, acaba comprometendo a possibilidade de que a pessoa em sofrimento psíquico desenvolva um nível maior de autonomia e vá retomando sua vida prática e suas relações, objetivo maior de qualquer tratamento psiquiátrico. É comum também que o excesso de zelo provoque reações irritadas e agressivas na pessoa que é alvo da dedicação sem limites – ela se sente sufocada, desrespeitada em suas vontades, tratada como uma criança ou um incapaz. Frequentemente, quer também se afastar da pessoa que mais se dedica a ela por sentir que representa um peso na vida do familiar.

Quem "cuida demais" acaba ficando exausto pelo excesso de dedicação e ressente-se por ter aberto mão dos amigos, do lazer, da vida afetiva e da carreira, sem ver atendida a expectativa irreal de ter o familiar curado. É frequente que os "cuidadores exclusivos" cheguem ao nível de exaustão e se deprimam. Às vezes, o envolvimento entre o familiar e o paciente é tamanho que chega a ser simbiótico. Certa vez, a psicóloga Jonia Lacerda perguntou ao pai de um rapaz com esquizofrenia: "Como foi o fim de semana do senhor?". E ele respondeu: "Ah, esse fim de semana o João [o filho] esteve ótimo". "É muito comum que os pais só se descrevam em referência ao filho. Eles não têm mais vida pessoal. Isso é muito ruim para os dois lados, apesar da boa intenção e do carinho infinito desses pais. Há casos em que o filho nem consegue namorar, porque o pai ou a mãe estão sempre junto – e eles nem cogitam que o filho pode ter uma vida afetiva", pondera Jonia.

O extremo oposto também não é saudável. Familiares que se afastam totalmente do parente com problemas, ou seja, que, além de não ajudar nos cuidados do dia a dia, não querem nem saber das necessidades dele ou de ouvir as dificuldades de quem lhe dedica mais atenção, indicam que há por trás desse distanciamento questões muito íntimas e delicadas de ressentimento, incompreensão, ciúmes, culpa e medo de sofrer.

É comum que sujeitos que se afastam do irmão bipolar, *borderline* ou com esquizofrenia, por exemplo, passem anos questionando se o familiar é mesmo doente e criem teorias de que a pessoa ficou dependente dos pais e com problemas de comportamento porque foi muito mimada na infância. Muitos têm dúvidas se tiveram alguma participação no adoecimento do familiar, sentem ciúmes porque os pais tiveram de se dedicar muito ao irmão doente, em detrimento dos outros, e muita dor por terem testemunhado a vida do parente "normal" tomar um rumo tão difícil. Intimamente, tendem a alimentar uma culpa por não estarem próximos, prestando algum tipo de auxílio.

Evitar contato com o familiar doente pode até preservar essas pessoas do desgaste cotidiano, mas há sempre o risco de que essas questões mal resolvidas deixem feridas abertas para toda a vida e se reflitam nas outras relações que a pessoa vier a estabelecer para si. Para os psicólogos, não querer saber de se envolver é a outra face da moeda de se envolver demais. "Se o familiar não consegue se aproximar, é porque, na verdade, a presença da pessoa dentro dele é muito grande e ele tem medo de se machucar. É um mecanismo de defesa compreensível, mas, em muitos casos, traz problemas", pondera Jonia Lacerda.

Por isso, o que a terapeuta faz, ao se deparar com famílias divididas dessa maneira, é ajudar a promover uma redistribuição dos cuidados. Ela explica: "Em relação aos que estão muito próximos, vamos trabalhando para que consigam recuperar aspectos da vida longe da doença – voltem a trabalhar, a ter amigos, a falar de si mesmos. E quanto aos outros, que estão muito desimplicados, eu vou chamando, com muito jeito, a se inteirar do assunto e vamos vendo como eles podem participar dos cuidados do familiar. Por exemplo: o irmão fica com a pessoa, em alguns fins de semana, para os pais poderem viajar juntos. A ideia é que todo mundo possa preservar uma parte das suas próprias vidas. E, para isso, os familiares precisam contar com a ajuda uns dos outros. E eles precisam, inclusive, contar com o apoio do entorno social. Todo mundo tem algum problema, em algum aspecto da sua vida, não é possível que todo mundo tenha que ser lindo e maravilhoso... A sociedade tem que acolher as pessoas com problemas psiquiátricos, porque, senão, algumas poucas pessoas ficam excessivamente sacrificadas", diz.

6. Procure equilibrar as punições com recompensas

Quando um familiar apresenta uma alteração de comportamento que traz problemas, é comum que a família estabeleça um sistema de restrições, como forma de pressioná-lo a assumir atitudes e hábitos mais adequados. Por exemplo: para uma jovem bipolar em fase de euforia que parou de trabalhar, passa as noites na balada e os dias contraindo dívidas no *shopping*, os pais tentam amenizar a situação cortando os recursos financeiros. Algumas atitudes desse tipo podem se fazer necessárias, mas é bom que se evite estabelecer um sistema de punições muito ostensivo contra o familiar, que acaba não sendo eficaz para o objetivo almejado e ainda piora as relações familiares.

Voltando ao exemplo do rapaz de 15 anos em recuperação de um processo depressivo, após uma tentativa de suicídio. Para incentivá-lo a voltar a estudar, a ajudar nas tarefas de casa e a readquirir uma rotina mais saudável, a mãe começou a lhe tirar coisas de que ele gostava. Certo dia, suspendeu o uso do celular por uma semana; no outro, tirou-lhe a mesada; em seguida, o *modem* do computador; mais adiante, o próprio computador; até chegar a lhe confiscar a luminária da escrivaninha do quarto. Segundo a psicóloga Jonia Lacerda, punições feitas dessa maneira são excessivas e não surtem efeito. "Quando a punição é muito severa ou longa demais, a pessoa se acostuma com a situação e deixa de se sentir punida. Numa analogia: se alguém me tira a luz de casa, no primeiro dia eu reclamo muito, porque a mudança altera a minha rotina; no segundo, também; no terceiro, ainda um pouco; mas, depois de uma semana sem energia elétrica, eu vou me adaptar – arranjo umas velas, invento coisas para fazer que não exijam ligar nada na tomada... Eu passo a planejar a minha vida sem luz. Por isso, as punições precisam ser curtas, para que estejam sempre conectadas à situação que está sendo corrigida. Do contrário, a pessoa que está sendo punida nem associa mais o castigo ao que ela fez de errado e não aprende nada com aquilo." No exemplo do adolescente, explica Jonia, ao fim de uma semana sem celular, ele já nem pensa que o celular é dele e deixa de sentir que perdeu algo por não ter feito um esforço para voltar à escola ou para arrumar o próprio quarto.

Segundo a psicóloga, as negociações em casa também precisam ser feitas com base em prêmios, não apenas em punições. À mãe do adolescente com depressão, a psicóloga sugeriu combinar com ele um sistema de troca do tipo: "Se você não faltar a nenhuma aula de música, te deixo ficar no computador, aos sábados e domingos, até a hora que você quiser". Jonia explica a lógica da estratégia: "A restrição, para ter efeito de punição, precisa ser alternada com reconhecimento, elogio, parceria. Sem o contraste de uma coisa boa, o castigo não funciona mais", diz.

Nesse sistema de punições e recompensas, é preciso eleger prioridades. Não funciona querer que a pessoa faça tudo o que a família gostaria, o tempo todo, mesmo que sejam coisas boas para ela, como procurar um trabalho, voltar a estudar, praticar atividade física, maneirar nos gastos e na bebida. Simplesmente porque a pessoa não está completamente no controle de suas vontades e de seus comportamentos. É melhor se concentrar numa coisa importante de cada vez e levar o resto com tolerância. Colocar constantemente contra a parede uma pessoa em sofrimento mental pode levá-la a situações de risco. "Para agredir o familiar, a pessoa que está doente pode agredir a si mesma – para de tomar os remédios ou comete atos *kamikaze*, como abusar de drogas ou até tentar suicídio", alerta Jonia Lacerda.

7. Evite superproteger ou ser permissivo

Se impor regras muito rígidas e fazer críticas em excesso pode ser uma fonte de estresse para uma pessoa com um quadro psiquiátrico grave, a ponto de piorar seu estado, deixar de lhe exigir responsabilidades mínimas ou liberá-la de tentar seguir qualquer rotina também não contribui para sua melhora. Querer proteger contra tudo e todos é uma reação instintiva de qualquer homem ou mulher que teme pela integridade física e emocional de seu filho, sobretudo quando ele é considerado frágil, vulnerável, imaturo ou ingênuo demais. Exatamente por isso, nos casos psiquiátricos graves, acontece com frequência.

Mães de garotos dependentes de drogas abrem suas carteiras para sustentar o vício dos filhos, temendo que eles se tornem ladrões de rua ou contraiam dívidas com traficantes e acabem presos ou assassinados. Pais de moças bipolares pagam as dívidas vultosas contraídas por elas, em momentos de euforia, sem que as filhas tenham de se preocupar em resolver o problema depois. E ninguém da família impõe limites ao parente que passa madrugadas na internet ou na rua, trocando o dia pela noite, fazendo sabe-se lá o que, para não lhe causar nenhum estresse.

A permissividade, muitas vezes, ocorre pelo medo de que a pessoa tenha uma recaída ou uma reação intempestiva se tiver suas atitudes confrontadas. Outras vezes, ocorre mesmo é por cansaço. São atitudes compreensíveis, pela dificuldade da situação, mas não ajudam o familiar a se recuperar.

8. Respeite seus próprios limites

Relacionar-se com uma pessoa em sofrimento mental pode ser bastante duro. Por isso, quem está por perto tem de observar até onde aguenta ir, para não sucumbir, ele próprio, ao cansaço e à tristeza. Diz a psicóloga Jonia Lacerda: "Cada um tem seus limites. Até eu, como psicoterapeuta, tenho os meus. Não costumo tratar muitos casos de depressão severa de uma vez, porque eles trazem conteúdos que não são fáceis de segurar. Geralmente, alterno o atendimento a pacientes graves com casos mais leves e atividades acadêmicas".

Segundo a psicóloga, uma forma de ajudar a pessoa deprimida, por exemplo, sem pôr em risco a própria saúde, é simplesmente estar presente. "A melhor forma de apoio pode ser estar por perto e cuidar para que a pessoa vá ao psicólogo, tome os remédios indicados pelo psiquiatra corretamente, tente fazer exercícios físicos e durma horas suficientes, para que tudo isso lhe ajude a sair da tormenta emocional", ensina. Sentir-se responsável por fazer o familiar reagir e abrir mão da própria vida para se engajar nessa batalha resulta, no mais das vezes, em frustração e cansaço.

Saber o momento de se retirar também é necessário em alguns casos. Às esposas de homens alcoólatras, por exemplo, recomenda-se explicitamente não conversar ou estabelecer qualquer relação com seus maridos enquanto eles estiverem alcoolizados. A psicóloga Jonia Lacerda explica por que: "Se a mulher se confrontar com seu marido alcoolizado, ele provavelmente vai maltratá-la, depois vai se sentir mal por isso e terá mais um motivo para beber. Ou seja, não é bom para nenhum dos dois. A mulher tem que tentar não se expor à violência do álcool – e nessas situações, o que acontece é que ela está conversando com o álcool, não com o marido". A orientação para esses momentos é a seguinte: vá para um lugar onde esteja protegida e diga ao seu marido: "Quando você melhorar, conversamos".

Melhor prevenir
que remediar

NO SEGUNDO CAPÍTULO deste livro, foram destacados os principais fatores de risco associados ao adoecimento da alma. Como você deve se lembrar, o simples fato de ser mulher e estar na faixa dos 20 anos de idade, por exemplo, já coloca uma pessoa em duas posições de maior vulnerabilidade para ter uma depressão ou um problema de ansiedade. Outros elementos, como viver numa grande cidade e estar constantemente exposto à violência, também jogam a favor da possibilidade de se desenvolver um transtorno mental.

Mas, independentemente de ser homem ou mulher, morar no campo ou na metrópole, com mais ou menos dinheiro, todas as pessoas passarão por episódios estressantes na vida – a morte de alguém querido, a distância dos amigos e da família, o excesso de trabalho ou a falta dele, um acidente... Todas essas situações podem ser a gota d'água que faltava para desencadear esse tipo de doença. Ou seja, é impossível nos desviarmos de todos os fatores que nos colocam em risco de ter um desequilíbrio mental. Porém é possível investir em comportamentos que protegem a saúde da mente. Juntos, eles formam uma espécie de rede de segurança, que ameniza o impacto das agruras da vida e ajudam a prevenir os transtornos psíquicos.

A ciência vem estudando com afinco os hábitos capazes de ajudar pessoas a se fortalecerem emocionalmente. São elementos que aumentam a *resiliência*, um conceito tomado emprestado da física e que indica a capacidade de um indivíduo passar por situações estressantes sem acumular sequelas emocionais – e ainda sair fortalecido desse processo. Assim como uma vara de salto em altura, que enverga até o limite sem quebrar e ainda é capaz de acumular energia suficiente para impulsionar uma pessoa para o alto, seis metros além do chão.

Neste capítulo, serão apontados os comportamentos que, comprovadamente, conferem resiliência emocional às pessoas. Numa primeira etapa, serão indicados hábitos que cada um pode adquirir em benefício próprio. E, na segunda parte, sugestões de atitudes protetoras que mães e pais podem adotar pela saúde mental de seus filhos.

O que você pode fazer por sua saúde mental?

Pratique atividade física regularmente

A saúde física anda de mãos dadas com a saúde mental – quase metade dos adultos que sofrem de ansiedade e depressão também padece de dor crônica. Doenças respiratórias e doenças cardiovasculares também são comuns a essas pessoas (elas afetam cerca de 30% e 10% delas, respectivamente).[142] Na outra ponta, aqueles que cultivam um físico saudável mantêm a mente mais equilibrada.

Um estudo publicado em 2007 por pesquisadores norte-americanos comparou os benefícios de se praticar 45 minutos de atividade aeróbica (caminhada e/ou corrida na esteira), três vezes por semana, durante quatro meses, ao efeito de um antidepressivo (sertralina) usado também por 120 dias, no tratamento de 202 homens e mulheres com média de idade de 53 anos que tinham diagnóstico de depressão. Os estudiosos verificaram que a eficácia dos dois métodos foi praticamente a mesma.[143]

No grupo de pessoas que fizeram a atividade física regular de forma supervisionada por profissionais, 45% tiveram seus sintomas reduzidos a ponto de não serem mais consideradas depressivas, ao final dos quatro meses; entre as que fizeram o mesmo padrão de exercícios, porém sozinhas, em casa, a remissão dos sintomas ocorreu em 40% dos casos; e, por fim, entre as que tomaram a medicação, sem fazer exercícios, 47% tiveram a doença controlada.

Ou seja, praticar atividade física regular (especialmente com o apoio de um profissional) teve o mesmo efeito de tomar 50 a 200 miligramas de sertralina diariamente. Difícil é convencer pessoas em depressão a fazer atividade física fora do contexto de um estudo. O humor, a energia e a motivação ficam tão prejudicados que, em muitos casos, a pessoa não consegue se empenhar na tarefa, mesmo sabendo que a ginástica lhe fará bem. O melhor é começar a praticar atividade física o quanto antes para evitar que a melancolia e outras dores da alma apareçam.

Os mecanismos que associam a saúde da mente e do corpo não se devem apenas à ação fisiológica da atividade física, que envolve a liberação de endorfina, hormônio que provoca sensação de bem-estar. Exercícios físicos regulares contribuem para o equilíbrio emocional também porque proporcionam um tempo de distração, ajudando a esquecer os problemas e obrigações por alguns minutos. Além disso, provocam uma sensação de orgulho da pessoa em relação a si mesma, ao aprender um novo esporte ou melhorar sua performance, e propiciam o desenvolvimento de disciplina e persistência, habilidades úteis na resolução de problemas, em diversas áreas da vida. E, ainda por cima, oferecem maiores oportunidades de interação social, deixam o corpo mais bonito e melhoram a autoestima.

Há evidências recentes de que pôr o corpo para funcionar ajuda também a manter em forma os neurônios, prevenindo o aparecimento das demências, como a doença de Alzheimer. O exercício corporal tem uma ação – ainda pouco conhecida, mas já constatada – de preservar o bom funcionamento das células neuronais no cérebro. Ou seja, ao contrário do que se pensava antigamente, não são só as atividades intelectuais que têm benefício para a memória das pessoas com mais de 60 anos.

Para garantir o bem-estar da mente, o ideal é que a pessoa reserve alguns minutos do dia para praticar uma atividade física que tenha como único objetivo o autocuidado, ainda que o sujeito já tenha o hábito de caminhar em seus deslocamentos ou exercite o corpo em seu trabalho. A recomendação é do psiquiatra Hermano Tavares, professor do Departamento de Psiquiatra da Faculdade de Medicina da USP, que atua na área de atenção primária em saúde mental e prevenção de transtornos psiquiátricos. Ele explica por que: "É importante a pessoa ter um momento do dia para ficar só consigo mesma, em que ela possa aumentar a consciência de seu corpo e prestar atenção às suas necessidades. Por causa do excesso de estímulos que há no mundo de hoje, em que tudo parece muito importante e urgente, andamos um tanto alheios a nós mesmos, com pouco tempo para enxergar o que há dentro de nós. Praticar um esporte é uma boa oportunidade para isso. Parece um grande clichê, mas é uma baita verdade", diz.

Durma bem

Algo tão natural e prazeroso quanto dormir parece não exigir o menor esforço de convencimento para que as pessoas o façam de maneira adequada e em quantidade suficiente, certo? Errado. Já se foi o tempo em que a ida para a cama era naturalmente sincronizada com o fim da luz do dia e dormir era considerado algo imprescindível. Com a quantidade infindável de estímulos e fontes de informação que existem hoje, criamos a possibilidade real de permanecer conectados 24 horas por dia. E é fato que andamos roubando algumas horas de descanso na cama por uma porção a mais de informação, trabalho, interação social e distração diária.

Especialistas calculam que, na última década, produzimos mais informação que nos 5 mil anos anteriores. Com tanta novidade à nossa espera, dormir virou algo meio despropositado, perda de tempo, luxo. "Ultimamente, estamos levando ao limite as possibilidades de armazenamento de informações no cérebro, um sistema que, apesar de ter uma capacidade incrível, não é ilimitado. Isso pode ter consequências ruins para a nossa saúde física e mental", alerta o psiquiatra Hermano Tavares.

Dormir horas suficientes e ter um sono de qualidade é importante para regular o humor, preservar a capacidade de concentração e memória, equilibrar os níveis de ansiedade e controlar os impulsos. Noites maldormidas podem alimentar comportamentos como a compulsão por jogos e o uso de drogas, ligados à impulsividade, aumentar a sensibilidade das pessoas às pressões que lhes deixam ansiosas, dar um empurrãozinho a mais na direção de um processo depressivo, acentuar os sintomas de déficit de atenção em crianças e até desencadear precocemente quadros de euforia em pessoas predispostas a desenvolver o transtorno bipolar.

Um dos mecanismos fisiológicos que explica a necessidade do sono reparador para a saúde mental é o fato de que alguns dos hormônios relacionados ao humor – a melatonina, por exemplo – são secretados apenas durante o sono noturno. Portanto, se uma pessoa dorme poucas horas à noite, fica com esse mecanismo descompensado e tem o estado de espírito alterado. Não é à toa que qualquer um fica mal-humorado e irritadiço quando passa três noites seguidas sem dormir direito.

Se não é saudável dormir de menos, ficar na cama além da conta também não é um bom negócio, sobretudo porque a pessoa perde a exposição à luz matutina, que ajuda a regular os ritmos biológicos. A exposição à claridade do dia interfere no ciclo sono-vigília, relacionado ao equilíbrio emocional e, em consequência, os comportamentos. Por isso, o médico Hermano Tavares dá a seus pacientes a seguinte recomendação: "Não fique na cama depois das 10h da manhã, ainda que tenha ido para a balada no dia anterior e voltado às 5h para casa. Mesmo nesses casos, levante-se às 10h, pegue o seu cachorro ou qualquer outro pretexto que você tenha para sair de casa, dar uma caminhada na rua e deixar a luz do sol impregnar a sua retina por pelo menos 20 a 30 minutos. Isso ajudará a regularizar os seus ritmos biológicos. Depois, volte, faça alguma atividade e, se quiser, desconte o sono atrasado com um pequeno cochilo à tarde. Mas atenção: não queira compensar todo o sono perdido durante o dia porque os cochilos fora de hora vão roubar horas do sono da noite, que é o mais importante à saúde". Anote.

Metade dos brasileiros tem alterações no sono – demora para conseguir dormir, dificuldade excessiva para acordar, sono entrecortado, sensação de que não descansou, pesadelos e outros problemas que interferem na qualidade de vida e no desempenho durante o dia. Noventa por cento desses problemas poderiam ser resolvidos com o que os médicos chamam de "higiene do sono": eliminar hábitos que atrapalham o bom sono e adotar costumes que tornam a relação com o travesseiro mais harmoniosa.

Anote aí também:

1) Pratique atividades físicas no máximo até três horas antes de ir se deitar e não adormeça com a TV ligada. É preciso ir diminuindo os estímulos à medida que a noite cai para que o cérebro vá se desligando aos poucos e possa prover um sono de qualidade.

2) Modere o consumo de café e de outras bebidas estimulantes – mais de 500 miligramas de cafeína por dia (o equivalente a três xícaras de café expresso ou a cinco xícaras de café coado) podem desencadear sintomas de estresse: agitação, taquicardia, tremores e – adivinhe – insônia. O limite considerado saudável é de até 3 miligramas de cafeína diariamente por quilo de peso corporal, o que equivale a dois cafezinhos para uma pessoa de 60 quilos ou três para uma pessoa de 80 quilos.

3) Prepare o quarto para dormir de modo que ele fique escuro e arejado.

4) Respeite o horário em que você tem sono – depois que ele passa, pode ficar bem mais difícil conseguir repousar.

5) Separe horas suficientes para descansar. Ainda que haja alguma variação individual, dormir oito horas por noite é condição mínima para o descanso de 80% dos adultos. Crianças e adolescentes costumam precisar de um pouco mais de horas de repouso – até dez horas, geralmente – e os idosos, um pouco menos – seis horas, em média.

Exerça alguma forma de espiritualidade

Você já teve a oportunidade de acompanhar uma pessoa que encarou uma doença grave com a serenidade de quem está passando por um simples resfriado? Não é impressionante? Muitas vezes, são sujeitos que cultivam alguma forma de espiritualidade, seja uma religião, seja qualquer outra maneira de entrar em contato com determinado poder superior ou plano energético. Sobretudo nos últimos vinte anos, a medicina vem utilizando seu método científico para tentar entender que caminhos conectam a espiritualidade à saúde e ao bem-estar de uma pessoa. A psiquiatria também entrou nessa.

No texto *Psiquiatria e religião* (2001),[144] os médicos Francisco Lotufo Neto e Frederico Camelo Leão junto com o psicoterapeuta, filósofo e pastor Zenon Lotufo Jr. destrincham os mecanismos pelos quais a religião atua sobre a saúde mental, ajudando na prevenção e no tratamento de doenças como depressão, ansiedade, personalidade antissocial e, principalmente, dependência de drogas (incluindo álcool e tabaco). Segundo os especialistas, a religião afasta esse tipo de problema, primeiramente, por propor um *estilo de vida saudável*. Em geral, prima pela moderação como requisito para se alcançar intimidade com o sagrado.

A *rede de apoio social* que se forma nas comunidades religiosas é também bastante útil em momentos de solidão, luto e depressão. Mas não é só isso. Um estudo que comparou o efeito da religião aos benefícios de se frequentar clubes que também oferecem apoio de grupo mostrou que a prática religiosa tem benefícios superiores nesse campo. "Algo mais existe nela", afirmam Francisco, Frederico e Zenon. As *crenças* que compõem uma religião também dão à pessoa que tem fé a sensação de que ela sabe em que terreno está pisando e para onde deve ir. Conferem, portanto, autoconfiança às pessoas e dão propósito às suas vidas.

Os *rituais* religiosos em si oferecem a possibilidade de catarse, afastando medos, incertezas, frustrações, solidão, raiva, agressividade, desespero, e renovam a esperança, alimentando a ideia de que "para tudo na vida há uma solução". A *oração*, dizem os autores, "é uma das formas mais antigas de intervenção terapêutica e continua sendo frequentemente utilizada, inclusive pelos médicos (dois terços de uma amostra de 126 médicos relatam rezar por seus pacientes)".[145]

O poder da oração fica evidente num estudo realizado com quase 400 pacientes com problemas cardíacos admitidos num hospital na Califórnia, Estados Unidos. Metade deles teve seu nome repassado a um grupo religioso fora do hospital, que rezou por essas pessoas durante dez meses. A outra metade do grupo não esteve nas orações dessa comunidade religiosa. Ao final do estudo, os que receberam preces em seu nome tiveram menos complicações de saúde, como edemas pulmonares, foram entubados com menos frequência e receberam dosagens menores de antibióticos e medicamentos diuréticos usados no tratamento da insuficiência cardíaca.

Alguns argumentos, no entanto, jogam contra a religião em sua influência sobre a saúde mental. Há quem a considere prejudicial ao equilíbrio psíquico por estimular o sentimento de culpa, o medo da punição, a repressão da raiva, a divisão das pessoas entre "santas" e "pecadoras" e a intolerância com quem não segue o mesmo sistema de crenças e igual estilo de vida. Exatamente por isso, os estudiosos do assunto dividem a vivência da religiosidade em dois grupos: humanista, madura, saudável e funcional *versus* autoritária, neurótica, patológica e disfuncional.

Em sua tese de livre-docência, Francisco Lotufo Neto, professor do Departamento de Psiquiatria da Faculdade de Medicina da USP, explica a diferença: "É funcional, se satisfaz as necessidades da pessoa por um sentido, autoestima e sensação de controle pessoal. Disfuncional, se leva a dogmatismo, se restringe o pensamento e limita a liberdade e as oportunidades, distorcendo a realidade, separando as pessoas e despertando medo e ansiedade".[146]

Em função dessas questões controversas (e porque não dá para recomendar que um sujeito seja religioso, apenas estimular que ele exercite sua religiosidade, caso a Igreja já tenha um papel importante em sua vida), o psiquiatra Hermano Tavares orienta que as pessoas busquem a espiritualidade em qualquer atividade transcendente, ainda que não seja a religião. Ele explica: "Buscar a transcendência é ir atrás de uma 'realidade maior' do que aquela alcançada pelos sentidos, ou seja, de algo que a gente não consegue perceber enxergando, tocando, escutando, cheirando ou degustando, e que ajuda a trazer paz de espírito. A pessoa pode buscar transcendência na meditação, na expressão artística, ou em qualquer atividade reflexiva, até mesmo a psicoterapia. As linhas de terapia analítica, como a psicanálise, a terapia junguiana e outras, cumprem esse papel da transcendência muito bem, ao colocar o indivíduo para pensar nos significados mais amplos das suas ações e nas relações que ele estabelece com o ambiente em que vive", diz Tavares.

Desse ponto de vista, é possível ter uma espiritualidade sem necessariamente acreditar em Deus. "Existem pessoas que preferem viver somente na relação com o aqui e o agora, o imediato, concreto e racional. Essas pessoas têm que ser respeitadas, mas os estudos indicam que há promessa de mais saúde e bem-estar quando se busca alguma relação com essa 'realidade maior'", pondera.

Pratique ioga

A maior parte das técnicas de ioga nasceu no bojo de tradições religiosas e espirituais da Índia, cerca de 5 mil anos atrás.

Hoje, essas práticas são adotadas por pessoas de diferentes culturas, em todo o mundo, que buscam nessas atividades um estado de bem-estar, sem necessariamente se conectar com os aspectos religiosos historicamente envolvidos. A psiquiatria também anda interessada em estudar os benefícios dessas práticas para o equilíbrio emocional e psíquico, já tão amplamente constatados empiricamente.

Para provar que a ioga tem efeito preventivo contra o adoecimento da mente, a comunidade acadêmica tem feito um caminho indireto: pesquisadores vêm se empenhando em demonstrar o efeito terapêutico dessa prática entre pessoas que já padecem de algum transtorno psiquiátrico. Há, por trás desse caminho, a seguinte questão: estudos sobre prevenção requerem um acompanhamento de décadas e exigem o envolvimento de uma população bastante ampla para se verificar com precisão se determinado elemento teve mesmo um efeito protetor – nesse caso, se a prática da ioga de fato evitou que pessoas desenvolvessem um transtorno mental ao longo da vida. A ideia, então, é: comprovando agora que a ioga propicia equilíbrio mental a quem já padece de algum mal psíquico, a medicina terá um indício indireto de que a técnica também é capaz de oferecer proteção à saúde mental. Terá, assim, mais lastro para engrenar nos estudos de longo prazo sobre prevenção. E, com o respaldo das evidências científicas que lhe são caras, os médicos poderão incluir essa prática milenar em seu receituário.

Os conhecimentos vêm avançando cada vez mais. Cientistas da Universidade da Califórnia, em Los Angeles, Estados Unidos, e de outros centros de pesquisa norte-americanos propuseram-se, há alguns anos, a analisar todas as evidências científicas até então produzidas sobre o assunto. Os estudiosos fizeram uma ampla revisão, em que avaliaram os resultados de dez pesquisas que tinham por objetivo testar a eficácia da ioga como tratamento para três tipos de problemas psiquiátricos: depressão, ansiedade e esquizofrenia. Publicado em 2011, esse estudo concluiu que "as intervenções baseadas na ioga têm um efeito estatisticamente significativo como tratamento auxiliar para os principais transtornos psiquiátricos". O estudo apontou ainda que essa técnica milenar pode ajudar principalmente nos casos de doenças cujos tratamentos disponíveis hoje são insuficientes ou em que os remédios utilizados têm sérios efeitos colaterais.[147]

De fato, as soluções convencionais adotadas no tratamento das alterações da mente ainda deixam a desejar, em alguns casos: se, nos quadros de depressão e pânico, 90% das pessoas conseguem levar vida normal valendo-se de medicação e psicoterapia, no transtorno obsessivo-compulsivo (TOC), metade dos pacientes tratados com os medicamentos considerados de primeira linha e 30% dos pacientes tratados com a combinação de remédio e terapia cognitivo-comportamental (também considerada "padrão-ouro" no tratamento do TOC) não têm melhora significativa nos sintomas.[148] Entre as pessoas que têm esquizofrenia, cerca de 40% não conseguem ter uma vida autônoma, ficando dependentes de suas famílias até para o trato com questões cotidianas. Em um contexto como esse, a ioga tem muito a contribuir.

A prática da ioga é composta por vários elementos: exercícios respiratórios (*pranayamas*), posturas estáticas (*asanas*), movimentos ritmados de partes do corpo (*kriyas*), mantras, meditação e relaxamento. De uma maneira geral, em qualquer linha de ioga, esses elementos se combinam de modo a promover um equilíbrio entre corpo e mente, além de induzir um estado meditativo, que proporciona, ao mesmo tempo, relaxamento e vitalidade.

As sensações que resultam da prática contínua costumam ser de força interior, paz de espírito e autocontrole, fundamentais para a saúde da mente. Esse estado interno, contribui para que as pessoas se sintam capazes de lidar com desafios da vida e estabeleçam relações saudáveis.

Apesar do objetivo em comum, há entre as dezenas de tipos de ioga certas especificidades. Algumas vertentes se concentram mais no trabalho físico para atingir o almejado equilíbrio entre corpo e mente – sim, os exercícios corporais de ioga requerem boa dose de força muscular, não apenas flexibilidade, como às vezes se supõe. Outras privilegiam os exercícios mentais para chegar ao mesmo resultado. Todas elas utilizam a respiração como elemento de ligação entre essas duas dimensões.

Pessoas muito agitadas tendem a se beneficiar mais das práticas de maior vigor físico. "Às vezes, é preciso exaurir o corpo para acessar a mente – basta ver o exemplo de maratonistas que dizem entrar em transe depois do trigésimo quilômetro percorrido", analisa Rodrigo Yacubian Fernandes,[*] médico do Hospital Sírio Libanês, em São Paulo, e professor de Kundalini Yoga, linha que começou a se disseminar nos Estados Unidos no fim do anos 1960 e, desde então, vem se difundindo no Ocidente.

Já as práticas que dedicam mais tempo para a meditação costumam conquistar a adesão dos mais disciplinados. Ou daqueles que, por estarem com a saúde debilitada, têm dificuldades de se engajar numa prática de ioga de muita exigência física – alguém deprimido ou que sofra de TOC de limpeza, que torna problemática a relação com o suor, por exemplo.

Aos que consideram impossível meditar, porque se acham incapazes de disciplinar o turbilhão constante de pensamentos, Yacubian oferece alguns alentos:

---

[*] Rodrigo Yacubian Fernandes é radiologista. Envolveu-se com a Kundalini Yoga em 2005, quando foi para os Estados Unidos cursar uma especialização em radiologia na Universidade da Califórnia (UCSD), em San Diego. Lá, conheceu David Shannahoff-Khalsa, um cientista norte-americano que passou 23 anos pesquisando assuntos nas áreas de neurociência e genética e, na década de 1990, fundou o Grupo de Pesquisa sobre as Dinâmicas Mente-Corpo, no Instituto de Ciências Não Lineares da UCSD, para investigar novas abordagens terapêuticas para transtornos psiquiátricos e outros males físicos. David é considerado uma das maiores autoridades no campo das terapias alternativas para distúrbios psíquicos.

1) O objetivo de meditar não é parar completamente de pensar. "Esse é um conceito que veio para o Ocidente às avessas e que não faz sentido, porque o cérebro está o tempo todo produzindo pensamentos, independentemente da nossa vontade", explica. Ou seja, boa primeira notícia: o objetivo de meditar não é inatingível.

2) A proposta da meditação é treinar a mente para que ela alcance estados relaxantes e revigorantes. E, sim, isso inclui diminuir o fluxo de pensamentos. Mas, calma: não se trata, necessariamente, de sentar-se e esperar que isso aconteça. Há uma série de técnicas que ajudam a acalmar a mente tagarela.

No caso da Kundalini Yoga, as principais técnicas são:

- Focar a atenção num ponto específico do corpo – na região entre as sobrancelhas, chamada de "terceiro olho", ou na ponta do nariz, por exemplo;
- Colocar-se e manter-se em postura ereta;
- Fazer determinados gestos com as mãos – os chamados *mudras*;
- Seguir ritmos, intensidades e fluxos de respiração específicos;
- Entoar mantras;
- Repetir sequências de movimentos com os braços, as mãos e o tronco.

Para explicar como ocorre a meditação, Yacubian toma emprestada uma analogia budista bastante didática: "Visualize um avião viajando entre nuvens. Agora imagine que as nuvens são os pensamentos, e o avião em movimento, a pessoa meditando. Assim como o avião não precisa mudar sua trajetória quando se depara com alguma nuvem – ele apenas a atravessa –, a pessoa que está praticando meditação não precisa brigar com seus próprios pensamentos quando eles aparecem. Eu digo a cada um dos meus alunos: 'Se estiver meditando e lhe ocorrer, por exemplo, a ideia de que você precisa ir ao supermercado, não brigue com esse pensamento. Não dê energia a ele – nem deixando ele se desenvolver, elaborando toda a lista de compras na cabeça, nem brigando para ele ir embora. Apenas o observe, deixe-o ir e continue seguindo as técnicas de concentração'.

No início, esses pensamentos vão surgir a todo momento, assim como o avião se depara com uma porção de nuvens na subida ao céu. Mas, no decorrer de sua trajetória, o avião ganha altitude, as nuvens ficam lá embaixo e o voo corre mais fluido. Com a prática constante de meditação ocorre o mesmo: a pessoa consegue tomar uma distância maior dos próprios pensamentos e exerce melhor controle sobre a própria mente" (*veja o quadro "Minha experiência com a meditação"*, p. 260).

Hoje a ciência já consegue mostrar, por meio de exames, que a meditação altera o ritmo das correntes elétricas do cérebro. Um dos efeitos dessa ação cerebral é reduzir o metabolismo, de modo que, durante a prática, ficam diminuídos os batimentos cardíacos, a pressão arterial, a secreção de hormônios ligados ao estresse e, consequentemente, a sensação de ansiedade.

Algumas técnicas específicas, por outro lado, ativam mecanismos de alerta do organismo, sendo muito úteis para pessoas em depressão, que estão com a energia baixa, por exemplo. Estudiosos calculam que os efeitos da prática da meditação costumam durar, em média, 15 vezes o tempo dedicado aos exercícios. Se uma pessoa pratica quarenta minutos de meditação às 8h, por exemplo, ficará até as 19h, aproximadamente, sob seu efeito. Ou seja, passará praticamente todo o dia sentindo-se relaxada e com energia. A prática diária tende a tornar essas sensações permanentes.

Os exercícios respiratórios feitos durante a meditação – e na prática da ioga como um todo – também têm importância fundamental para o bem-estar psíquico e emocional. Estudos envolvendo o monitoramento das atividades elétricas do cérebro, por meio de exames de eletroencefalograma (EEG), indicam que há uma relação entre o fluxo de ar nas narinas e a ativação dos hemisférios cerebrais. O fluxo de ar pela narina esquerda ativa predominantemente o hemisfério cerebral direito, ligado à sensação de relaxamento, enquanto a respiração pela narina direita estimula mais o hemisfério esquerdo do cérebro, relacionado ao estado de atenção e à atividade. Um sutil predomínio da respiração por cada uma das narinas ocorre naturalmente, durante o dia, e se alterna a intervalos que variam de 25 minutos a três horas e meia, sem que nos demos conta. Na prática da ioga, é possível forçar essa respiração alternada, tampando uma das narinas, para potencializar esses efeitos e usufruir deles conforme o estado de espírito de cada pessoa requer.[149]

À parte os efeitos fisiológicos de se meditar, Yacubian pondera: "A meditação é, antes de tudo, uma experiência pessoal. A ciência, o intelecto e as palavras são muito limitados para descrever uma experiência que é ilimitada". Talvez esteja exatamente no fato de acessar a mente por uma via sensorial – e não racional – a maior contribuição que a meditação tem a dar. É da natureza humana a dificuldade para inibir, só com ajuda da razão, pensamentos indesejados, que estão na origem de muitos sofrimentos. Num exemplo simplório: basta que alguém lhe diga para mentalizar um elefante cor-de-rosa por um minuto e, em seguida, ordene que você não mais pense nele para que essa imagem fique voltando à mente à sua revelia. Quem sofre de algum transtorno psíquico, especialmente, costuma ter muitas ideias desagradáveis difíceis de afastar.

Tomemos o exemplo das pessoas portadoras de TOC: os pensamentos obsessivos as atormentam de tal maneira que elas acabam criando rituais para aliviar o incômodo causado por essas ideias indesejadas – se vem à cabeça do sujeito o medo de que algo ruim aconteça à própria mãe, ele tem de bater na madeira quinze vezes ou falar uma palavra "neutralizadora" imediatamente, por exemplo. O problema é que essas estratégias de alívio só funcionam momentaneamente. Em pouco tempo, a ideia fixa volta a assombrá-lo e ele tem de repetir tudo de novo.

A meditação é útil em quadros como esse, porque, quando a pessoa segue as técnicas de concentração – o olhar focado num ponto fixo, a postura ereta, mantendo a mão no gesto x, atento à respiração y e entoando o mantra z –, não sobra muito espaço na cabeça para os pensamentos negativos indesejados. Ela acaba, então, treinando a inibição desses pensamentos. E, ao final da prática, terá conseguido reduzir a ansiedade, sentir a mente mais limpa e experimentar uma paz de espírito que ela dificilmente consegue atingir, em função do transtorno. "A meditação é capaz de trazer sensações de alívio, nas quais a pessoa se apoia para ter mais controle sobre as situações que a afligem", resume Yacubian Fernandes.

Entre março de 2012 e julho de 2013, o médico e professor de ioga instruiu um grupo de pessoas com TOC a praticarem técnicas de meditação da Kundalini Yoga, no escopo de um estudo científico realizado pelo Departamento de Psiquiatria da USP, em São Paulo, em conjunto com pesquisadores da Universidade da Califórnia, nos Estados Unidos, além de outras instituições norte-americanas e brasileiras.

Os resultados da pesquisa, publicados em novembro de 2019 na revista suíça *Frontiers in Psychiatry*, umas das mais citadas na área da saúde mental, mostraram que pessoas com transtorno obsessivo-compulsivo (TOC) moderado a grave tiveram uma redução de 40% nos sintomas, depois de passarem 4 meses e meio praticando técnicas específicas de meditação da Kundalini Yoga, segundo ensinada pelo mestre indiano Yogi Bhajan (diferente da meditação Kundalini de Osho, bastante conhecida).

Desses participantes, aqueles que continuaram na pesquisa até o fim, por mais um ano, tiveram uma melhora total de 50%. Três pessoas chegaram a zerar os sintomas de obsessão e compulsão. Segundo Rodrigo, os resultados do estudo foram tão significativos que colocaram as técnicas de meditação da Kundalini Yoga no ranking da primeira linha de tratamento do TOC. Ou seja, meditar pode ser tão eficaz quanto tomar remédio ou fazer terapia para o controle do transtorno obsessivo-compulsivo.

A pesquisa da USP comparou as técnicas da Kundalini Yoga com outro tipo de meditação, chamada resposta de relaxamento. Por seu efeito calmante, essa técnica foi utilizada pelo médico cardiologista Herbert Benson, professor da Universidade Harvard, para tratar casos leves de hipertensão, na década de 1970.

No total, 48 pessoas, entre homens e mulheres, de 18 a 65 anos de idade, ingressaram no estudo da USP e foram distribuídas igualmente nos dois grupos. Todas elas tinham diagnóstico de TOC há pelo menos seis meses e foram avaliadas por psicólogos especialistas para entrar na pesquisa e também depois, em outros quatro momentos.

Os encontros para as práticas de meditação aconteciam uma vez por semana e as práticas tinham duração de uma hora cada. Os participantes foram solicitados a praticar em casa nos outros dias, da mesma forma que faziam com os instrutores. Eles não sabiam que tipo de meditação estavam praticando.

As técnicas da Kundalini Yoga se mostraram mais eficazes no controle do TOC. Ao final da primeira etapa do estudo (ou seja, após quatro meses e meio de meditação, nos dois grupos), os praticantes do grupo da resposta de relaxamento tiveram uma redução de quase 18% nos sintomas – menos da metade da melhora de 40% obtida pelo grupo da Kundalini Yoga.

Os integrantes do grupo da resposta de relaxamento foram então, convidados a se juntar ao grupo da Kundalini Yoga e todos seguiram praticando as mesmas técnicas por mais um ano. A melhora nos sintomas se manteve, tanto para aqueles que originalmente estavam no grupo da Kundalini Yoga (50% de melhora, comparando a avaliação final com a avaliação inicial), quanto para os que haviam migrado do grupo da resposta de relaxamento (27% de melhora, a partir do momento que ingressaram no grupo da Kundalini Yoga).

Você deve estar se perguntando: por que uma técnica de meditação apresentou resultados tão superiores à outra? Parte da explicação pode estar no fato de que o grau de relaxamento induzido pelas técnicas de meditação da Kundalini Yoga foi mais profundo do que o produzido pela outra técnica, segundo se pode inferir a partir dos resultados das sete escalas utilizadas para avaliar os participantes, medindo sintomas obsessivo-compulsivos, ansiedade, depressão, qualidade de vida, entre outros fatores. Considerando que o relaxamento é capaz de atenuar a ansiedade, sintoma fortemente presente no TOC, esse é um ponto importante.

Além disso, Yacubian Fernandes acredita que o conjunto estruturado de técnicas da Kundalini Yoga pode ter atuado de forma mais específica e abrangente sobre o complexo quadro de sintomas do TOC – que, além de obsessões e compulsões relacionadas a limpeza, organização, simetria, entre outros temas, frequentemente inclui sensações de culpa, dúvida, nojo, medo e raiva. Os mantras utilizados na meditação Kundalini Yoga testada na pesquisa são tradicionalmente utilizados para atenuar estados de medo e raiva, além de induzir o estado meditativo em si, trazendo a mente para um modo de neutralidade que ajuda a equilibrá-la. Essas técnicas teriam tido, portanto, uma ação que vai além do relaxamento, comum às práticas de meditações em geral.

Com base nesses resultados, o artigo concluiu que a meditação da Kundalini Yoga pode ser recomendada a pacientes com TOC que não têm resultados satisfatórios com as terapias de primeira linha (remédios e terapia cognitivo-comportamental). Sugere-se, inclusive, testar a meditação, antes de recorrer a terapias invasivas, como a estimulação cerebral profunda, atualmente considerada como último recurso.

A prática pode também ser útil àqueles que preferem não utilizar as terapias de primeira linha – por sofrerem com os efeitos colaterais dos remédios, por exemplo, que podem ocasionar ganho de peso, alteração do sono ou disfunção sexual. Ou, ainda, ser usada como recurso adicional para ampliar a resposta ao tratamento.

Os benefícios da ioga e das técnicas de meditação se aplicam não só ao TOC, mas também a diversos tipos de transtorno. O estudante Mauro, 23 anos, conta os progressos que teve desde que começou a fazer aulas de Kundalini Yoga, após um surto psicótico, em 2008: "Eu andava me sentindo um pouco diferente naquela época, meio sensível, à flor da pele, quando, um dia, comecei a ouvir uma voz. Essa voz me mandou sair de casa vestido de pijama, às 10 horas da manhã, com uma faca na mão. Fui parar na porta da casa de uma ex-chefe, que morava a algumas quadras do meu apartamento. Já na rua, recuperei minha consciência. Voltei para casa e pedi que a minha mãe me levasse ao médico.

Fiquei internado durante 39 dias no setor psiquiátrico de um hospital, sendo medicado e recebendo acompanhamento até me estabilizar. Depois que saí de lá, além de seguir tomando um remédio antipsicótico, fui fazer psicoterapia e ioga. É claro que todas essas coisas, juntas, é que me mantiveram e me mantêm estável, mas eu sinto que a ioga tem um papel bem importante. Faço aulas quatro vezes por semana em grupo e medito em casa. É legal fazer aula em grupo porque você se reúne com pessoas que estão na mesma sintonia que você, buscando tranquilidade, paz de espírito. E a meditação em casa ajuda nos momentos de maior ansiedade.

Quando comecei a praticar ioga, logo depois da internação, eu já não estava em crise, mas me sentia ainda fora do meu eixo, desorientado. Aos poucos, a ioga foi me ajudando a ficar mais perceptivo ao meu estado de espírito, a analisar as coisas com calma e a sentir uma tranquilidade mais duradoura. Fui ficando mais centrado.

Houve uma época em que eu estava tão bem que meu médico chegou a suspender a minha medicação. Fiquei um ano sem tomar remédio, sendo acompanhado em consultas mensais. Nessa época, em especial, tenho certeza de que a ioga foi fundamental para me manter equilibrado. Mas, depois, quando eu estava prestando vestibular, fiquei pressionado pela carga de estudos, tive uma ameaça de recaída e meu médico achou melhor retomar a medicação, que eu uso até hoje. Talvez eu até pudesse estar bem sem o remédio atualmente, mas creio que seja um risco desnecessário. Diante de qualquer problema, eu perderia dias de aula e de trabalho até me restabelecer e poder voltar à ativa.

Eu hoje estou indo bem na faculdade, trabalhando legal, durmo melhor... Tudo está melhor. Até pelo fato de eu não ter tido nenhuma outra crise, os médicos não conseguiram ainda fechar um diagnóstico a meu respeito. Não teve nada a ver com droga, eu sou super 'careta' em relação a isso. Por enquanto, os profissionais que cuidam de mim acham que eu tive um episódio maníaco e trabalham com a hipótese de transtorno bipolar. Prefiro até que eles fiquem com a dúvida, porque é sinal de que eu estou bem".

Dulce, 50 anos, empresária, começou a meditar em julho de 2010 para tentar lidar melhor com certas características pessoais que lhe incomodavam desde a juventude. Sobretudo depois que assumiu um número grande de responsabilidades – casou-se, teve dois filhos e construiu uma carreira –, passou a se incomodar com um lado seu que considera um tanto carrasco: "Tenho um alto grau de perfeccionismo e uma enorme autoexigência que, se por um lado, me ajudam a conquistar coisas, acabam ganhando um caráter um pouco obsessivo e me criam uma grande dificuldade para relaxar", explica.

A empresária se diz uma "tarefeira de carteirinha". Diariamente, logo pela manhã, antes de chegar ao trabalho, faz listas de tarefas a serem cumpridas nas horas seguintes. Uma folha de papel A4 dividida ao meio, preenchida de cima a baixo em letra miúda – a lista inclui coisas tão simples e rápidas de cumprir, quanto marcar uma consulta médica, até afazeres complexos do trabalho, que podem levar horas. Além da lista do dia, há outra da noite. "É muita lista. E, se eu não faço tudo, fico com a sensação de dever não cumprido, me sinto incomodada. Há dias em que, para dar conta de todos os itens, eu não almoço, vou dormir de madrugada... É ruim".

Também incomoda Dulce seu alto grau de exigência com a limpeza e a arrumação da casa. "Os meus armários são super-organizados, a casa é impecável. Eu tenho um olho maldito: aonde vou, vejo uma coisa que precisa ser arrumada. Mas, de uns tempos para cá, comecei a achar que isso é assepsia demais e vida de menos. Meu sonho é conseguir, um dia, chegar em casa e me jogar no sofá. Simples assim, sem me preocupar com nada." Na rotina de Dulce, isso nunca acontece. Quando a empresária chega do trabalho, emenda um afazer no outro – acerta despesas da casa, liga para os pais, providencia algum conserto... – e só para quando vai se deitar.

Dulce procurou um professor de ioga depois de assistir a uma palestra dele. Explicou-lhe seus incômodos e perguntou-lhe se poderia se beneficiar efetivamente das técnicas. O professor disse que sim e ensinou-lhe exercícios de meditação que poderiam ajudá-la a relaxar e a reduzir seus sintomas obsessivos. Ele frisou que a meditação traria maiores benefícios se Dulce a praticasse em casa, diariamente. Desde então, ela tem seguido a orientação com disciplina militar. Medita durante uma hora, todos os dias. Diz, sem titubear, que cada minuto de dedicação vale a pena.

A empresária relata: "Eu sinto muito concretamente os benefícios que a meditação tem me trazido. Em 2011, consegui passar inteira por muitas situações difíceis, de uma forma que eu não era capaz antes. A minha empresa passou por uma forte turbulência, correndo até o risco de quebrar, os meus dois filhos, a quem sou muito apegada, estavam fazendo intercâmbio no exterior; e o meu pai teve um problema de saúde que foi um susto, eu cheguei a pensar que ele iria morrer. É claro que foram questões difíceis de enfrentar, mas eu não me senti, em nenhum momento, engolida pelos problemas. O tempo todo eu estava de pé para encará-los.

Sinto também que, desde que passei a meditar, o fato de estar mais relaxada tem me permitido aproveitar mais a vida. Eu sempre vivi muito o lado da tarefa, da obrigação, então, para mim, é um pouco difícil me desprender da rotina para desfrutar das coisas boas que a vida tem a oferecer. E, no último ano, consegui me desligar e tirar férias duas vezes: uma com os meus pais e o meu marido, e outra com meus filhos e também o meu marido.

Foi nessa primeira viagem que o meu pai ficou mal. Não saía da cama, emagreceu cinco quilos de uma hora para outra porque não queria comer... Juntou uma gripe forte ao fato de que ele caiu num estado depressivo. Teve a ver com uma quebra de expectativa que ele teve em relação à viagem. Foi um horror. Eu e meu marido realmente achamos que ele ia morrer. Nessa viagem, a meditação teve um papel fundamental. Apagou um incêndio atrás do outro. Quando eu achava que não tinha mais o que fazer, sentava, meditava, me reequilibrava e voltava para tentar contornar a situação.

E a outra viagem, com meus filhos, consegui aproveitar completamente, mesmo sabendo que havia os problemas da empresa me esperando na volta. Até a viagem de avião, que é um pouco problemática para mim, foi tranquila. Geralmente, se acontece alguma turbulência mais forte, eu fico nervosa, chego a sentir a perna trêmula. Dessa vez, meditei logo antes de embarcar, na ida e na volta, e fiquei calma, mesmo com o avião balançando bastante.

Enfim, eu não tenho dúvidas do bem que a meditação me faz. Mesmo com tudo o que se passou no último ano, tenho me sentido mais feliz. E acho que as pessoas à minha volta têm percebido. Recentemente, três amigas me pediram o telefone do meu professor de ioga".

Minha experiência com a meditação

Naiara Magalhães

Quando me propus a escrever um texto que abordaria os efeitos da Kundalini Yoga sobre a saúde mental, julguei que, além de ler sobre o assunto, entrevistar um profissional da área e conversar com pessoas que se beneficiaram diretamente da prática, seria também importante para o processo de apuração jornalística experimentar as técnicas propostas para essa finalidade. Afinal, como bem disse o médico e professor de Kundalini Yoga Rodrigo Yacubian Fernandes, a ioga e a meditação são, antes de tudo, experiências, e não conceitos.

Como praticante regular de Hatha Yoga desde 2009, eu já havia tido a oportunidade de experimentar seus efeitos sobre meu humor, meu equilíbrio emocional e meu bem-estar. Na minha experiência pessoal, a ioga sempre cumpriu a importante função de "zerar o estresse" dos dias anteriores à prática. Como se, ao longo de dois ou três dias, eu fosse enchendo um copo com gotinhas de estresse drenadas do trabalho, do trânsito, das preocupações, de eventuais desentendimentos pessoais ou de variações hormonais, e o ioga fosse lá e esvaziasse o copo, impedindo-o de encher demais até transbordar.

Durante as aulas, fiquei sempre tão concentrada em observar os alinhamentos e músculos do meu corpo para conseguir executar as posturas físicas de equilíbrio, força e flexibilidade, que tinha ali um raro momento em que minha mente tagarela estava totalmente focada no presente, sem vagar pelos e-mails que precisava enviar, as tarefas de trabalho que precisava entregar ou os eventos sociais a que gostaria de comparecer.

No entanto, eu nunca tinha tido disciplina para me sentar e tentar meditar por mais de cinco minutos.

Descreverei aqui a experiência que tive ao praticar técnicas de meditação da Kundalini Yoga voltadas para pessoas ansiosas que apresentam sintomas obsessivo-compulsivos, conforme foram conduzidas por Rodrigo Yacubian (as mesmas utilizadas no estudo científico da USP).

É preciso fazer a ressalva de que essa é a descrição de uma experiência absolutamente pessoal. Cada um vivencia a meditação à sua maneira. O objetivo deste relato é apenas tentar tornar mais acessível essa prática que ainda tem certa aura de misticismo e é enigmática para muitos.

Realizei a meditação num dia de calor intenso, em São Paulo: 8 de fevereiro de 2011. O termômetro da rua marcava 33 °C. A aula, com uma hora e quinze minutos de duração, estava agendada para as 14h45. Almocei uma refeição leve, por volta do meio-dia, de modo a estar disposta para meditar. Por causa do dia quente, no entanto, cheguei ao local de prática sonolenta. A leve dor de cabeça que estava sentindo – talvez pela noite anterior maldormida, entrecortada pelo calor – consegui amenizar com um gole de café minutos antes de a aula começar. Chegando à sala de meditação, sentei-me com as pernas cruzadas num tatame individual e fui me aquietando. Em alguns instantes, a prática começou.

Dois exercícios orientados logo nos primeiros quinze minutos da aula tiveram sobre mim um efeito imediato – um combinava inspirações e expirações vigorosas com um movimento de arquear a coluna alternadamente para trás e para a frente, e o outro combinava a mesma respiração intensa com um movimento de vai e volta dos ombros em direção às orelhas. Nas pequenas pausas feitas após cada um dos exercícios, experimentei uma sensação muito prazerosa.

Parecia que meus músculos, ossos e cérebro não precisavam mais trabalhar para me manter naquela posição sentada, com as pernas cruzadas, a coluna ereta e os braços repousados sobre os joelhos. É como se eu estivesse ali enraizada como uma árvore. Firme, mas sem fazer nenhum esforço. A impressão era de que estava tudo no lugar – a cabeça sem pensamentos dispersos, o corpo com todos os encaixes bem conectados.

Senti uma sutil dormência no rosto e no corpo. Reparei especialmente num formigamento na linha da coluna. Eram sensações muito agradáveis. Por dois segundos, cogitei nem mais seguir as instruções do professor para o próximo exercício, apenas permanecer naquela posição, sem me mexer, usufruindo a sensação de bem-estar. Mas me disciplinei e continuei seguindo as orientações.

Seguiram-se exercícios que requeriam bastante concentração, pois incluíam várias ações sincronizadas – a título de exemplo, um deles exigia manter o olhar focado na ponta do nariz, enquanto a boca permanecia aberta, tracionando a mandíbula, e os braços realizando uma sequência de movimentos sincronizados com a respiração. Durante todos os exercícios, não consegui pensar em nada que fosse externo à prática. Apenas durante o relaxamento, ao final da aula, quando fui orientada a me deitar no tatame com os olhos fechados, enquanto ouvia um mantra, dispersei-me um pouco, pensando nas tarefas do dia. Saí da aula extremamente relaxada, mas sem sono.

Estava trovejando estrondosamente. Mais uma chuva de verão se anunciava. A mensagem racional que o meu cérebro me mandava era de que eu deveria apertar o passo, se não quisesse me molhar inteira. Vinte minutos de caminhada me separavam da minha casa, e a chuva do dia anterior tinha caído forte, com granizo e tudo, derrubando várias árvores na cidade e suspendendo a energia elétrica por várias horas. Mas as minhas pernas pareciam estar programadas para dar passos curtos, numa velocidade de quem está "com a vida ganha". Eu não estava preocupada. Parecia ter a certeza de que daria tempo de chegar em casa antes de a chuva cair. E, se ela caísse antes, também não seria um grande problema. Ficar molhada, num calorão daqueles, seria até agradável.

No caminho, ainda passei numa padaria e depois segui caminhando lentamente. De fato, cheguei antes da chuva. Nesse percurso, que acabou durando 35 minutos em vez de 20, tive a sensação de que o mundo estava mais devagar, como se eu tivesse tomado alguns goles de vinho. Meu rosto estava tão relaxado que produzia um sorriso discreto no canto da boca. Parecia um desses dias em que se está tão feliz que nada é capaz de lhe tirar o bom humor. A sensação geral que tive – tão utópica quanto genuína – era de que, se todas as pessoas do mundo estivessem se sentindo como eu, naquele momento, a paz mundial poderia ser declarada.

O que você pode fazer pela saúde mental dos seus filhos?

Cuide de seu bebê durante a gravidez

Você deve estar cansado de ouvir dizer que os hábitos que a pessoa adota, em termos de alimentação, atividade física, sono, consumo de cigarros e bebidas alcoólicas têm grande influência numa vida saudável ou cheia de limitações. Sim, é verdade. Mas a saúde de um indivíduo depende também das condições em que seus pais viviam e das escolhas que eles fizeram antes de o rebento nascer.

Melhor explicando: os especialistas vêm descobrindo que a vida do bebê dentro do útero da mãe está diretamente ligada às doenças que ele desenvolve quando adulto. Filhos de mulheres que passaram fome durante a gravidez, por exemplo, têm mais chances de serem obesos um dia. Isso porque o corpo do bebê começou a se desenvolver num ambiente de alimento escasso e seu organismo "memorizou a informação" de que é preciso sempre estocar energia para as épocas de privação. Depois de nascida, se a pessoa for criada num ambiente de comida farta, terá mais chances de engordar até ficar obesa.

Processos desse tipo também ocorrem em relação ao cérebro, em mecanismos relacionados a desequilíbrios psíquicos e emocionais. Por exemplo: uma mulher que teve uma gestação muito tensa – porque não planejou a gravidez, teve muitos conflitos com o pai da criança, sofreu violência, fumou, usou drogas ou teve complicações de saúde – dará à luz um bebê cujo cérebro foi "programado" para um ambiente hostil. Essa criança tem mais chances de ter um perfil depressivo – explora menos o ambiente, porque o considera ameaçador – ou de ser uma pessoa medrosa e ansiosa. "A resposta do cérebro a situações de estresse é mais intensa em pessoas que se desenvolveram em gestações conturbadas. E essa reação exagerada do organismo contribui para o adoecimento mental, sobretudo para o desenvolvimento de problemas como depressão, ansiedade e uso excessivo de álcool e drogas, que são os mais comuns", explica o psiquiatra Euripedes Miguel, chefe do Departamento de Psiquiatria da Faculdade de Medicina da USP.

Quer dizer: as experiências negativas vividas no ambiente intrauterino deixam marcas no organismo, acionando genes que favorecem o aparecimento de certas doenças mentais ou "desligando" outros genes que protegem contra o surgimento desse tipo de problema. Claro, não se trata de fatalismo. Os comportamentos pouco saudáveis que a pessoa tiver, ao longo da vida, serão ainda decisivos para completar o ciclo de origem das doenças. A esse mecanismo biológico, em que fatores ambientais (experiências vividas dentro e fora do útero) regulam o funcionamento dos genes da pessoa, dá-se o nome de epigenética.

Portanto, para tentar prevenir o adoecimento mental de seus filhos, a primeira atitude que pode ser adotada pelos pais é cuidar para que a mulher tenha uma gravidez saudável e tranquila. Grávidas jovens, pobres e sem um companheiro são a maior preocupação dos profissionais de saúde mental, nesse sentido. "Ações que ajudem jovens vulneráveis a cuidar da própria saúde e a criar um espaço mental para a criança que vai nascer têm ótimos benefícios para os filhos delas e para toda a sociedade", afirma Euripedes Miguel.

Projetos de amparo a mulheres com esse perfil são realizados sistematicamente no exterior, alguns por iniciativa privada, outros com incentivo governamental, há décadas. Grande referência é o trabalho desenvolvido nos Estados Unidos pelo médico David Olds, professor de pediatria, psiquiatria e medicina preventiva da Universidade de Colorado. Em 1977, Olds iniciou um programa que consiste basicamente na visita de enfermeiras à casa de mulheres jovens, solteiras, de baixa renda e grávidas pela primeira vez, que moram em cidades com altos índices de mortalidade infantil, nascimentos prematuros e abuso contra crianças. O objetivo do programa é ajudar essas moças a cuidar adequadamente delas mesmas e de seus bebês.

As visitas – semanais em alguns períodos, quinzenais ou mensais em outros – começam no primeiro trimestre da gestação e se estendem até o segundo aniversário da criança. O programa vai além do período gestacional porque, nos dois primeiros anos de vida de uma pessoa, o cérebro está ainda em intenso processo de transformação e, portanto, altamente aberto à influência do ambiente externo, tanto quanto durante o desenvolvimento intrauterino (*mais detalhes no tópico a seguir, "Brinque com sua criança"*).

Os resultados do programa atestam sua eficácia:

- 25% de redução do tabagismo entre as mulheres durante a gravidez;
- 21% de aumento no aleitamento materno;

- 19% de melhora nas taxas de vacinação dos bebês, aos seis meses de idade;[150]
- 48% da redução na incidência de abuso e negligência contra as crianças, medidos da infância até os 15 anos de idade;
- 56% de redução nos atendimentos de emergência às crianças de até dois anos, devido a acidentes e envenenamentos;[151]
- 67% menos problemas intelectuais e de comportamento nas crianças, aos 6 anos de idade;[152]
- 31% de redução nas gestações subsequentes[153] (seis meses após o último parto);
- 82% de aumento no número de mães empregadas.

Em 2003, a parceria enfermeira-família criada por Olds foi considerada um "programa modelo", por "intervir precocemente para a prevenção de problemas mentais", segundo apontou o documento *Atingindo a promessa: transformando a saúde mental na América*, redigido por uma comissão presidencial do governo norte-americano. O programa de visitas às jovens mães dá maior retorno financeiro à sociedade do que custos: estima-se que, para cada dólar investido pelo projeto, 5,7 dólares são poupados para o governo em futuros gastos com as famílias de maior risco.[154]

O "modelo Olds", que se tornou referência para políticas públicas, por suas evidências científicas comprovadas, havia atendido, até março de 2020, aproximadamente 300 mil famílias, em cerca de 40 estados norte-americanos.[155] Já foi replicado também em outros países, como Austrália, Canadá, Inglaterra, Alemanha, Holanda e Escócia.

No Brasil, onde 19% das gestantes são adolescentes e 16% das crianças não atingem os marcos cognitivos e socioemocionais básicos, uma intervenção desse tipo vem sendo testada pela primeira vez. Inspirado no "modelo Olds" e em outras experiências internacionais, pesquisadores brasileiros ligados ao Instituto Nacional de Psiquiatria do Desenvolvimento para a Infância e Adolescência (INPD)* criaram, implementaram e avaliaram um programa de visitas domiciliares com metodologia própria, adaptado às especificidades culturais do Brasil.

Diferentemente dos programas realizados no exterior, onde a intervenção é voltada apenas para as mães e seus bebês, no Brasil, as enfermeiras acabaram interagindo também com outros membros da família, como avós e bisavós. "Nos países onde esse tipo de ação é implementada, em geral, as adolescentes saem de casa cedo para morar sozinhas. No Brasil, é muito comum que continuem morando com a família estendida e essas pessoas fazem parte da criação da criança", explica a enfermeira e doutora em Saúde Pública, Anna Maria Chiesa, parte da equipe do INPD que coordena a pesquisa, batizada de "Primeiros Laços".

Foram selecionadas para a pesquisa 80 adolescentes grávidas, de 14 a 19 anos, das classes C, D e E, em sua primeira gestação, na cidade de São Paulo. Metade delas foi acompanhada e instruída pelas enfermeiras, entre 2015 e 2018, desde os quatro meses de gestação até o segundo ano de vida das crianças. A outra metade recebeu cuidados usuais de saúde, formando um grupo controle.

Os resultados comprovam o efeito do programa sobre importantes domínios do desenvolvimento infantil. Vídeos que registraram a interação entre mães e bebês, quando eles tinham um ano de vida, por exemplo, detectaram que as crianças do

---

* O INPD é um dos 122 Institutos Nacionais de Ciência e Tecnologia (INCT) criados pelo CNPq. É formado pela Universidade de São Paulo e mais uma dúzia de instituições de ensino superior nacionais e internacionais. Tem por objetivo gerar conhecimento e formar recursos humanos em saúde mental da infância e adolescência, partindo da premissa de que os problemas neuropsiquiátricos graves estão relacionados com alterações precoces no desenvolvimento infantil e com fatores de risco maternos e ambientais, passíveis de serem revertidos com intervenções precoces.

grupo que recebeu as visitas das enfermeiras apresentaram 3,6 vezes mais chance de desenvolver "apego seguro" com suas mães do que as crianças do grupo controle.

O "apego" é o vínculo emocional que se instala entre o bebê e sua mãe ou pai. Quando é seguro, favorece o desenvolvimento social, emocional e até mesmo cognitivo da criança. A psicanalista Fernanda Alarcão, que analisou os vídeos gravados na pesquisa, explica que foi possível constatar a formação desse vínculo positivo ao observar, por exemplo, que as crianças se acalmavam com mais facilidade ou voltavam a explorar o ambiente com maior curiosidade, quando se reencontravam com suas mães após terem sido separadas delas por alguns instantes.

Supõe-se que o apego seguro se desenvolve quando o cuidador responde de forma consistente e com sensibilidade às aflições da criança, fazendo-a se sentir amada, segura e protegida. Já quando rejeita suas aflições, ou responde de maneira imprevisível, pode-se desenvolver o que se chama de "apego inseguro". Crianças com apego inseguro correm maior risco de apresentar, mais tarde, distúrbios de conduta, agressão, depressão e comportamento antissocial.[156]

Na população geral, as taxas de apego seguro giram em torno de 62%, enquanto nas populações de risco (como as jovens gestantes foco desse estudo), ocorrem em torno de 24%. Nesse estudo, a taxa de apego seguro foi de 36% no grupo controle e 64% no grupo que teve acompanhamento contínuo das enfermeiras, ficando próximo do que se espera na população geral.

As mães que passaram pela intervenção também contaram mais histórias para seus filhos e cantaram mais para eles. O desenvolvimento cerebral de seus bebês também foi melhor, em relação a mecanismos envolvidos na comunicação social.

Ainda em 2018, o INPD iniciou uma nova fase do estudo para testar a eficácia do programa com o dobro do número de mulheres, além de fazer eventuais ajustes no protocolo de visitas. Uma vez comprovado o impacto do programa Primeiros Laços numa população mais ampla, a metodologia brasileira terá lastro para ser implementada em outros municípios, como política pública.

Brinque com sua criança

O pai se aproxima do berço do filho, com apenas alguns meses de vida, prepara a voz mais infantil que consegue arranjar, sorri, levanta as sobrancelhas de maneira interrogativa e repete: "Cadê o meninão do papai? Cadê o meninão do papai?". O bebê arregala os olhos, na tentativa de absorver a infinidade de informações novas que essa situação prosaica lhe propõe. Começa a processar informações afetivas e vai criando um rudimento da ideia de comunicação, ao suspeitar que, para aquele estímulo, deve haver uma resposta esperada. Faz várias tentativas: engasga, fecha a cara, baba e, em algum momento, sorri. O pai, então, vibra como se seu time de futebol do coração tivesse ganhado o campeonato. Intuitivamente, o bebê entende: resposta certa! Sempre que o pai vier com aquele tom de voz e emitir sons semelhantes, ele já sabe que é hora de abrir seu maior sorriso.

Uma cena tão corriqueira e aparentemente boba como a que acaba de ser descrita tem uma importância muito maior para o desenvolvimento psíquico e emocional de uma pessoa do que se pode imaginar. É na primeira infância – de maneira primordial nos primeiros mil dias de vida da criança, mas ainda de forma estratégica até os seis anos – que se dá a parte mais importante do desenvolvimento cerebral de um indivíduo. "É preciso criar para as crianças nessa faixa etária um ambiente particularmente estimulante, afetivo e protetor. Isso se faz brincando bastante com elas, lendo histórias, conversando e estando por perto para atender às suas necessidades", explica o psiquiatra Hermano Tavares. Parece óbvio, mas o professor da USP Guilherme Polanczyk, pesquisador do Instituto Nacional de Psiquiatria do

Desenvolvimento para a Infância e Adolescência (INCT/INPD), afirma que muitos pais precisam de orientação nesse sentido.

Na faixa mais pobre da população, principalmente, mães e pais muitas vezes não conseguem prover seus filhos de estímulos suficientes, pois têm uma carga excessivamente pesada de trabalho e lhes falta tempo de convivência com as crianças. Com baixa especialização profissional e frequentemente morando em áreas periféricas, muitas vezes, precisam assumir mais de um emprego, que lhe tira de casa às 4 horas da manhã e só os deixa retornar às dez da noite. É possível também que, por terem sido pouco estimulados na infância, falte repertório a esses adultos para envolver seus pequenos em brincadeiras que desenvolvam autoconfiança, autonomia, autocontrole, habilidades de planejamento e solução de desafios, motivação, persistência e traquejo social, fundamentais para o desenvolvimento psíquico. "Pouco estimuladas, essas crianças tendem a ter prejuízo escolar e, na idade adulta, baixa especialização e empregos mal remunerados, como seus pais. E assim o ciclo se perpetua", analisa Tavares.

Nas famílias de melhor situação financeira, também há situações problemáticas. Em cidades grandes, como São Paulo, não são raras as crianças que passam várias horas do dia no trânsito, indo e voltando para a escola, e o restante do tempo em colégios excessivamente rígidos, que se preocupam muito em desenvolver as habilidades intelectuais necessárias para que elas sobrevivam à competição futura no mercado de trabalho, mas dão pouca ênfase ao desenvolvimento de competências socioemocionais, que poderiam ser ricamente trabalhadas por meio de brincadeiras. "Muitas crianças saem de casa ainda dormindo e voltam já adormecidas novamente, de cansaço. Os pais mal conseguem conversar com os filhos para saber como foi o dia deles. Esse tipo de rotina é muito ruim para a criança. Ela precisa ter tempo para ficar em casa com os pais, brincando ou fazendo nada", diz Polanczyk.

Por todas essas questões, pondera o médico, a melhor escola para os filhos pode não ser a de maior prestígio ou grade curricular mais extensa – e sim a que se localiza a uma distância curta de casa e é mais acolhedora, oferecendo um bom equilíbrio entre o tempo dedicado ao ensino de conteúdos e ao lazer. O médico Euripedes Miguel resume: "Um ambiente rico para a criança é aquele que tem estímulo, mas tem também tempo para ela parar e pensar no que gosta, em quais são suas necessidades e no que ela precisa fazer para conseguir o que quer. A criança que tem uma programação cheia, com uma atividade colada à outra, não consegue desenvolver essa habilidade", afirma.

Estar o tempo todo envolvida em atividades programadas, mediadas e supervisionadas por adultos – seja na escola, na aula de música, no inglês, seja na natação, por exemplo, pensando numa rotina típica de uma criança de classe média – pode também levar as crianças a uma falta de capacidade de tolerar e resolver conflitos, no futuro. "Está faltando às crianças de classe média o que, em inglês chama-se *unsupervised play*: crianças reunidas, sem a presença de adultos, negociando o que vão fazer, definindo quais são as regras e lidando com as divergências entre si", explica o psiquiatra Hermano Tavares.

A estimulação precoce e o convívio afetivo com os pais no início da vida de uma criança são tão importantes que o psiquiatra Euripedes Miguel se arrisca a dizer: "Se houvesse um programa de apoio que permitisse a todas as mães, inclusive as com menos condições financeiras, ter como principal atividade cuidar de seus filhos, nos dois primeiros anos de vida da criança, acredito que haveria um custo-benefício claramente favorável para esses indivíduos e para a sociedade mais adiante, pois esse é um período crítico para o neurodesenvolvimento". E completa: "Digo a mãe porque a mulher tem uma ligação mais profunda com a criança no começo da vida dela. Por mais que o homem seja dedicado, a relação materna é única, sobretudo nessa fase, por uma questão visceral. Mas, claro, dependendo de cada situação, essa dedicação intensiva nos dois primeiros anos de vida do bebê poderia ser compartilhada pelo pai".

A licença paternidade é um direito ainda a ser conquistado (ou ampliado) em muitos países. O Brasil tem apenas cinco dias de licença paternidade e menos de um terço dos homens usa, de fato, esse tempo. É uma perda para todas essas famílias, pois estudos já constataram que os pais exercem influência positiva em quase todos os aspectos da vida de seus filhos: na saúde, na inteligência, no equilíbrio emocional, nas relações sociais, no desenvolvimento da fala, na vida acadêmica e, inclusive, na saúde mental das crianças.[157]

Dados de pesquisas que comprovam esses efeitos da presença paterna foram compilados no site "Me dá licença", de autoria da jornalista Karin Hueck. Ao longo de quinze meses, ela pesquisou modelos de licença parental e políticas públicas para as famílias, no departamento de diversidade e gênero na Universidade Livre de Berlim. Em seu site, Hueck conclui: "Em termos de cuidados, duas pessoas engajadas sempre serão melhores do que uma".

Evite a punição física

Punir, frustrar e proibir determinados comportamentos são atitudes que fazem parte da educação de um filho. São necessários para ensinar noções de certo e errado, sinalizar comportamentos prejudiciais aos outros ou a ele mesmo e preparar para o convívio em sociedade. O castigo corporal, no entanto, deve ser evitado sempre que possível. O psiquiatra Hermano Tavares justifica: "A punição física não costuma ter vantagens sobre outras formas de repreensão e traz um excedente de estresse que, no indivíduo em formação, pode causar prejuízos à saúde emocional".

Pelo menos uma em cada quatro pessoas maltratadas na infância desenvolve depressão na juventude – a estatística se refere, sobretudo, a agressões físicas graves.[158] Na população em geral, a depressão atinge cerca de uma em cada seis pessoas ao longo da vida. Sobre a conduta punitiva dos pais, Tavares ressalva: "É preciso lembrar, claro, que pai e mãe são seres humanos e falham. Eu mesmo já dei tapa no meu filho. Me arrependo, mas já dei. E não é um ou outro tapa que vai comprometer a saúde psíquica de uma pessoa para todo o sempre. Mas, se o castigo físico se tornar uma forma de os pais se relacionarem com seus filhos, ou seja, se for algo sistemático, torna-se um problema", diz.

Os problemas emocionais surgem sobretudo quando os castigos corporais frequentes não são compensados por demonstrações de afeto e atenção. Em seu artigo "Autoestima, autoconfiança e responsabilidade", o psicólogo Hélio José Guilhardi pondera que pais excessivamente punitivos produzem nos filhos comportamentos de mentir, sentimentos de ansiedade e culpa e rebaixamento da autoestima. Já os pais que procuram educar de forma mais amena estimulam nos filhos a busca por diálogo, sentimentos de bem-estar e satisfação, e uma boa autoimagem.[159]

Apesar de o castigo físico recorrente e/ou severo ser desaprovado em uníssono pelos especialistas, parte deles admite que o uso da linguagem corporal pode ser uma ferramenta adequada de educação, em situações específicas. Isso porque é uma forma de comunicação mais direta e clara, eficiente sobretudo para as crianças de até 5 anos de idade, que ainda não têm repertório intelectual suficiente para compreender argumentações complexas.

Segurar a criança firmemente pelo braço, se ela insiste num comportamento perigoso ou de desrespeito, mesmo depois de já ter sido advertida verbalmente, contê-la com um abraço quando ele está protagonizando um espetáculo de pirraça, ou mesmo dar uma palmada no bumbum, se o menino ou a menina agride de maneira acintosa os pais ou outras pessoas, são comportamentos considerados adequados.

Guilhardi ressalta que a punição é eficaz e benéfica quando bem aplicada. "A criança não se sentirá pouco amada porque sofre restrições e eventuais punições que são, claramente, contingentes a comportamentos inadequados. Ela se sentirá ansiosa, insegura, desamparada, se as punições forem inconsistentes (ora um comportamento é punido, ora o mesmo comportamento é reforçado) ou não contingentes, isto é, não associadas a nenhum comportamento. Muitas vezes, as reações aversivas dos pais com a criança ocorrem por problemas pessoais deles (alcoolismo, falta de dinheiro, desavenças conjugais, etc.), sem nenhuma relação de funcionalidade com os comportamentos do filho",[160] escreveu.

Desaprove o bullying

Criar apelidos jocosos para o colega, amedrontar, revelar segredos para constrangê-lo, humilhar, excluir, ignorar, quebrar ou tomar seus pertences, empurrar, bater. Atitudes que durante muito tempo foram vistas como "traquinagens que fazem parte da infância e depois passam" são hoje consideradas comportamentos problemáticos, que, realizados repetidamente, podem ter reais consequências para a saúde emocional tanto de quem é agredido quanto de quem agride – e até de quem assiste à agressão.

Reunidas na terminologia em inglês *bullying*, as condutas hostis sistemáticas e sem motivo geralmente têm como alvo crianças gordinhas, baixinhas, portadoras de deficiências ou que apresentam qualquer diferença física ou de comportamento em relação à maioria dos colegas. Em geral, as vítimas são crianças frágeis física e emocionalmente, passivas e com poucos amigos. O problema é muito mais comum entre meninos que entre meninas.

A Pesquisa Nacional da Saúde do Escolar (Pense), realizada pelo IBGE, em 2009, apontou que 30% dos estudantes brasileiros que cursavam o último ano do ensino fundamental, em escolas públicas e privadas das capitais do país, naquele período, sofreram *bullying* no mês anterior à entrevista. Desse total, 5% disseram passar por intimidações na maior parte dos dias ou sempre.[161] Uma extensa pesquisa realizada sobre o assunto, na Grã-Bretanha, registra que 37% dos alunos do ensino fundamental e 10% do ensino médio admitem sofrer *bullying* pelo menos uma vez por semana.[162]

Estudos realizados a partir da década de 1980 vêm apontando que o *bullying* está associado a transtornos psíquicos que se manifestam ainda na infância e na adolescência ou até anos depois de ocorridas as humilhações, já na vida adulta. Entre as vítimas de *bullying*, podem ocorrer problemas de ansiedade exagerada, depressão, anorexia e bulimia, fobia social e, em casos extremos, até suicídio.

Quanto aos autores de *bullying*, o comportamento inadequado de acuar os colegas pode ter na origem um sofrimento momentâneo, como a separação dos pais, ou um modelo educacional regido pela falta de limites e pelo princípio de que diminuir o outro é o melhor caminho para se destacar. Pode também ocorrer de o comportamento hostil ser já um indício de que a criança apresenta alguma alteração mental, como transtornos de oposição e desafio e distúrbios do impulso, que requerem atenção psicológica e psiquiátrica.

Crianças que praticam *bullying* sistematicamente, sem serem repreendidas, têm maior probabilidade de apresentar comportamentos antissociais e transtornos de personalidade quando adultas, envolvendo-se em atos de delinquência e com o uso de drogas, além de praticar assédio moral no trabalho e se envolver em atos de violência doméstica.

Até mesmo as testemunhas do *bullying* sofrem o impacto de um ambiente escolar em que as hostilidades são frequentes, tendendo a se tornarem crianças inseguras e ansiosas, pelo temor de serem as próximas vítimas das agressões.

Aliás, quando se trata de *bullying*, não há uma divisão clara entre "mocinhos e bandidos". Cerca de 20% das crianças autoras das intimidações costumam também sofrer constrangimentos, humilhações e agressões por parte dos colegas. Um levantamento realizado pela Associação Brasileira Multiprofissional de Proteção à Infância e Adolescência (Abrapia), em 2002, envolvendo 5.875 estudantes de 5ª a 8ª séries, de 11 escolas localizadas no município do Rio de Janeiro, revelou que 41% desses alunos admitiram ter estado diretamente envolvidos em atos de *bullying*, naquele ano, sendo que 17% eram alvos, 13% autores e 11% se alternavam nos papéis de vítimas e agressores.[163]

Na pesquisa do IBGE, a ocorrência de *bullying* foi verificada em maior proporção entre os alunos de escolas privadas (35,9%) do que entre os de escolas públicas (29,5%).[164] A literatura em geral, no entanto, aponta que esse tipo de prática ocorre com frequência semelhante em todos os tipos de escola, sendo mais comum em instituições que têm uma postura omissa em relação ao problema.

Para o psiquiatra Hermano Tavares, a melhor estratégia para combater o *bullying* é, além de coibir os comportamentos agressivos e intimidatórios, ensinar a meninos e meninas comportamentos de cooperação. "Num grupo de crianças em que a prática do *bullying* está muito difundida, é sinal de que falta a elas repertório de comportamentos em prol dos colegas e de tolerância com a diferença. É preciso que pais e professores ensinem isso a elas", diz. Aos pais que são informados de que seus filhos andam praticando *bullying*, a Abrapia sugere as posturas mais adequadas[165]:

- Mostre que você sabe do que está acontecendo, desaprova o comportamento da criança, mas, ainda assim, a ama.
- Garanta a seu filho que você quer ajudá-lo;
- Tente identificar algum problema pelo qual ele está passando e que possa estar levando ao comportamento inadequado;
- Dê limites firmes ao comportamento da criança;

- Encoraje o pequeno a pedir desculpas ao colega hostilizado ou agredido;
- Tente descobrir algo de que ele gosta e em que possa se destacar, para melhorar sua autoestima;
- Elogie seu filho sempre que ele se sair bem em alguma tarefa ou situação.

Lidar com a diferença é um aprendizado longo. Muitas pessoas chegam ao fim de suas vidas sem passar por ele, causando sofrimento para si e para os outros. Mas, se as lições começam cedo, as chances de se conseguir êxito nessa empreitada são muito maiores.

Esteja atento a alterações de comportamento na infância

Embora os problemas psíquicos e emocionais sejam geralmente diagnosticados no começo da vida adulta, a maior parte deles começa a dar sinais bem mais cedo. Um estudo longitudinal[166] que, desde o início da década de 1970, acompanha o desenvolvimento e a saúde mental de todas as pessoas nascidas num mesmo hospital da cidade de Dunedin, na Nova Zelândia, entre 1º de abril de 1972 e 31 de março de 1973, mostrou que, entre as pessoas que apresentaram algum transtorno psiquiátrico aos 26 anos de idade, três quartos haviam desenvolvido o distúrbio antes dos 18 anos. Metade já apresentava sintomas na infância.

Dados como esses, confirmados em outros estudos posteriores, vêm sinalizando que é preciso estar atento a alterações de comportamento que surgem nas crianças. É nessa fase precoce da vida que se abre a maior janela de oportunidades para agir, de forma a tentar evitar que os problemas psíquicos se desenvolvam e venham à tona mais adiante, trazendo consigo sofrimento e prejuízos em diversas áreas da vida. Os pais, com ajuda especializada, têm muito a fazer por seus filhos nesse sentido.

Aos pais de crianças que apresentam alguns sintomas obsessivos, por exemplo – lavam as mãos a todo o momento, por qualquer motivo, ou têm comportamentos excessivamente rígidos, do tipo "só vou almoçar se o copo de suco ficar do lado direito do prato" –, orienta-se conter essas "manias", enquanto é cedo, para não se cristalizarem hábitos que podem se transformar num TOC futuramente.

Meninos e meninas que têm um padrão de comportamento sistematicamente desobediente, desafiador e agressivo podem se beneficiar de uma postura mais firme e uniforme dos pais. Marido e mulher que se desautorizam o tempo todo criam o caldo de cultura para a formação de um filho com muitos problemas em obedecer a limites – afinal, se ele sabe que consegue negociar com o pai algo que a mãe já proibiu, para que vai respeitar regras?

Já as crianças que são altamente perfeccionistas, auto-exigentes e responsáveis, a ponto de parecerem adultas, têm mais chances de se transformarem em pessoas excessivamente ansiosas e de ter depressão no futuro, por isso, é melhor que os pais não prepararem para elas agendas repletas de atividades, diariamente. Crianças com esse perfil, especialmente, precisam ser estimuladas a brincar, expondo-se, com os amigos, a situações novas e que envolvam errar.

As crianças consideradas com alto risco de desenvolver problemas psíquicos e emocionais são aquelas com histórico desse tipo de doença na família e que apresentam sintomas iniciais dos transtornos – ainda sem intensidade, duração e impacto suficientes para preencher um diagnóstico, mas já sugestivos do aparecimento futuro da doença.

A psiquiatria do desenvolvimento já identificou alguns padrões na evolução das alterações mentais. Hoje já se sabe, por exemplo, que, entre as pessoas que apresentavam, já na infância, sintomas de ansiedade de separação – uma síndrome em que a criança tem muitas dificuldades de ficar longe dos pais, custando a se adaptar à vida escolar –, é mais comum desenvolver ansiedade generalizada e síndrome do pânico na adolescência e depressão na vida adulta. E, entre os que apresentam transtorno do déficit de atenção e hiperatividade (TDAH) na infância, é mais frequente desenvolver transtorno de conduta na adolescência e abuso de álcool e outras drogas na juventude e na vida adulta.

O alcance desse tipo de conhecimento e seus desdobramentos práticos ainda são limitados. Vide o caso da esquizofrenia. Já está muito claro para a comunidade científica que a esquizofrenia é uma doença do desenvolvimento cerebral, que se inicia muito cedo, ainda durante o período intrauterino, vai evoluindo lentamente durante a infância e a adolescência, com alterações de pensamento e comportamento, até desembocar nos sintomas psicóticos no início da vida adulta. Já foram inclusive mapeados alguns sinais da doença na infância, presentes em pessoas que desenvolvem esquizofrenia na juventude. Quando se avalia a vida pregressa das pessoas que têm esquizofrenia hoje, verifica-se, frequentemente, que elas tiveram desempenho motor e cognitivo pior do que as outras crianças, a partir dos 3 anos de idade. E, apesar de a comunidade médica saber disso, hoje, só é possível tratar a esquizofrenia quando a pessoa entra em surto psicótico, já na vida adulta. A essa altura, já se perdeu um tempo valioso, porque muitos neurônios foram mortos. O trabalho que se faz, então, é sobretudo de reabilitação – algo como tratar as consequências de um infarto.

E por que não se age antes? Porque os indicadores que existem para o diagnóstico futuro dessa doença psiquiátrica ainda são fracos. "Se o médico olha em retrospecto, de fato, verifica que o paciente que tem esquizofrenia hoje teve pior desempenho motor e cognitivo na infância. Mas se, no presente, um pediatra ou um psiquiatra olha para uma criança de 3 anos de idade que tem déficit no desempenho motor e cognitivo, ele não tem condições de saber se ela vai ter esquizofrenia um dia – isso pode ser sinal de uma infinidade de problemas ou até de nenhum", explica o psiquiatra e professor do Departamento de Psiquiatria da USP Guilherme Polanczyk. "A nossa intenção, e de uma grande parte da comunidade científica internacional, com os estudos da psiquiatria do desenvolvimento é, portanto, encontrar critérios mais precisos de identificação do risco de se desenvolverem doenças mentais para poder intervir mais cedo, com segurança".

Para alguns meninos e meninas considerados com alto risco de desenvolver problemas psíquicos e emocionais, vêm sendo testadas diversas estratégias de prevenção, como exercícios neurológicos capazes de desenvolver determinadas habilidades cognitivas e comportamentos; psicoterapia para as crianças; e treinamento dos pais para que eles estimulem nos filhos hábitos protetores e inibam atitudes que tendem a favorecer o desenvolvimento do problema.

Converse abertamente sobre o uso de bebidas alcoólicas e drogas

A adolescência é a fase da vida mais propícia para que uma pessoa desenvolva relações problemáticas com a bebida e as drogas em geral. Se é natural, do ponto de vista do desenvolvimento humano, que as experimentações aconteçam nesse período, também é verdade que o uso muito precoce de substâncias psicoativas aumenta as chances de um indivíduo passar da experiência e da diversão esporádica para o abuso e a dependência química, com todas as consequências que isso traz (*mais detalhes sobre o problema do álcool e das outras drogas no sexto capítulo deste livro*).

Um estudo intitulado "Uso e abuso de álcool", conduzido pela Escola de Medicina da Universidade Harvard, nos Estados Unidos, identificou que, dos adultos que deram os primeiros goles aos 14 anos ou menos, 16% passaram depois à categoria de dependentes ou abusadores de álcool. Entre aqueles que começaram a beber após os 21 anos, esse índice é de apenas 2%.[167]

Do ponto de vista da biologia, isso acontece essencialmente porque, no cérebro dos adolescentes, estão ainda pouco desenvolvidas as áreas responsáveis pelo controle dos impulsos, pelo planejamento e pela perspectiva da passagem do tempo. Essas habilidades são regidas pelo córtex pré-frontal, a parte do cérebro que fica bem na região da testa e é a última a amadurecer, já que o processo de maturação cerebral ocorre de trás para a frente. "Um sujeito de 14 anos que é exposto a uma substância autorreforçadora como o álcool, ou seja, que quanto mais se bebe, mais dá vontade de beber, tem chances muito maiores de perder o controle sobre o consumo de bebidas do que um jovem de 20 anos, que já desenvolveu um pouco mais a capacidade cerebral de inibir comportamentos de risco", explica o psiquiatra Hermano Tavares.

Portanto, mantendo o foco da discussão apenas no aspecto da saúde, à parte as questões morais, pode-se dizer seguramente que, quanto mais tarde um jovem experimentar álcool, cigarro e outras drogas, menores as chances de ele se viciar. Por isso, Tavares recomenda aos pais de adolescentes: "Sem assumir uma postura excessivamente repressora, que não costuma ser muito eficiente, é preciso investir em diálogo e em informação aos filhos e no incentivo à prática de atividades nas quais eles se realizem. Assim, em vez de o adolescente buscar prazer e status na bebida e nas outras drogas, vai procurar satisfação pessoal e identidade de grupo sendo *skatista*, montando uma banda, jogando xadrez ou treinando natação, por exemplo".

A orientação vale sobretudo para os pais de adolescentes ansiosos, hiperativos, impulsivos, desafiadores e extremamente curiosos. Esses têm maior necessidade de buscar novidades e menos medo de se expor a riscos, portanto, têm probabilidade aumentada de consumir bebidas alcoólicas de maneira exagerada, desde cedo.

Glossário

A

Abuso de álcool: Consumo de bebida alcoólica em quantidade e/ou frequência suficiente para prejudicar as relações pessoais e o trabalho, provocar comportamento desordeiro e exposição a perigos físicos (dirigir embriagado, por exemplo). Também chamado de "uso nocivo" de álcool, é um dos comportamentos catalogados entre os transtornos por uso de substâncias, que incluem ainda a dependência (ou alcoolismo – *ver "Alcoolismo"*) e o *binge drinking* (*ver "Binge drinking"*).

Abuso sexual: Prática sexual realizada com adultos, sem o seu consentimento, ou com crianças, em qualquer circunstância. Além do ato sexual forçado (estupro), também inclui carícias e palavras eróticas ditas em contexto de coação física ou moral.

Adolescência: Fase do desenvolvimento humano em que ocorre a passagem da infância para a vida adulta. No Brasil, segundo o Estatuto da Criança e do Adolescente, vai dos 12 aos 18 anos. O final da adolescência é propício ao surgimento de problemas psíquicos.

Alcoolismo: Doença crônica caracterizada pela dependência do álcool (*ver "Dependência"*).

Alma: Correlato, na tradição clássica (*psiché*), do que hoje denominamos mente (*ver "Mente"*).

Alucinação: Sensação falsa percebida como se fosse verdadeira. Inclui ouvir vozes, ver pessoas e sentir gostos e cheiros que não existem. Assim como o delírio (*ver "Delírio"*), é um sintoma típico da esquizofrenia e também ocorre em casos graves de depressão, transtorno bipolar e dependência química.

Anestesia afetiva: Percebida como "falta de sentimentos", é, na verdade, a ausência de grandes variações emocionais – a pessoa não sente euforias ou tristezas profundas. É um sintoma da depressão e pode ser também um efeito colateral, pouco frequente, de alguns antidepressivos. Pode ser contornado com ajustes de dosagem e tipo de medicamento.

Angústia: Sentimento ou emoção que acompanha um temor difuso, sem motivo claro e definido. É experimentada, em geral, como um "aperto" ou pressão no peito ou na garganta.

Anorexia nervosa: Perda voluntária e excessiva de peso, chegando a pelo menos 15% abaixo do recomendado. Transtorno psiquiátrico relacionado à distorção da autoimagem – mesmo estando com os ossos aparentes sob a pele, a pessoa com anorexia se vê acima do peso. Por isso, diminui o consumo de alimentos, força vômitos, toma laxantes e pratica exercícios até a exaustão. A anorexia provoca diversos danos à saúde e pode levar à morte.

Ansiedade: Emoção fundamental para o ser humano, pois estimula a precaução e a eficiência. Já quando sentida em níveis exagerados ou sem motivo, torna-se doença. A síndrome do pânico e as fobias são tipos de ansiedade patológica.

Ansiolítico: Popularmente chamado de "calmante" ou "tranquilizante", é um tipo de medicamento usado para controlar a ansiedade exagerada. Ajuda a diminuir o estado de constante agitação mental, as palpitações, a respiração ofegante e os tremores e facilitam o sono. Seu uso prolongado pode levar à dependência.

Anticorpos: Substâncias que compõem o sistema imunológico humano, responsável pela defesa do organismo. Os anticorpos atacam agentes infecciosos, como vírus, fungos e bactérias.

Antidepressivo: Classe de medicamentos que auxilia no tratamento da depressão e da ansiedade exagerada. Há cerca de trinta tipos de antidepressivos, receitados pelo médico conforme o grupo de sintomas do paciente e a gravidade do caso.

Antipsicótico: Tipo de medicação que elimina ou reduz delírios e alucinações, principalmente em doentes de esquizofrenia. Diferente dos primeiros antipsicóticos, os remédios modernos não causam sedação e rigidez muscular.

Apatia: Ausência parcial ou total de sentimentos e emoções (*ver "Emoção"; "Sentimento"*). Comum em quadros de depressão (*ver "Depressão"*).

Assédio moral: Exposição de um indivíduo, no ambiente de trabalho, a hostilidades, constrangimentos e humilhações repetidos.

Pode servir de gatilho (*ver "Gatilho"*) para o desenvolvimento de transtornos mentais, como depressão e ansiedade.

Ataque de pânico: Crise aguda de ansiedade caracterizada por suor, tremores, formigamentos, taquicardia, pressão no peito, falta de ar e tontura. A sensação é de estar tendo um ataque do coração, morrendo ou enlouquecendo.

Autismo: Transtorno mental que se manifesta na infância e se caracteriza por dificuldades na comunicação (visual, verbal e gestual), no relacionamento (mesmo com a mãe e o pai) e por comportamentos repetitivos (chacoalhar as mãos, por exemplo).

B

***Binge drinking*:** Popularmente, o que se chama de "tomar um porre". Tecnicamente, é definido como a ingestão de quatro doses de bebida ou mais, em um curto espaço de tempo (cerca de duas horas), no caso das mulheres, ou cinco ou mais doses, no mesmo período, no caso dos homens. Esse padrão de consumo de álcool preocupa por estar muito associado a acidentes e episódios de violência.

C

Células nervosas: Responsáveis pela percepção dos sentidos, pelo comando dos movimentos, pela coordenação das funções vitais, como respiração e batimentos cardíacos, e por todas as ações humanas. A principal célula nervosa é o neurônio (*ver "Neurônio"*).

Cérebro: Órgão mais complexo do corpo humano. Pesa em torno de 1,4 quilo, apenas, e é composto por cerca de 86 bilhões de neurônios. O cérebro é a base física das emoções, dos pensamentos e dos comportamentos. Todo transtorno psíquico e emocional envolve algum desequilíbrio bioquímico do cérebro.

Cognição: Capacidade de processar informações e construir conhecimento. Inclui um conjunto de habilidades, como atenção, memória, linguagem, planejamento e tomada de decisões. Pode ser entendida como sinônimo de inteligência.

Comportamento: Conduta, forma de reação a estímulos. É, em parte, instintivo e, em parte, aprendido no convívio familiar e social. Todos os transtornos psiquiátricos envolvem alterações de comportamento.

Compulsão: Tecnicamente, refere-se aos rituais repetitivos e incontroláveis do transtorno obsessivo compulsivo (*ver "TOC"*), realizados para aliviar o incômodo das obsessões. Em sentido amplo, corresponde também aos atos descontrolados e impulsivos, motivados por desejos irresistíveis, como os de usar álcool e outras drogas, comer, comprar, jogar, ter relações sexuais e usar a internet, desenfreadamente, apesar da consciência sobre os prejuízos posteriores.

Cortisol: Hormônio que põe o corpo em estado de alerta. É útil quando liberado em situações que requerem agilidade e eficiência, mas, se produzido em excesso, por longos períodos, contribui para o surgimento de transtornos psíquicos, como ansiedade e depressão. É conhecido como o hormônio do estresse (*ver "Estresse"*).

Culpa: Sentimento que ocorre a uma pessoa ao avaliar negativamente algo que fez, planejou, desejou ou deixou de fazer. Aparece após a violação de um preceito moral ou a quebra de expectativas que o indivíduo tinha em relação a si.

D

Deficiência mental: Transtorno caracterizado pela limitação da capacidade intelectual, em nível muito inferior à média. Surge geralmente na infância, em decorrência de fatores genéticos, complicações na gravidez ou no parto. A síndrome de Down e a paralisia cerebral, por exemplo, são causas de deficiência (ou retardo) mental.

Delírio: Ideia fantasiosa na qual a pessoa com esquizofrenia acredita e que os outros não conseguem dissolver com argumentos ou evidências. Presentes com mais força nos surtos (*ver "Surto psicótico"*). O delírio de perseguição é o mais comum.

Demência: Doença degenerativa que acomete os idosos e afeta a cognição de forma progressiva. A pessoa perde a capacidade de resolver os problemas do dia a dia. A doença de Alzheimer é a demência mais comum (*ver "Doença de Alzheimer"*).

Dependência: Padrão de consumo de drogas, inclusive o álcool, em que o usuário sente compulsão por consumir a substância, torna-se tolerante a ela (precisa de mais doses para obter o mesmo efeito) e tem sintomas de abstinência, como irritabilidade, tremores e náusea, quando seu uso é interrompido. O dependente abandona outras formas de prazer em favor do uso da droga e perde o discernimento sobre o mal que o consumo lhe causa.

Depressão: Doença caracterizada por um profundo estado de apatia e desinteresse pela vida. Diferente da tristeza, que tem um motivo específico, a melancolia da depressão manifesta-se de forma generalizada.

Derrame: Nome popular para acidente vascular cerebral (AVC), é causado pela obstrução ou ruptura de artérias que levam sangue até o cérebro. Manifesta-se com sintomas súbitos e apenas num dos lados do corpo – pálpebra caída, visão turva, boca torta, perda de força e coordenação motora e dormência. São comuns também fala pastosa e desorientação. Requer socorro médico imediato, para tentar evitar sequelas e até a morte.

Diabetes: Doença caracterizada pelo aumento do nível de glicose (açúcar) no sangue. É classificada em diabetes tipo I (surge na infância e requer tratamento com injeções diárias de insulina), diabetes tipo II (frequente após os 40 anos, devido aos efeitos de maus hábitos alimentares, sedentarismo e estresse; pode ser tratada com comprimidos) e diabetes gestacional (provocada pelo aumento excessivo no peso da mulher, durante a gestação, é geralmente normalizada após o parto).

Doença de Alzheimer: É a forma mais comum de demência (*ver "Demência"*). Conhecido por causar dificuldades de memória, compromete também a capacidade de expressão, a orientação espacial, provoca mudanças na personalidade e alterações no comportamento, que vão da apatia à agressividade. Ao fim, afeta também os movimentos e toda a saúde física do idoso.

Dupla personalidade: Nome popular para "transtorno dissociativo de identidade" – condição em que uma pessoa apresenta características de duas ou mais personalidades que se alternam. Cada personalidade pode ser vivida como se possuísse uma história pessoal distinta, memórias próprias e inclusive nomes diferentes. A alternância entre elas geralmente ocorre em eventos traumáticos ou estressantes. Não deve ser confundido com *esquizofrenia* (*ver "Esquizofrenia"*), doença em que o indivíduo age de maneira contraditória – ri, quando está triste, ou demonstra raiva, quando está alegre – porque tem dificuldade de adequar suas expressões emocionais ao seu estado de espírito, num mesmo momento.

E

Embotamento afetivo: Redução da capacidade de vivenciar ou expressar sentimentos e emoções. Típico dos quadros de esquizofrenia. Semelhante à apatia, mas, diferente desta, que pode ser temporária, é um traço permanente.

Emocional: Relativo às emoções. Na linguagem popular, usa-se "emocional" para se referir ao que é de natureza "psíquica" (*ver* "*Psíquico*"). Por isso, usa-se a expressão "problemas emocionais" para se referir a "transtornos mentais".

Emoção: Conteúdo afetivo que acompanha experiências de prazer ou desprazer. É vivida de forma súbita, intensa e efêmera e com manifestações corporais perceptíveis (ficar "corado" de *vergonha* ou com o "coração acelerado" de *medo*). Êxtase, ira e nojo são outros exemplos de emoções.

Envelhecimento: Progressiva e natural deterioração do organismo, atinge a todos com o avançar da idade. Apesar da decadência envolvida, inclui o aspecto positivo da maturidade.

Esquizofrenia: Transtorno mental que desconecta as pessoas da realidade, torna os pensamentos confusos e o comportamento apático. Especialmente em surto (*ver* "*Surto psicótico*"), os doentes têm alucinações e delírios (*ver* "*Alucinação*"; "*Delírio*").

Estigma: Qualificação que se atribui a alguém como um rótulo vergonhoso que a define. Estigmatizados são as pessoas que não se enquadram nos padrões de normalidade estabelecidos socialmente – em geral, sofrem discriminação e têm grande sentimento de insegurança por sua condição. A doença mental é um forte estigma em todas as sociedades.

Estresse (em inglês, *stress*): Termo emprestado da física na qual designa a tensão e o desgaste dos materiais. Na saúde, refere-se ao estado fisiológico de alerta do corpo e da mente. É útil em situações que requerem eficiência, mas, se sentido constantemente, pode levar ao desenvolvimento de doenças como hipertensão, ansiedade e depressão.

F

Fatores ambientais: Situações que causam estresse e contribuem para o surgimento de transtornos psíquicos. Exemplos: cobranças excessivas no trabalho, problemas financeiros, os cuidados de um bebê, violência, falta de carinho e abuso sexual.

Fatores psicológicos: Preparo emocional para lidar com problemas, frustrações, tristezas, traumas, decisões, responsabilidades, riscos e situações desconhecidas. Pessoas com boa estrutura emocional estão menos sujeitas a desenvolver transtornos psíquicos.

Fisiológico: Relativo à fisiologia, ou seja, ao funcionamento do corpo, em seus aspectos químicos, físicos, elétricos e mecânicos.

Fobia: Medo patológico de algum objeto, animal ou situação específica que não representa risco para as demais pessoas. Fobia de altura, agulha, aranha, viagens de avião, elevadores e cachorros são algumas das mais comuns.

G

Gastrite: Inflamação da mucosa que reveste o estômago. Pode ser aguda ou crônica e é provocada por diferentes fatores, como infecções, lesões decorrentes do uso de medicamentos e álcool, estresse e distúrbios do sistema imunológico.

Gatilho: Fator externo que desencadeia um transtorno mental, quando existem condições genéticas e psicológicas para isso. Uma situação de estresse prolongado, como o assédio moral no trabalho, pode servir de gatilho para uma depressão, por exemplo.

Genes: Códigos que cada pessoa herda de seu pai e de sua mãe, responsáveis por lhe conferir características individuais, como a cor dos olhos, o temperamento e a predisposição a determinadas doenças. Calcula-se que cada pessoa possui cerca de 20 mil genes.

Genético: Relativo aos genes. Uma doença genética pode ser hereditária (causada diretamente pelos genes herdados dos pais), ou surgir a partir de alterações dos genes herdados, durante a formação do embrião, ou ao longo da vida, com a influência de fatores externos, como tabagismo e a exposição constante à violência. Toda doença hereditária é genética, mas nem toda doença genética é hereditária.

H

Hereditário: Aquilo que é transmitido dos pais para os filhos por meio dos genes. Características físicas e traços de personalidade têm grande influência hereditária. A tendência a desenvolver determinadas doenças – inclusive transtornos mentais – também. Mas nem todo mundo que tem pai ou mãe com algum transtorno mental herda o gene da doença. E, mesmo aqueles que herdam, podem nunca desenvolvê-la, se o ambiente em que vivem não contribuir para isso.

Hipertensão arterial: Doença popularmente conhecida como "pressão alta". Geralmente ocorre pelo estreitamento dos vasos sanguíneos, em função de maus hábitos, como ingestão excessiva de gorduras, álcool ou cigarros. Para o sangue conseguir circular, nessas condições, faz maior pressão contra a parede das artérias. A pressão arterial é considerada alta quando, medida em repouso, apresenta valores iguais ou acima de 14 por 9, em seguidos exames.

Hormônios: Substâncias químicas produzidas em glândulas, órgãos e tecidos do organismo e liberadas no sangue para controlar todo tipo de função: de apetite, crescimento e libido à regulação de neurotransmissores no cérebro (*ver "Neurotransmissores"*). Podem ser repostos artificialmente, com comprimidos, quando necessário.

Humor: Disposição básica da afetividade de uma pessoa; seu "estado de espírito". É sob a influência do humor que as vivências são interpretadas como positivas ou negativas e se originam os sentimentos e as emoções. Exemplo: no humor deprimido, são frequentes os sentimentos de tristeza, pessimismo e desesperança.

I

Incidência: Número de novos casos de uma doença, durante um período específico de tempo (*ver "Prevalência"*).

Infarto: Popularmente chamado de "ataque do coração", é a morte de uma parte do músculo cardíaco por falta de irrigação sanguínea. Geralmente, decorre do entupimento de uma artéria coronária por placas de colesterol ou por um coágulo de sangue. Os sintomas da crise de pânico – pressão no peito, suor e tontura – são frequentemente confundidos com os sinais de infarto.

Insanidade: Falta de saúde mental (*ver "Loucura"*).

Insônia: Incapacidade de adormecer de forma regular e de manter um sono reparador – que, em geral, deve durar oito horas.

L

Loucura: Designação genérica que se dá aos transtornos da mente, sobretudo os que envolvem perda de contato com a realidade, como a esquizofrenia. Nem sempre a loucura foi tida como um problema de saúde. No passado, foi tomada como problema moral, sendo "tratada" pela polícia, pela Justiça e pelos religiosos.

M

Mania: Nome técnico da fase eufórica do transtorno bipolar (*ver "Transtorno bipolar"*). É caracterizada por excesso de impulsividade, energia e desinibição, além de baixa autocrítica, o que pode levar a compras desenfreadas, práticas sexuais desprotegidas e outras atitudes arriscadas.

Manicômio: Nome dado aos antigos asilos e hospitais dedicados a pessoas com doenças mentais graves. Abrigavam grande número de pacientes e, como não existiam tratamentos eficazes para eles, até a década de 1950, acabavam servindo essencialmente ao isolamento social dos doentes. Desde os anos 1960, os manicômios vêm sendo substituídos por hospitais menores, leitos em hospitais comuns e tratamento domiciliar. O termo "manicômio", assim como "hospício", é hoje considerado estigmatizante (*ver "Estigma"*).

Melancolia: Estado de humor ou sentimento caracterizado por uma tristeza difusa que afeta a vitalidade do indivíduo e sua visão de mundo. O médico mais famoso da história, o grego Hipócrates (460-375 a.C.), usava o termo "melancolia" para se referir a estados doentios de apatia, tristeza e pessimismo, que hoje correspondem ao tipo mais comum de depressão.

Memória: Capacidade de registrar e, posteriormente, recuperar informações armazenadas no cérebro. Existem vários tipos de memória, entre elas a "explícita", cujas lembranças são resgatadas intencionalmente, como o telefone de casa, e a "implícita", evocada de maneira espontânea, como a habilidade de dirigir ou andar de bicicleta.

Menopausa: Nome dado ao fim natural e definitivo da menstruação, na vida da mulher. Ocorre por volta dos 50 anos de idade. Pode ser precedida de sintomas como ondas de calor, irritabilidade, alterações no sono e na libido.

Mente: Conjunto de estados e funções responsáveis pelas operações do intelecto, do afeto, da vontade e do comportamento do ser humano. A existência da mente depende da existência e do funcionamento do cérebro, mas não se reduz a ele.

N

Neurônio: Célula que constitui a base do sistema nervoso. É nos neurônios que são processadas todas as informações vindas do mundo externo e de dentro do corpo, formam-se as percepções dos sentidos, as emoções e os pensamentos e de onde partem comandos para funções vitais, movimentos e atitudes.

Neurotransmissores: São os mensageiros químicos do cérebro. Substâncias liberadas nas sinapses (*ver "Sinapse"*) para fazer a transmissão de impulsos entre os neurônios, permitindo que eles "conversem" entre si.

Noradrenalina: Neurotransmissor (*ver "Neurotransmissores"*) que provoca excitação física (eleva os batimentos cardíacos e a liberação de glicose no sangue, para dar energia), aumenta a disposição mental e está associado ao bom humor.

Normal: O que está na "norma", na média, é estatisticamente mais comum. Esse critério estatístico não se aplica ao comportamento humano. Em saúde mental, são consideradas fora do normal (patológicas), as atitudes que trazem sofrimento e prejuízos para o indivíduo e os outros. O resto é simples individualidade e não requer tratamento.

P

Pensamento: Uma das funções cognitivas da mente. É a condição básica para que uma pessoa possa perceber, interpretar, descrever e interagir com o mundo. O pensamento se forma e é expresso por meio da linguagem.

Personalidade: Jeito de ser de uma pessoa, modo como vê o mundo e se relaciona com ele. É formada por disposições naturais – o temperamento – e por aprendizagens que vêm da família e da cultura em que o sujeito vive.

PET: Sigla, em inglês, para Tomografia por Emissão de Pósitrons. Exame de imagem que mostra os diferentes níveis de atividade das regiões do cérebro, ilustradas em cores diversas. Pode fornecer informações sobre casos de epilepsia, tumores cerebrais e AVC.

Poda neural: Processo de eliminação das sinapses (*ver "Sinapse"*) pouco utilizadas ou danificadas, para dar lugar a novas conexões entre os neurônios, proporcionando a aquisição de outros aprendizados. Evento semelhante à poda de uma árvore, em que se eliminam os galhos que estão prejudicando o desenvolvimento da planta. Nas pessoas com esquizofrenia, a poda neural não acontece como deveria e ocorrem "curtos-circuitos" no cérebro, que acabam desencadeando os sintomas do transtorno.

Prevalência: Número total de casos existentes de uma doença, em determinada população e época.

Psicanálise: Método psicoterapêutico criado pelo neurologista Sigmund Freud no século XIX e depois desenvolvido por outros psicólogos. Procura auxiliar o paciente a acessar seus pensamentos, desejos e conflitos inconscientes, por meio da palavra, para ajudá-lo a amenizar sofrimentos, estabelecer relações satisfatórias e ter uma visão favorável de si mesmo e do mundo.

Psicopata: Nome popular para a pessoa que tem transtorno de personalidade antissocial. Também designado por sociopata. Tem como características centrais a indiferença pelos sentimentos alheios, o desrespeito sistemático a normas, a facilidade de mentir, a incapacidade de sentir culpa e de aprender com punições. Não confundir com psicótico (*ver "Surto psicótico"*).

Psicoterapia: Técnica utilizada no tratamento de sofrimentos mentais, por meio da palavra. Conversas entre o psicoterapeuta e seu paciente buscam ajudá-lo a se autoconhecer, fortalecer-se emocionalmente e eliminar ideias e comportamentos que causam sofrimento e prejuízos a si e aos outros. Há diversas linhas psicoterápicas, entre elas a psicanálise (*ver "Psicanálise"*) e a terapia cognitivo-comportamental (*ver "Terapia cognitivo-comportamental"*). Psicoterapeutas não podem prescrever remédios.

Psiquiatria: Especialidade médica que se ocupa de estudar, diagnosticar, tratar e prevenir as mais diversas doenças da mente, como depressão, esquizofrenia, dependência química e autismo. Psiquiatras podem prescrever medicamentos.

Psíquico: Relativo à *psiché*, ou seja, à mente (*ver "Mente"*) ou à alma.

Psoríase: Doença inflamatória da pele caracterizada por lesões avermelhadas e descamativas que, na maioria dos casos, aparecem no couro cabeludo, nos cotovelos e joelhos. É crônica e não contagiosa e sofre grande influência da genética (*ver "Genético"*).

R

Razão: Propriedade da mente que nos permite interpretar, por meio de deduções, reflexões e induções, os dados do mundo externo ou interno (memórias, vontades e sentimentos, por exemplo).

Ressonância magnética: Exame de imagem que pode ser estrutural – mostra a anatomia detalhada de determinadas partes do corpo, como se tirasse uma foto de alta resolução – ou funcional – registra imagens dos órgãos em pleno funcionamento. É especialmente eficaz no diagnóstico de doenças em tecidos moles do corpo, que contêm muita água, como cérebro, músculos, fígado e rins.

S

Sangria: Método utilizado até o século XIX para aliviar sintomas de qualquer doença. Consistia em retirar sangue de um paciente por meio de cortes ou sanguessugas. Em vez de curar, frequentemente levava à piora da doença e até à morte. Caiu em desuso no Ocidente com o avanço da medicina.

Sentimento: Conteúdo afetivo que acompanha experiências de prazer ou desprazer, é vivido de forma prolongada e estável, geralmente sem manifestações físicas intensas. Sofre maior influência do intelecto (valores, conceitos e expectativas) do que as emoções. Exemplos: alegria, tristeza, mágoa e sentimento de vazio.

Serotonina: É um neurotransmissor (*ver "Neurotransmissores"*) relacionado à sensação de prazer. Problemas na resposta dos neurônios aos estímulos da serotonina estão relacionados à depressão.

Sinapse: Ponto de encontro entre os neurônios, onde eles estabelecem comunicação, processando informações e transmitindo comandos para todo o corpo.

Síndrome do pânico: Sucessivos ataques de pânico (*ver "Ataque de pânico"*), entremeados pelo medo de ter uma nova crise e pela esquiva de situações que a pessoa acredita terem o poder de desencadear um novo episódio da doença.

SPECT: Sigla, em inglês, para Tomografia Computadorizada por Emissão de Fóton Único. Assim como o PET (*ver "PET"*) e a ressonância magnética funcional (*ver "Ressonância magnética"*), permite avaliar o nível de atividade de diferentes regiões do cérebro. O resultado do exame segue uma escala de cores: as regiões amarelas e vermelhas são as chamadas áreas "quentes", ou seja, indicam uma atividade cerebral maior; regiões azuis e pretas mostram atividade menor ou ausente.

Subjetivo: Que pertence ao mundo interno de cada indivíduo. A subjetividade é construída a partir de experiências de vida, valores, crenças, pensamentos e vontades. Subjetivo também é sinônimo do que é passível de interpretações variadas.

Surto psicótico: Momento de crise em que as pessoas com transtornos mentais graves, como esquizofrenia, depressão severa, transtorno bipolar, alcoolismo e dependência de drogas, perdem contato com a realidade, frequentemente tendo delírios e alucinações.

T

Tensão pré-menstrual: Conjunto de sintomas físicos e psicológicos que se manifesta nos dias anteriores à menstruação.

Terapia cognitivo-comportamental: Psicoterapia de curto-prazo baseada no princípio de que é preciso reprogramar ideias distorcidas do paciente e expor a pessoa a situações que lhe despertam medo para modificar comportamentos indesejados. Recomendada principalmente para o controle de sintomas específicos, como os do TOC (*ver "TOC"*), das fobias (*ver "Fobia"*) e do pânico (*ver "Ataque de pânico"*).

TOC: Sigla para transtorno obsessivo-compulsivo. Problema mental caracterizado pela presença insistente de pensamentos ruins que invadem a mente da pessoa – as obsessões –, aliviados com a realização de rituais repetitivos, chamados de compulsões (*ver "Compulsão"*). Há diferentes tipos de TOC, sendo os de limpeza e organização alguns dos mais comuns.

Tomografia computadorizada: Exame de raios X mais nítido que a radiografia convencional. Mostra "fatias" de determinadas partes do corpo separadas, enquanto a radiografia tradicional apresenta todas as estruturas do corpo sobrepostas. A tomografia computadorizada é menos precisa que a ressonância magnética (*ver "Ressonância magnética"*).

Transtorno bipolar: Doença mental caracterizada pela oscilação extrema no humor e no nível de energia das pessoas. Os doentes enfrentam períodos de depressão (*ver "Depressão"*) e de euforia (tecnicamente, "mania" – *ver "Mania"*), que se alternam com fases de normalidade. Já foi conhecida pelo nome de psicose maníaco-depressiva.

Transtornos de personalidade: Problemas psíquicos caracterizados por padrões de percepção, reação e relacionamento inflexíveis e que causam muitos problemas no convívio social. Há vários transtornos de personalidade, entre eles psicopatia (*ver "Psicopatia"*) e *borderline* (*ver "Transtorno de personalidade borderline"*).

Transtorno de personalidade *borderline*: Transtorno marcado por um padrão contínuo de instabilidade no humor e forte impulsividade. Não deve ser confundido com o transtorno bipolar (*ver "Transtorno bipolar"*), que apresenta sintomas semelhantes, mas manifesta-se em fases bem definidas, alternadas com períodos de normalidade.

Trauma: Para a medicina em geral, trauma é um machucado, uma lesão provocada por causa externa. Para a psicologia, é uma espécie de lesão emocional que resulta de experiências de intenso sofrimento, medo e desamparo. Frequentemente, os traumas servem de gatilho (*ver "Gatilho"*) para o desencadeamento de transtornos mentais. Isso pode acontecer mesmo quando o fato traumático não é lembrado objetivamente, mas as sensações e os estímulos ligados a ele são rememorados e causam sofrimento.

Tristeza: Sentimento vivenciado pelos seres humanos diante de expectativas frustradas, culpas (*ver "Culpa"*), perdas, tédio excessivo ou falta de perspectiva para resolver um problema. É sentida intensamente, por exemplo, durante o luto. Tristeza não é sinônimo de depressão (*ver "Depressão"*), embora possa ser um sintoma do transtorno depressivo.

V

Violência psicológica: Agressões feitas por meio de palavras depreciativas, gritos ou gestos com objetivo de aterrorizar, ameaçar, humilhar, rejeitar, discriminar, acusar ou restringir a liberdade de alguém. Frequentemente, a vítima é manipulada pelo agressor de modo que se sinta responsável pela violência sofrida. Também conhecida como violência emocional, esta é a forma mais comum e menos denunciada de violência doméstica. Também ocorre no ambiente profissional – chamada de assédio moral (*ver "Assédio moral"*) – e no contexto escolar (atualmente conhecida por *bullying*). A violência psicológica não deixa marcas físicas, mas prejudica seriamente a autoestima e pode levar ao desenvolvimento de transtornos de ansiedade, à depressão e ao suicídio.

Referências

PARA COMEÇO DE CONVERSA

[1] ORGANIZAÇÃO MUNDIAL DA SAÚDE. *Classificação de transtornos mentais e de comportamento da CID-10*. Tradução de Dorgival Caetano. Porto Alegre: Artmed, 1993.

[2] ASSOCIAÇÃO AMERICANA DE PSIQUIATRIA. The organization of DSM-5. Disponível em: <https://bit.ly/2AN8l6l>.Acesso em: 27 jan. 2020.

[3] ORGANIZAÇÃO MUNDIAL DA SAÚDE; WHO INTERNATIONAL CONSORTIUM IN PSYCHIATRIC EPIDEMIOLOGY. Cross-national Comparisons of the Prevalences and Correlates of Mental Disorders. *Boletim da Organização Mundial da Saúde*, Genebra, v. 78, n. 4, 2000.

[4] WANG, Philip S. *et al*. Treated and Untreated Prevalence of Mental Disorders: Results from the World Health Organization World Mental Health (WMH) Surveys. In: THORNICROFT, Graham; SZMUKLER, George; MUESER, Kim T. *Oxford Textbook of Community Mental Health*. Nova York: Oxford University Press, 2011.

[5] ORGANIZAÇÃO MUNDIAL DA SAÚDE. Lifetime Prevalence and Age-of-Onset Distributions of Mental Disorders in the World Health Organization's World Mental Health Survey Initiative. *World Psychiatry*, v. 6, n. 3, p. 168-176, oct. 2007.

[6] ANDRADE, Laura Helena; VIANA, Maria Carmen; SILVEIRA, Camila Magalhães. Epidemiologia dos transtornos psiquiátricos na mulher. *Revista de Psiquiatria Clínica*, São Paulo, v. 33, n. 2, p. 43-54, 2006.

[7] KESSLER, Ronald C.; BROMET, Evelyn J. The Epidemiology of Depression Across Cultures. *Annu Rev Public Health*, v. 34, p. 119-138, 2013. Disponível em: <https://bit.ly/3c0B6tV>. Acesso em: 29 jan. 2020.

[8] ORGANIZAÇÃO MUNDIAL DA SAÚDE. Lifetime Prevalence and Age-of-Onset Distributions of Mental Disorders in the World Health Organization's World Mental Health Survey Initiative. *World Psychiatry*, v. 6, n. 3, p. 168-176, out. 2007.

[9] ORGANIZAÇÃO MUNDIAL DA SAÚDE. Global Status Report on Alcohol and Health. Genebra, 2011.

[10] LIMA, Mauro Gomes Aranha. *Avaliação dos Centros de Atenção Psicossocial (CAPS) do Estado de São Paulo*. São Paulo: Conselho Regional de Medicina do Estado de São Paulo, 2010.

[11] ORGANIZAÇÃO MUNIDAL DA SAÚDE. *The WHO Special Initiative for Mental Health (2019-2023)*: Universal Health Coverage for Mental Health. Disponível em: <https://bit.ly/2Wnt3AD>. Acesso em: 29 jan. 2020.

[12] GBD 2017 Disease and Injury Incidence and Prevalence Collaborators. Global, Regional, and National Incidence, Prevalence, and Years Lived with Disability for 354 Diseases and Injuries for 195 Countries And Territories, 1990-2017: a systematic analysis for the Global Burden of Disease Study 2017. *The Lancet*, Amsterdá, v. 392, p. 1789-1858, 10 nov. 2018. Disponível em: <https://bit.ly/35rNAsg>. Acesso em: 10 mar. 2020.

[13] TRAUTMANN, Sebastian *et. at.* The Economic Costs of Mental Disorders. *EMBO Reports,* v. 17, n. 9, p. 1245-1249, 2016.

[14] BRASIL. Ministério da Previdência Social. Acompanhamento mensal dos benefícios auxílios-doença previdenciários concedidos segundo os códigos da CID-10: janeiro-dezembro de 2018. Disponível em: <https://bit.ly/3bcqQO1>. Acesso em: 28 jan. 2020
BRASIL. Ministério da Previdência Social. Acompanhamento mensal dos benefícios auxílios-doença acidentários concedidos, segundo os códigos da CID-10: janeiro-dezembro de 2018. Disponível em: <https://bit.ly/3fAOffA>. Acesso em: 28 jan. 2020.

[15] ORGANIZAÇÃO MUNDIAL DA SAÚDE. Mental Health Atlas 2017. Genebra, 2018.

[16] ORGANIZAÇÃO MUNDIAL DA SAÚDE. Mental Health ATLAS 2017 Member State Profile. Disponível em: <https://bit.ly/3fo8Wep>. Acesso em: 29 jan. 2020.

[17] ORGANIZAÇÃO PAN-AMERICANA DA SAÚDE; ORGANIZAÇÃO MUNDIAL DA SAÚDE. The Burden of Mental Disorders in the Region of the Americas, 2018. Washington, D.C.: PAHO, 2018.

[18] WANG, Philip S. *et al.* Treated And Untreated Prevalence of Mental Disorders: Results from the World Health Organization World Mental Health (WMH) Surveys. In: THORNICROFT, Graham; SZMUKLER, George; MUESER, Kim T. *Oxford Textbook of Community Mental Health*. Nova York: Oxford University Press, 2011.

[19] ANDRADE, Laura Helena. Epidemiologia dos transtornos mentais na população geral adulta. In: MIGUEL, Euripedes Constantino *et al. Clínica psiquiátrica*: a visão do Departamento e do Instituto de Psiquiatria do HCFMUSP. Barueri, SP: Manole, 2011. p. 1812.

[20] YOVELL, Yoram. *O inimigo no meu quarto*. Tradução de Davy Bogomoletz. Rio de Janeiro: Record, 2008. p. 32.

[21] ORGANIZAÇÃO MUNDIAL DA SAÚDE; WHO INTERNATIONAL CONSORTIUM IN PSYCHIATRIC EPIDEMIOLOGY. Cross-national Comparisons of the Prevalences and Correlates of Mental Disorders. *Boletim da Organização Mundial da Saúde*, Genebra, v. 78, n. 4, 2000.

[22] MORENO, Doris Hupfeld; DEMÉTRIO, Frederico Navas; MORENO, Ricardo Alberto. Depressão. In: MIGUEL, Euripedes Constantino *et al*. *Clínica psiquiátrica*: a visão do Departamento e do Instituto de Psiquiatria do HCFMUSP. Barueri, SP: Manole, 2011. p. 698-710.

UM MAPA DOS TRANSTORNOS MENTAIS

[23] BARCELOS-FERREIRA, Ricardo *et al*. Fatores de risco e proteção para morbidade psiquiátrica. In: MIGUEL, Euripedes Constantino *et al*. *Clínica psiquiátrica*: a visão do Departamento e do Instituto de Psiquiatria do HCFMUSP. Barueri, SP: Manole, 2011. p. 136-153.

[24] ORGANIZAÇÃO MUNDIAL DA SAÚDE; WHO INTERNATIONAL CONSORTIUM IN PSYCHIATRIC EPIDEMIOLOGY. Cross-national Comparisons of the Prevalences and Correlates of Mental Disorders. *Boletim da Organização Mundial da Saúde*, Genebra, v. 78, n. 4, 2000.

[25] VIANA, Maria Carmen; ANDRADE, Laura Helena. Lifetime Prevalence, Age and Gender Distribution and Age-Of-Onset of Psychiatric Disorders in The São Paulo Metropolitan Area, Brazil: Results from the São Paulo Megacity Mental Health Survey. *Brazilian Journal of Psychiatry*, São Paulo, v. 34, n. 3, p. 249-60, out. 2012.
HEID, Markham. Depression and Suicide Rates Are Rising Sharply in Young Americans, New Report Says. This May Be One Reason Why. *Time*, 2020. Disponível em: < https://bit.ly/3b84xZF>. Acesso em: 14 mar. 2020.

[26] ANDRADE, Laura. Depressão: Como reconhecer e o que fazer. USP Talks 11. Disponível em: < https://bit.ly/3bf2umB>. Acesso em: 10 mar. 2020.

[27] THIENGO, Daianna Lima; CAVALCANTE, Maria Tavares; LOVISI, Giovanni Marcos. Prevalência de transtornos mentais entre crianças e adolescentes e fatores associados: uma revisão sistemática. Disponível em: <https://bit.ly/3bbLKg0>. Acesso em: 30 jan. 2020.

[28] ASSOCIAÇÃO BRASILEIRA DE PSIQUIATRIA. Pesquisa sobre sintomas de transtornos mentais e utilização de serviços em crianças brasileiras de 6 a 17 anos. Rio de Janeiro: ABP; Ibope, 2008.

[29] ANDRADE, Laura Helena *et al.* Mental Disorders in Megacities: Findings from the São Paulo Megacity Mental Health Survey, Brazil. *PLoS One.* v. 7, n. 2 , 2012. Disponível em: < https://bit.ly/2yD4dF5>. Acesso em: 29 jan. 2020.

VIANA, Maria Carmen; ANDRADE, Laura Helena. Lifetime Prevalence, Age and Gender Distribution and Age-Of-Onset of Psychiatric Disorders in the São Paulo Metropolitan Area, Brazil: Results from the São Paulo Megacity Mental Health Survey. *Brazilian Journal of Psychiatry*, São Paulo, v. 34, n. 3, p. 249-260, out. 2012.

[30] ORGANIZAÇÃO MUNDIAL DA SAÚDE. Urban Population Growth. Disponível em: <https://bit.ly/3ceCHwq>. Acesso em: 30 jan. 2020.

[31] ORGANIZAÇÃO DAS NAÇÕES UNIDAS. 68% of the World Population Projected to Live in Urban Areas by 2050. Disponível em: <https://bit.ly/2SK99yN>. Acesso em: 30 jan. 2020.

[32] LEDERBOGEN, Florian *et al.* City Living and Urban Upbringing Affect Neural Social Stress Processing in Humans. *Nature*, v. 474, n. 7352, p. 498-501, jun. 2011.

[33] MARTINELI, Ana Karina B.; PIZETA Fernanda A.; LOUREIRO, Sonia. R. Behavioral Problems of School: Impact of Social Vulnerability, Chronic Adversity, and Maternal Depression. *Psicologia: Reflexão e Crítica*, Porto Alegre, v. 31, n. 1, 4 jun. 2018.

NEGI, Nalini Junko *et al.* Working Under Conditions of Social Vulnerability: Depression Among Latina/O Immigrant Horse Workers. *Cultur Divers Ethnic Minor Psychol*, v. 26, n. 1, p. 54-60, jan. 2020.

[34] FAZEL, Seena *et al.* The Prevalence of Mental Disorders among the Homeless in Western Countries: Systematic Review and Meta-Regression Analysis. *PLoS Medicine*, v. 5, n. 12, 2 dez. 2008.

PREFEITURA DE PORTO ALEGRE. *Cadastro da população adulta em situação de rua na cidade de Porto Alegre* – relatório final. 2011. Disponível em: <http://www2.portoalegre.rs.gov.br/fasc/default.php?p_secao=52>. Acesso em: 28 maio 2012.

[35] TABORDA, José G. V. Sistema penitenciário e doença mental em São Paulo. In: CONGRESSO INTERNACIONAL DE DIREITO E PSIQUIATRIA FORENSE, 1., 2011, São Paulo. *Anais...* São Paulo, SP: FMUSP, 2011.

[36] VARELLA, Drauzio. *Estação Carandiru*. São Paulo: Companhia das Letras, 1999. p. 25.

[37] VARELLA, Drauzio. *Estação Carandiru*. São Paulo: Companhia das Letras, 1999. p. 39.

[38] VARELLA, Drauzio. *Estação Carandiru*. São Paulo: Companhia das Letras, 1999. p. 122.

39 SMOLEN, Jeeny Rose; ARAÚJO, Edna Maria. Raça/cor da pele e transtornos mentais no Brasil: uma revisão sistemática. *Revista Ciência e Saúde Coletiva*, Rio de Janeiro, v. 22, n. 12, dez. 2017.

40 IPEA. Desigualdade racial no Brasil: um olhar para a saúde. Disponível em: <https://bit.ly/2LfsEep>. Acesso em: 10 mar. 2020.

41 KREYENBUHL, Julie *et al.* Racial Disparity in the Pharmacological Management of Schizophrenia. *Schizophr Bull*, v. 29, p. 183-193, 2003

42 BHUGRA, Dinesh; GUPTA, Susham (Eds.). *Migration and Mental Health*. Nova York: Cambridge University Press, 2011.

43 VIRUPAKSHA, H. G.; KUMAR, Ashok; NIRMALA, Bergai P. Migration and Mental Health: an Interface. *J Nat Sc Biol Med*, v. 5, p. 233-239, 2014.

44 ACNUR. Disponível em: <https://bit.ly/2WAoHGG>. Acesso em: 6 abr. 2020.

45 BARCELOS-FERREIRA, Ricardo *et al.* Fatores de risco e proteção para morbidade psiquiátrica. In: MIGUEL, Euripedes Constantino *et al. Clínica psiquiátrica*: a visão do Departamento e do Instituto de Psiquiatria do HCFMUSP. Barueri, SP: Manole, 2011. p. 136-153.

46 YOVELL, Yoram. *O inimigo no meu quarto*. Tradução de Davy Bogomoletz. Rio de Janeiro: Record, 2008. p. 409.

47 YOVELL, Yoram. *O inimigo no meu quarto*. Tradução de Davy Bogomoletz. Rio de Janeiro: Record, 2008. p. 410.

DEPRESSÃO: QUANDO SE ESTÁ À DERIVA,
NUMA VIDA QUE PERDEU A GRAÇA

48 MORENO, Doris Hupfeld; DEMÉTRIO, Frederico Navas; MORENO, Ricardo Alberto. Depressão. In: MIGUEL, Euripedes Constantino *et al. Clínica psiquiátrica*: a visão do Departamento e do Instituto de Psiquiatria do HCFMUSP. Barueri, SP: Manole, 2011. p. 698.
VIANA, M. C., ANDRADE, L. H. Lifetime Prevalence, Age and Gender Distribution and Age-Of-Onset of Psychiatric Disorders in the São Paulo Metropolitan Area, Brazil: Results from the São Paulo Megacity Mental Health Survey. *Brazilian Journal of Psychiatry*, São Paulo, v. 34, n. 3, p. 249-260, out. 2012.

49 MOSER, B. *Clarice, uma biografia*. Tradução de José Geraldo Couto. 2. ed. São Paulo: Cosac Naify, 2011. p. 282.

50 MORENO, Doris Hupfeld; DEMÉTRIO, Frederico Navas; MORENO, Ricardo Alberto. Depressão. In: MIGUEL, Euripedes Constantino *et al. Clínica psiquiátrica*: a visão do Departamento e do Instituto de Psiquiatria do HCFMUSP. Barueri, SP: Manole, 2011. p. 699.

51 YOVELL, Yoram. *O inimigo no meu quarto*. Tradução de Davy Bogomoletz. Rio de Janeiro: Record, 2008. p. 31.

[52] SILVEIRA, Dartiu Xavier da; JORGE, Miguel Roberto. Propriedades psicométricas da escala de rastreamento populacional para depressão CES-D em populações clínica e não-clínica de adolescentes e adultos jovens. *Revista de Psiquiatria Clínica*, v. 25, n. 5, set.-out. 1998.

ANSIEDADE EXAGERADA: E SE O MELHOR DA FESTA NÃO FOR ESPERAR POR ELA?

[53] ORGANIZAÇÃO MUNDIAL DA SAÚDE. Lifetime Prevalence and Age-of-Onset Distributions of Mental Disorders in the World Health Organization's World Mental Health Survey Initiative. *World Psychiatry*, v. 6, n. 3, p. 168-176, out. 2007.
VIANA, Maria Carmen; ANDRADE, Laura Helena. Lifetime Prevalence, Age and Gender Distribution and Age-Of-Onset of Psychiatric Disorders in the São Paulo Metropolitan Area, Brazil: Results from the São Paulo Megacity Mental Health Survey. *Brazilian Journal of Psychiatry*, São Paulo, v. 34, n. 3, p. 249-260, out. 2012.

[54] JONGE, Peter *et al*. Cross-national Epidemiology of Panic Disorder and Panic Attacks in the World Mental Health Surveys. Disponível em: <https://bit.ly/2xMzvZW>. Acesso em: 3 mar. 2020.

[55] JONGE, Peter *et al*. Cross-national Epidemiology of Panic Disorder and Panic Attacks in the World Mental Health Surveys. Disponível em: <https://bit.ly/2xMzvZW>. Acesso em: 3 mar. 2020.
VIANA, Maria Carmen; ANDRADE, Laura Helena. Lifetime Prevalence, Age and Gender Distribution and Age-Of-Onset of Psychiatric Disorders in the São Paulo Metropolitan Area, Brazil: Results from the São Paulo Megacity Mental Health Survey. *Brazilian Journal of Psychiatry*, São Paulo, v. 34, n. 3, p. 249-260, out. 2012.

[56] ANDRADE, Laura Helena. Epidemiologia dos transtornos mentais na população geral adulta. In: MIGUEL, Euripedes Constantino *et al*. *Clínica psiquiátrica*: a visão do Departamento e do Instituto de Psiquiatria do HCFMUSP. Barueri, SP: Manole, 2011.

[57] LEAHY, Robert L. *Livre de ansiedade*. Porto Alegre: Artmed, 2011. p. 13.

[58] LEAHY, Robert L. *Livre de ansiedade*. Porto Alegre: Artmed, 2011. p. 25.

[59] LEAHY, Robert L. *Livre de ansiedade*. Porto Alegre: Artmed, 2011. p. 13-14.

[60] LEAHY, Robert L. *Livre de ansiedade*. Porto Alegre: Artmed, 2011. p. 14.

[61] MORENO, Doris Hupfeld; DEMÉTRIO, Frederico Navas; MORENO, Ricardo Alberto. Depressão. In: MIGUEL, Euripedes Constantino *et al*. *Clínica psiquiátrica*: a visão do Departamento e do Instituto de Psiquiatria do HCFMUSP. Barueri, SP: Manole, 2011. p. 698-710.

[62] Agência Nacional de Vigilância Sanitária – Anvisa. Anuário Estatístico do Mercado Farmacêutico 2017. Disponível em: < https://bit.ly/3bfFVOI>. Acesso em: 13 fev. 2020.

[63] MELLIS, Fernando. Brasil consome 56,6 milhões de caixas de calmantes e soníferos. Portal R7, 3 jul. 2019. Disponível em: <https://bit.ly/3dsh-FKY>. Acesso em: 13 fev. 2020.

[64] LEAHY, Robert L. *Livre de ansiedade.* Porto Alegre: Artmed, 2011. p. 72.

[65] MARCOLINO, José Álvaro Marques *et al.* Escala hospitalar de ansiedade e depressão: estudo da validade de critério e da confiabilidade com pacientes no pré-operatório. *Revista Brasileira de Anestesiologia*, v. 57, n. 1, jan.-fev. 2007.

TOC: MUITO ALÉM DE MANIAS E SUPERSTIÇÕES

[66] SHAVITT, Roseli Gedanke; TORRES, Albina Rodrigues; HOUNIE, Ana Gabriela. Transtorno obsessivo-compulsivo. In: MIGUEL, Euripedes Constantino *et al. Clínica psiquiátrica*: a visão do Departamento e do Instituto de Psiquiatria do HCFMUSP. Barueri, SP: Manole, 2011.

[67] SHANNAHOFF-KHALSA, David; FERNANDES, Rodrigo Yacubian; PEREIRA, Carlos A. B. *Kundalini Yoga Meditation: Techniques Specific for Psychiatric Disorders, Couples Therapy and Personal Growth.* Nova York: W. W. Norton & Company, 2006. p. 6-11.

[68] ARAÚJO, Álvaro Cabral; NETO, Francisco Lotufo. A nova classificação americana para os transtornos mentais – o DSM-5. Disponível em: <https://bit.ly/2YJDAsI>. Acesso em: 27 jan. 2020.

O PROBLEMA DO ÁLCOOL E DAS OUTRAS DROGAS

[69] ORGANIZAÇÃO MUNDIAL DA SAÚDE. Global Health Risks: Mortality and Burden of Disease attributable to Selected Major Risks, 2009. Disponível em: <https://bit.ly/2WbitOM>. Acesso em: 8 set. 2011.

[70] ORGANIZAÇÃO MUNDIAL DA SAÚDE. Global Health Risks: Mortality and Burden of Disease attributable to Selected Major Risks, 2009. Disponível em: <https://bit.ly/2WbitOM>. Acesso em: 8 set. 2011.

[71] ARAUJO, Tarso. *Almanaque das drogas*: um guia informal para o debate racional. São Paulo: Leya, 2012, p. 198, citando NUTT, D. J.; KING, L. A.; PHILLIPS, L. D. Drug Harms in The UK: a Multicriteria Decision Analysis. *The Lancet*, v. 376, p. 1558-1565, 2010. p. 1562.

[72] LARANJEIRA, Ronaldo *et al.* (Sups.). II Levantamento Nacional de Álcool e Drogas (LENAD) – 2012, São Paulo: Instituto Nacional de Ciência e Tecnologia para Políticas Públicas de Álcool e Outras Drogas (INPAD), UNIFESP, 2014.

[73] MALBEGIER, André *et al.* Síndromes recorrentes do uso de substâncias. In: MIGUEL, Euripedes Constantino *et al. Clínica psiquiátrica*: a visão

do Departamento e do Instituto de Psiquiatria do HCFMUSP. Barueri, SP: Manole, 2011. p. 670.

[74] ORGANIZAÇÃO MUNDIAL DA SAÚDE. *Alcohol*: Key Facts. Disponível em: <https://bit.ly/2yEPedP>. Acesso em: 2 mar. 2020.

[75] ORGANIZAÇÃO MUNDIAL DA SAÚDE. *Alcohol*: Key Facts. Disponível em: <https://bit.ly/2yEPedP>. Acesso em: 2 mar. 2020.

[76] MALBEGIER, André *et al*. Síndromes recorrentes do uso de substâncias. In: MIGUEL, Euripedes Constantino *et al*. *Clínica psiquiátrica*: a visão do Departamento e do Instituto de Psiquiatria do HCFMUSP. Barueri, SP: Manole, 2011. p. 670.

[77] CONNERY, Hilary Smith. *Alcohol Use and Abuse*: a Harvard Medical School Special Report. Boston, MA: Harvard Medical School, 2008.

[78] KANTAR IBOPE Media. Retrospectiva e Perspectiva 2018. Disponível em: <https://bit.ly/2SLQ3Za>. Acesso em: 2 mar. 2020.

[79] ORGANIZAÇÃO MUNDIAL DA SAÚDE. Global Status Report on Alcohol and Health 2018. Disponível em: <https://bit.ly/2Wzela8>. Acesso em: 10 mar. 2020.

[80] ORGANIZAÇÃO MUNDIAL DA SAÚDE. Global Status Report on Alcohol and Health 2018. Disponível em: <https://bit.ly/3fElgrg>. Acesso em: 2 mar. 2020.

[81] BRASIL. Ministério da Saúde. *Principais causas de morte*. Disponível em: <https://bit.ly/3bdHJYz> . Acesso em: 2 mar. 2020. ORGANIZAÇÃO MUNDIAL DA SAÚDE. *The Top 10 Causes of Death*. Disponível em: <https://bit.ly/2LmuEC1>. Acesso em: 2 mar. 2020.

[82] ORGANIZAÇÃO MUNDIAL DA SAÚDE. Global Status Report on Alcohol and health 2018. Disponível em: <https://bit.ly/3fElgrg>. Acesso em: 2 mar. 2020.

[83] BRASIL. Ministério da Saúde; FUNDAÇÃO OSWALDO CRUZ. III Levantamento Nacional sobre o Uso de Drogas pela População Brasileira. Rio de Janeiro, 2017. Disponível em: <https://bit.ly/2YIBKsf>. Acesso em: 11 mar. 2020.

[84] LEI Seca ficou mais rígida nos últimos anos; veja o que pode e o que não pode. *G1*, 18 jun. 2018. Disponível em: <https://glo.bo/2WFbP23>. Acesso em: 11 mar. 2020.

[85] BRASIL. Secretaria Nacional De Políticas Sobre Drogas (SENAD). Critérios Diagnósticos: CID-10 e DSM. Disponível em: <https://bit.ly/2xJfbZr>. Acesso em: 11 mar. 2020.

[86] MALBEGIER, André *et al*. Síndromes recorrentes do uso de substâncias. In: MIGUEL, Euripedes Constantino *et al*. *Clínica psiquiátrica*: a visão do Departamento e do Instituto de Psiquiatria do HCFMUSP. Barueri, SP: Manole, 2011. p. 694.

[87] BRASIL. Ministério da Saúde; FUNDAÇÃO OSWALDO CRUZ. III Levantamento Nacional sobre o Uso de Drogas pela População Brasileira. Rio de Janeiro, 2017. Disponível em: <https://bit.ly/2YIBKsf>. Acesso em: 2 mar. 2020.

[88] BRASIL. Ministério da Saúde; FUNDAÇÃO OSWALDO CRUZ. III Levantamento Nacional sobre o Uso de Drogas pela População Brasileira. Rio de Janeiro, 2017. Disponível em: <https://bit.ly/2YIBKsf>. Acesso em: 2 mar. 2020.

[89] BRASIL. Ministério da Saúde; FUNDAÇÃO OSWALDO CRUZ. III Levantamento Nacional sobre o Uso de Drogas pela População Brasileira. Rio de Janeiro, 2017. Disponível em: <https://bit.ly/2YIBKsf>. Acesso em: 2 mar. 2020.

[90] CONSELHO NACIONAL DE JUSTIÇA. *Cartilha sobre o crack*. Disponível em: <https://bit.ly/2zXS5yJ>Acesso em: 8 set. 2011.

[91] ASSOCIAÇÃO BRASILEIRA DE PSIQUIATRIA. *Abuso e dependência do crack*. [S. l.]: Associação Médica Brasileira; Conselho Federal de Medicina, 2011. Disponível em: <https://bit.ly/2ZoOHb0>. Acesso em: 8 set. 2011.

[92] BASTOS, Francisco Inácio; BERTONI, Neilane (Orgs.). Pesquisa Nacional sobre o uso de crack: quem são os usuários de crack e/ou similares do Brasil? quantos são nas capitais brasileiras? Rio de Janeiro: ICICT/FIOCRUZ, 2014.

[93] DIAS, Andréa Costa; ARAÚJO, Marcelo Ribeiro; LARANJEIRA, Ronaldo. Evolução do consumo de crack em coorte com histórico de tratamento. *Revista de Saúde Pública*, São Paulo, v. 45, n. 5, out. 2011. Disponível em: <https://bit.ly/3cgpenH>. Acesso em: 6 set. 2012.

[94] BASTOS, Francisco Inácio; BERTONI, Neilane (Orgs.). Pesquisa Nacional sobre o uso de crack: quem são os usuários de crack e/ou similares do Brasil? quantos são nas capitais brasileiras?. Rio de Janeiro: ICICT/FIOCRUZ, 2014.

[95] BRASIL. Ministério da Saúde; FUNDAÇÃO OSWALDO CRUZ. III Levantamento Nacional sobre o Uso de Drogas pela População Brasileira. Rio de Janeiro, 2017. Disponível em: <https://bit.ly/2YIBKsf>. Acesso em: 11 mar. 2020.

[96] LARANJEIRA, Ronaldo; RIBEIRO, Marcelo (Orgs.). *O tratamento do usuário de crack*. São Paulo: Casa Leitura Médica, 2010. p. 52.

TRANSTORNO BIPOLAR: A VIDA A BORDO DE UMA MONTANHA-RUSSA EMOCIONAL

[97] SACKS, Oliver W. *O homem que confundiu sua mulher com um chapéu e outras histórias clínicas*. Tradução de Laura Teixeira Motta. São Paulo: Companhia das Letras, 1997. p. 107.

[98] JAMISON, Kay Redfield. *Uma mente inquieta*: memórias de loucura e instabilidade de humor. Tradução de Waldéa Barcellos. São Paulo: WMF Martins Fontes, 2009. p. 79-81.

[99] JAMISON, Kay Redfield. *Uma mente inquieta*: memórias de loucura e instabilidade de humor. Tradução de Waldéa Barcellos. São Paulo: WMF Martins Fontes, 2009. p. 88-89.

[100] LAFER, Beny *et al.* Transtorno bipolar. In: MIGUEL, Euripedes Constantino *et al. Clínica psiquiátrica*: a visão do Departamento e do Instituto de Psiquiatria do HCFMUSP. Barueri, SP: Manole, 2011. p. 712.
ROWLAND, Tobias A.; MARWAHA, Steven. Epidemiology and Risk Factors for Bipolar Disorder. *Therapeutic Advances in Psychopharmacol*, v. 8, n. 9, p. 251–269, abr. 2018. Disponível em: <https://bit.ly/2A-75AMJ>. Acesso em: 4 mar. 2020.

[101] CLEMENTE, Adauto S. *et al.* Bipolar Disorder Prevalence: a Systematic Review and Meta-Analysis of the Literature. *Revista Brasileira de Psiquiatria*, São Paulo, v. 37, n. 2, abr.-jun. 2015. Disponível em: <https://bit.ly/2YK1jJB>. Acesso em: 4 mar. 2020.

[102] JUDD, Lewis L. A Prospective Investigation of the Natural History of the Long-term Weekly Symptomatic Status of Bipolar II Disorder. *Archives of General Psychiatry*, v. 60, n. 3, p. 261-269, 2003.

[103] OSBY, Urban *et al.* Excess Mortality in Bipolar and Unipolar Disorder in Sweden. *Archives of General Psychiatry*, v. 58, n. 9, p. 844-850, 2001.

[104] LAFER, Beny *et al.* Transtorno bipolar. In: MIGUEL, Euripedes Constantino *et al. Clínica psiquiátrica*: a visão do Departamento e do Instituto de Psiquiatria do HCFMUSP. Barueri, SP: Manole, 2011. p. 712.

[105] SACKS, Oliver W. *O homem que confundiu sua mulher com um chapéu e outras histórias clínicas*. Tradução de Laura Teixeira Motta. São Paulo: Companhia das Letras, 1997. p. 106.

[106] SACKS, Oliver W. *O homem que confundiu sua mulher com um chapéu e outras histórias clínicas*. Tradução de Laura Teixeira Motta. São Paulo: Companhia das Letras, 1997. p. 106.

[107] JAMISON, Kay Redfield. *Uma mente inquieta*: memórias de loucura e instabilidade de humor. Tradução de Waldéa Barcellos. São Paulo: WMF Martins Fontes, 2009. p. 115-117.

[108] COLOM, Francesco. A Randomized Trial on the Efficacy of Group Psychoeducation in the Prophylaxis of Recurrences in Bipolar Patients Whose Disease Is in Remission. *Archives of General Psychiatry*, v. 60, n. 4, p. 402-407, 2003.

[109] BERK, Lesley. *Guia para cuidadores de pessoas com transtorno bipolar*. São Paulo: Segmento Farma, 2011. p. 27. Disponível em: <https://bit.ly/2YJV8oA>. Acesso em: 5 dez. 2011.

110 JAMISON, Kay Redfield. *Uma mente inquieta*: memórias de loucura e instabilidade de humor. Tradução de Waldéa Barcellos. São Paulo: WMF Martins Fontes, 2009. p. 105-106.

111 JAMISON, Kay Redfield. Manic-Depressive Illness and Creativity. *Scientific American*, p. 62-67, fev. 1995. Disponível em: <https://bit.ly/3cOLQMz>. Acesso em: 6 set. 2012.

112 CASTELO, Milena S. *et al.* Validação da versão em português do Questionário de Transtornos do Humor em uma população brasileira de pacientes psiquiátricos. *Revista Brasileira de Psiquiatria* [online], v. 32, n. 4, p. 424-428, 2010. Disponível em: <https://bit.ly/2ytihkL >. Acesso em: 6 set. 2012.

ESQUIZOFRENIA: O MUNDO PELAS LENTES DE UM CALEIDOSCÓPIO

113 PALMEIRA, Leonardo Figueiredo; GERALDES, Maria Thereza de Moraes; BEZERRA, Ana Beatriz Costa. *Entendendo a esquizofrenia*: como a família pode ajudar no tratamento? Rio de Janeiro: Interciência, 2009. p. 5-6.

114 SCHREBER, Daniel Paul. *Memórias de um doente dos nervos*. Tradução e organização de Marilene Carone. Rio de Janeiro: Paz e Terra, 1995.

115 ELKIS, Helio *et al.* Esquizofrenia. In: MIGUEL, Euripedes Constantino *et al. Clínica psiquiátrica*: a visão do Departamento e do Instituto de Psiquiatria do HCFMUSP. Barueri, SP: Manole, 2011. p. 610.

116 ELKIS, Hélio *et al.* A esquizofrenia ao longo da vida. In: FORLENZA, Orestes Vicente; MIGUEL, Euripedes Constantino (Eds.). *Compendio de Clínica Psiquiátrica*. São Paulo: Manole, 2012. p. 276-295.

117 ELKIS, Helio *et al.* Esquizofrenia. In: MIGUEL, Euripedes Constantino *et al. Clínica psiquiátrica*: a visão do Departamento e do Instituto de Psiquiatria do HCFMUSP. Barueri, SP: Manole, 2011. p. 612.

118 MELZER-RIBEIRO, Debora Luciana *et al.* Efficacy of Electroconvulsive Therapy Augmentation for Partial Response to Clozapine: a Pilot Randomized ECT – Sham Controlled Trial. *Archives of Clinical Psychiatry*, São Paulo, v. 44, n. 2, p. 45-50, abr. 2017,

119 PALMEIRA, Leonardo Figueiredo; GERALDES, Maria Thereza de Moraes; BEZERRA, Ana Beatriz Costa. *Entendendo a esquizofrenia*: como a família pode ajudar no tratamento? Rio de Janeiro: Interciência, 2009. p. 51.

120 BARRETTO, Eliza Martha *et al.* A Preliminary Controlled Trial of Cognitive Behavioral Therapy in Clozapine-Resistant Schizophrenia. *Journal of Nervous & Mental Disease*, v. 197, n. 11, p. 865-868, nov. 2009.

121 KAYO, Monica. A Randomized Controlled Trial of Social Skills Training for Patients with Treatment-Resistant Schizophrenia with Predominantly Negative Symptoms. *Psychiatry Research*, v. 18, n. 287, mar. 2020.

[122] VIZZOTTO, Adriana D. *et al.* A Pilot Randomized Controlled Trial of the Occupational Goal Intervention Method for the Improvement of Executive Functioning in Patients with Treatment-Resistant Schizophrenia. *Psychiatry Research*, v. 30, n. 245, p. 148-156, nov. 2016.

[123] PONTES, Lívia M. *et al.* Attention and Memory Training in Stable Schizophrenic Patients: A Double-Blind, Randomized, Controlled Trial Using Simple Resources. *Schizophrenia Research and Treatment*, article ID 321725, p. 1-10, 2013.

DOENÇA DE ALZHEIMER: QUANDO, AO FIM DA VIDA, NÃO SE PODE MAIS CONTAR A PRÓPRIA HISTÓRIA

[124] SEIXAS, Heloisa. *O lugar escuro*: uma história de senilidade e loucura. Rio de Janeiro: Objetiva, 2007. p. 19.

[125] FORLENZA, Orestes Vicente *et al.* Demências. In: MIGUEL, Euripedes Constantino *et al. Clínica psiquiátrica*: a visão do Departamento e do Instituto de Psiquiatria do HCFMUSP. Barueri, SP: Manole, 2011. p. 584.

[126] SACKS, Oliver W. *O homem que confundiu sua mulher com um chapéu e outras histórias clínicas.* Tradução de Laura Teixeira Motta. São Paulo: Companhia das Letras, 1997. p. 129.

[127] ORGANIZAÇÃO MUNDIAL DA SAÚDE. *Dementia*: Key Facts. Disponível em: <https://bit.ly/2YQqUQO>. Acesso em: 5 mar. 2020.

[128] ORGANIZAÇÃO MUNDIAL DA SAÚDE. *Dementia*: Key Facts. Disponível em: <https://bit.ly/2YQqUQO>. Acesso em: 5 mar. 2020.

[129] ORGANIZAÇÃO MUNDIAL DA SAÚDE. *Dementia*: Key Facts. Disponível em: <https://bit.ly/2YQqUQO>. Acesso em: 5 mar. 2020.

[130] ORGANIZAÇÃO MUNDIAL DA SAÚDE. *Dementia*: Key Facts. Disponível em: <https://bit.ly/2YQqUQO>. Acesso em: 5 mar. 2020.

[131] FORLENZA, Orestes Vicente *et al.* Demências. In: MIGUEL, Euripedes Constantino *et al. Clínica psiquiátrica*: a visão do Departamento e do Instituto de Psiquiatria do HCFMUSP. Barueri, SP: Manole, 2011. p. 583.

[132] FORLENZA, Orestes Vicente *et al.* Demências. In: MIGUEL, Euripedes Constantino *et al. Clínica psiquiátrica*: a visão do Departamento e do Instituto de Psiquiatria do HCFMUSP. Barueri, SP: Manole, 2011. p. 590.

[133] MOONEY, Sharon Fish. *Alzheimer*: cuidar de seu ente querido e cuidar de você

[134] MOONEY, Sharon Fish. *Alzheimer*: cuidar de seu ente querido e cuidar de você mesmo. Tradução de Barbara Theoto Lambert. São Paulo: Paulinas, 2010. p. 107.

[135] MOONEY, Sharon Fish. *Alzheimer*: cuidar de seu ente querido e cuidar de você mesmo. Tradução de Barbara Theoto Lambert. São Paulo: Paulinas, 2010. p. 107.

[136] SACKS, Oliver W. *O homem que confundiu sua mulher com um chapéu e outras histórias clínicas.* Tradução de Laura Teixeira Motta. São Paulo: Companhia das Letras, 1997. p. 53-55.

[137] LAURIN, Danielle. Physical Activity and Risk of Cognitive Impairment and Dementia in Elderly Persons. *Archives of Neurology*, v. 58, n. 3, p. 498-504, mar. 2001. Disponível em: <https://bit.ly/3fnLqOG>. Acesso em: 6 set. 2012.

COMO A FAMÍLIA PODE AJUDAR NO TRATAMENTO

[138] FELÍCIO, Jonia Lacerda; ALMEIDA, Daniella Valverde de. Abordagem terapêutica às famílias na reabilitação de pacientes internados em hospitais psiquiátricos: relato de experiência. *O Mundo da Saúde*, São Paulo, v. 32, n. 2, p. 248-253, abr.-jun. 2008. Disponível em: <https://bit.ly/35FWYbH>. Acesso em: 6 set. 2012.

[139] PILLING, Stephen *et al.* Psychological treatments in schizophrenia: meta-analysis of family intervention and cognitive behavior therapy. *Psychological Medicine*, v. 32, p. 763-782, 2002. Disponível em: <https://bit.ly/36ganre>. Acesso em: 6 set. 2012.

[140] PALMEIRA, Leonardo Figueiredo; GERALDES, Maria Thereza de Moraes; BEZERRA, Ana Beatriz Costa. *Entendendo a esquizofrenia*: como a família pode ajudar no tratamento? Rio de Janeiro: Interciência, 2009. p. 149.

[141] PALMEIRA, Leonardo Figueiredo; GERALDES, Maria Thereza de Moraes; BEZERRA, Ana Beatriz Costa. *Entendendo a esquizofrenia*: como a família pode ajudar no tratamento? Rio de Janeiro: Interciência, 2009. p. 110.

MELHOR PREVENIR QUE REMEDIAR

[142] ASKARI, Melanie S. *et at.* Dual Burden of Chronic Physical Diseases and Anxiety/Mood Disorders Among São Paulo Megacity Mental Health Survey Sample, Brazil. *Journal of Affective Disorders*, v. 220, p. 1-7, out. 2017.

[143] BLUMENTHAL, James A. *et al.* Exercise and Pharmacotherapy in the Treatment of Major Depressive Disorder. *Psychosomatic Medicine*, v. 69, n. 7, p. 587-596, 2007. Disponível em: < https://bit.ly/2zofgC0>. Acesso em: 6 set. 2012.

[144] NETO, Francisco Lotufo; LEÃO, Frederico Camelo; LOTUFO JR, Zenon. Psiquiatria e religião. In: MIGUEL, Euripedes Constantino *et al. Clínica psiquiátrica*: a visão do Departamento e do Instituto de Psiquiatria do HCFMUSP. Barueri, SP: Manole, 2011. p. 105-113.

[145] NETO, Francisco Lotufo; LEÃO, Frederico Camelo; LOTUFO JR, Zenon. Psiquiatria e religião. In: MIGUEL, Euripedes Constantino

et al. Clínica psiquiátrica: a visão do Departamento e do Instituto de Psiquiatria do HCFMUSP. Barueri, SP: Manole, 2011. p. 109.

[146] NETO, Francisco Lotufo. *Psiquiatria e religião*: a prevalência de transtornos mentais entre ministros religiosos. Tese (Doutorado) – Departamento de Psiquiatria, Faculdade de Medicina, Universidade de São Paulo, São Paulo, 1997. p. 30. Disponível em: <https://bit.ly/3cjeqFq>. Acesso em: 21 mar. 2012.

[147] CABRAL, P.; MEYER H. B.; AMES D. Effectiveness of Yoga Therapy as a Complementary Treatment for Major Psychiatric Disorders: A Meta-Analysis. *The Primary Care Companion for CNS Disorders*, 2011.

[148] SHANNAHOFF-KHALSA, David *et al.* Kundalini Yoga Meditation Versus the Relaxation Response Meditation for Treating Adults With Obsessive-Compulsive Disorder: A Randomized Clinical Trial. *Frontiers in Psychiatry*, v. 10, n. 793, 11 nov. 2019.

[149] SHANNAHOFF-KHALSA, David; FERNANDES, Rodrigo Yacubian; PEREIRA, Carlos A. de B... *Kundalini yoga meditation: techiniques specific for psychiatric disorders, couples therapy and personal growth*. Nova York: W. W. Norton & Company, 2006. p. 6-11.

[150] NURSE-FAMILY Partnership Overview. Disponível em: <https://bit.ly/3bkwrlC>. Acesso em: 10 fev. 2019.

[151] NURSE-FAMILY Partnership Overview. Disponível em: <https://bit.ly/3bkwrlC>. Acesso em: 10 fev. 2019.

[152] NURSE-FAMILY Partnership Overview. Disponível em: <https://bit.ly/3bkwrlC>. Acesso em: 10 fev. 2019.

[153] NURSE-FAMILY Partnership Overview. Disponível em: <https://bit.ly/3bkwrlC>. Acesso em: 10 fev. 2019.

[154] ROBERT WOOD JOHNSON FOUNDATION. *The story of David Olds and de Nurse Home Visiting Program*, 2006. Disponível em: <https://rwjf.ws/2LHIezZ>. Acesso em: 28 mar. 2012.

[155] NURSE-FAMILY Partnership Overview. Disponível em: <https://bit.ly/3bkwrlC>. Acesso em: 10 fev. 2019.

[156] ENCICLOPÉDIA sobre o desenvolvimento na primeira infância: Apego. Disponível em: <https://bit.ly/2WE4FuO>. Acesso em: 14 mar. 2020.

[157] Licença Parental E Penalidade Materna. Entrevistadores: Renata Senlle e Heloisa Righetto. Entrevistada: Karin Huek. 18 mar. 2019. Podcast. Disponível em:< https://apple.co/2We5lIz>. Acesso em: 11 fev. 2020.

[158] BARCELOS-FERREIRA, Ricardo *et al.* Fatores de risco e proteção para morbidade psiquiátrica. In: MIGUEL, Euripedes Constantino *et al. Clínica psiquiátrica*: a visão do Departamento e do Instituto de Psiquiatria do HCFMUSP. Barueri, SP: Manole, 2011. p. 141.

[159] GUILHARDI, Hélio José. Auto-estima, autoconfiança e responsabilidade. Disponível em: < https://bit.ly/3bg6lQo >. Acesso em: 28 mar. 2012.

[160] GUILHARDI, Hélio José. Auto-estima, autoconfiança e responsabilidade. Disponível em: < https://bit.ly/2SGcDm7 >. Acesso em: 28 mar. 2012.

[161] INSTITUTO BRASILEIRO DE GEOGRAFIA E ESTATÍSTICA. IBGE revela hábitos, costumes e riscos vividos pelos estudantes das capitais brasileiras. Disponível em: < https://bit.ly/3fuhkJk>. Acesso em: 5 abr. 2012.

[162] LOPES NETO, Aramis Antonio; MONTEIRO FILHO, Lauro; SAAVEDRA, Lucia Helena. Programa de Redução do comportamento agressivo entre estudantes. Disponível em: <https://bit.ly/3bR0pO4>. Acesso em: 5 abr. 2012.

[163] LOPES NETO, Aramis Antonio; MONTEIRO FILHO, Lauro; SAAVEDRA, Lucia Helena. Programa de Redução do comportamento agressivo entre estudantes. Disponível em: <https://bit.ly/3bR0pO4>. Acesso em: 5 abr. 2012.

[164] INSTITUTO BRASILEIRO DE GEOGRAFIA E ESTATÍSTICA. IBGE revela hábitos, costumes e riscos vividos pelos estudantes das capitais brasileiras. Disponível em: <https://bit.ly/3doGuaz>. Acesso em: 5 abr. 2012.

[165] LOPES NETO, Aramis Antonio; MONTEIRO FILHO, Lauro; SAAVEDRA, Lucia Helena. Programa de Redução do comportamento agressivo entre estudantes. Disponível em: <http://www.observatoriodainfancia.com.br/IMG/pdf/doc-154.pdf>. Acesso em: 5 abr. 2012.

[166] DUNEDIN MULTIDISCIPLINARY HEALTH & DEVELOPMENT RESEARCH UNIT. Main Study. Disponível em: <https://bit.ly/2WM-4dfq>. Acesso em: 13 mar. 2012.

[167] CONNERY, Hilary Smith. *Alcohol Use and Abuse*: a Harvard Medical School Special Report, 2008.

Lista de consultores e revisores de conteúdo

Anna Maria Chiesa
Enfermeira com doutorado e pós-doutorado em Saúde Pública, é professora associada sênior da Escola de Enfermagem da USP e membro do Instituto Nacional de Psiquiatria do Desenvolvimento para Infância e Adolescência (INCT/INPD).

Arthur Guerra de Andrade
Médico psiquiatra, professor associado do Departamento de Psiquiatria da Faculdade de Medicina da USP e professor titular de psiquiatria da Faculdade de Medicina do ABC.

Beny Lafer
Médico psiquiatra, professor associado do Departamento de Psiquiatria da Faculdade de Medicina da USP e coordenador do Programa de Transtorno Bipolar do Instituto de Psiquiatra da USP.

Cássio Bottino (*in memoriam*)
Psicogeriatra, professor livre-docente em psiquiatria pela Faculdade de Medicina da USP.

Claudia Gracindo
Psicóloga, neuropsicóloga e mestre em Ciências da Saúde, foi presidente da Associação dos Portadores de Transtornos de Ansiedade (Aporta).

Danielle Bio
Psicóloga e neuropsicóloga, colaboradora do Programa Transtornos Afetivos (Progruda), do Instituto de Psiquiatria da USP.

Doris Hupfeld Moreno
Médica psiquiatra, pesquisadora do Programa Transtornos Afetivos (Progruda), do Instituto de Psiquiatria da USP.

Drauzio Varella

Médico cancerologista do Hospital Sírio Libanês, em São Paulo, e médico voluntário na Penitenciária Feminina da Capital, em São Paulo.

Euripedes Constantino Miguel

Médico psiquiatra, professor titular e chefe do Departamento de Psiquiatria da Faculdade de Medicina da USP, professor associado adjunto das universidades de Yale e Duke (EUA), consultor em pesquisa da Universidade de Harvard (EUA) e coordenador do Instituto Nacional de Ciência e Tecnologia de Psiquiatria do Desenvolvimento para a Infância e Adolescência (INCT/INPD).

Fernanda Alarcão

Psicanalista, supervisora do programa Primeiros Laços pelo Instituto de Psiquiatra da USP e pós-doutoranda na mesma instituição, na qual pesquisa intervenções com foco em cuidados responsivos e vínculos de apego seguro.

Fernanda Martins Sassi

Psiquiatra e psicoterapeuta, médica assistente do Ambulatório Integrado Transtornos de Personalidade e do Impulso, do Instituto de Psiquiatria da USP.

Francisco Lotufo Neto

Médico psiquiatra, psicoterapeuta e professor associado e vice-chefe do Departamento de Psiquiatria da Faculdade de Medicina da USP.

Guilherme Messas

Médico psiquiatra, especialista em álcool e drogas, professor da Faculdade de Ciências Médicas da Santa Casa de São Paulo.

Guilherme Vanoni Polanczyk

Médico psiquiatra, professor associado do Departamento de Psiquiatria da Faculdade de Medicina da USP e pesquisador do Instituto Nacional de Ciência e Tecnologia de Psiquiatria do Desenvolvimento para a Infância e Adolescência (INPD).

Helio Elkis

Médico psiquiatra, professor associado do Departamento de Psiquiatria da Faculdade de Medicina da USP e coordenador do

Programa de Esquizofrenia (Projesq) do Instituto de Psiquiatria da USP.

Hermano Tavares

Médico psiquiatra e professor associado do Departamento de Psiquiatria da Faculdade de Medicina da USP, no qual é vice-coordenador do Programa de Saúde Mental do Projeto Região Oeste, responsável pela área de atenção primária à saúde.

Jô Benetton

Terapeuta ocupacional, é diretora do Centro de Especialidades em Terapia Ocupacional (CETO), em São Paulo.

Joel Rennó Jr.

Médico psiquiatra, psicoterapeuta e diretor do Programa de Saúde Mental da Mulher (ProMulher), do Instituto de Psiquiatria da USP.

Jonia Lacerda

Psicóloga, colaboradora do Serviço de Psiquiatria da Infância e da Adolescência (SEPIA) do Instituto de Psiquiatria da USP e ex-diretora do Serviço de Psicologia e Neuropsicologia do instituto. É também coordenadora do curso de Psicologia do Centro Universitário das Américas-FAM, em São Paulo.

Laura Helena Silveira Guerra de Andrade

Médica psiquiatra e pesquisadora em epidemiologia, coordenadora do Núcleo de Epidemiologia Psiquiátrica do Instituto de Psiquiatria da USP e membro do consórcio The World Mental Health Survey Initiative.

Leonardo Palmeira

Médico psiquiatra, pesquisador do Instituto de Psiquiatria da UFRJ e coautor do livro *Entendendo a esquizofrenia: como a família pode ajudar no tratamento?* (2009).

Mauro Aranha

Médico psiquiatra e ex-presidente do Conselho Regional de Medicina do Estado de São Paulo (Cremesp).

Pedro Zuccolo

Neuropsicólogo e pós-doutorando na Faculdade de Medicina da USP.

Ricardo Alberto Moreno
Médico psiquiatra, diretor do Programa Transtornos Afetivos (Progruda), do Instituto de Psiquiatria da USP.

Rita Cecilia Reis Ferreira
Médica psiquiatra do Programa Terceira Idade (Proter), do Instituto de Psiquiatria da USP.

Rodrigo Yacubian Fernandes
Médico radiologista do Hospital Sírio Libanês, em São Paulo, professor de Kundalini Yoga e pesquisador de aplicações médicas para a Kundalini Yoga, no auxílio ao tratamento de doenças oncológicas e psiquiátricas.

Ronaldo Laranjeira
Médico psiquiatra, professor titular do Departamento de Psiquiatria da Universidade Federal de São Paulo (Unifesp), coordenador da Uniad (Unidade de Pesquisa em Álcool e Drogas) da Unifesp e diretor do Instituto Nacional de Ciência e Tecnologia para Políticas Públicas do Álcool e Outras Drogas (Inpad).

Roseli Gedanke Shavitt
Médica psiquiatra, coordenadora do Programa de Transtornos do Espectro Obsessivo-Compulsivo (Protoc), do Instituto de Psiquiatria da USP.

Thiago Porto Machado
Orientador da comunidade terapêutica Fazenda do Senhor Jesus, em Araxá (MG), dedicada ao tratamento da dependência química.

Valentim Gentil Filho
Médico psiquiatra e professor sênior do Departamento de Psiquiatria da Faculdade de Medicina da USP.

Wang Yuan Pang
Médico psiquiatra, é pesquisador associado do Núcleo de Epidemiologia Psiquiátrica da USP.

Agradecimentos

GOSTARÍAMOS DE DIZER muito obrigado àqueles que, generosamente, compartilharam suas histórias neste livro. Os relatos de vocês somaram energia fundamental ao nosso esforço de apresentar, em reais dimensões, o que é sentir a mente adoecer e o que está envolvido em superar um problema desse tipo.

Agradecemos também a todos os profissionais da área da saúde que disponibilizaram tempo e conhecimento, dando entrevistas, tirando dúvidas, recomendando leituras, revisando trechos do trabalho ou até o livro todo. Vocês qualificaram as informações apresentadas aqui e perseguiram conosco o objetivo de desenvolver um livro esclarecedor e útil.

Nesta nova edição, agradecemos em especial àqueles que ajudaram a atualizar dados, conceitos e explicações: Anna Maria Chiesa, Beny Lafer, Euripedes Constantino Miguel, Fernanda Alarcão, Guilherme Messas, Helio Elkis, Hermano Tavares, Joel Rennó Jr., Pedro Zuccolo, Ricardo Alberto Moreno, Rita Ferreira e Wang Yuan Pang.

A Rejane Dias, fundadora e diretora executiva do Grupo Editorial Autêntica, que propôs a reedição do livro pelo selo Vestígio, obrigada por seguir acreditando na força deste projeto. Agradecimentos estendidos a toda a sua caprichosa equipe.

Aos nossos familiares e amigos, nossa gratidão por compartilhar a caminhada.

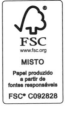 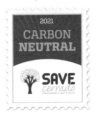

Este livro foi composto com tipografia Adobe Garamond Pro
e impresso em papel Off-White 80 g/m² na Formato Artes Gráficas.